U0200290

张三川临证札记

图书在版编目(CIP)数据

张三川临证札记/张三川,林莉,管刚主编. —北京:学苑出版社,2021.1

ISBN 978-7-5077-5978-5

Ⅰ.①张… Ⅱ.①张…②林…③管… Ⅲ.①中医临床-经验-中国-现代 Ⅳ.①R249.7

中国版本图书馆 CIP 数据核字(2020)第 143530 号

责任编辑:付国英

出版发行:学苑出版社

社　　址:北京市丰台区南方庄 2 号院 1 号楼

邮政编码:100079

网　　址:www.book001.com

电子信箱:xueyuanpress@163.com

电　　话:010-67603091(总编室)、010-67601101(销售部)

印 刷 厂:山东百润本色印刷有限公司

开本尺寸:890×1240　1/32

印　　张:13.25

字　　数:350 千字

版　　次:2021 年 1 月第 1 版

印　　次:2021 年 1 月第 1 次印刷

定　　价:68.00 元

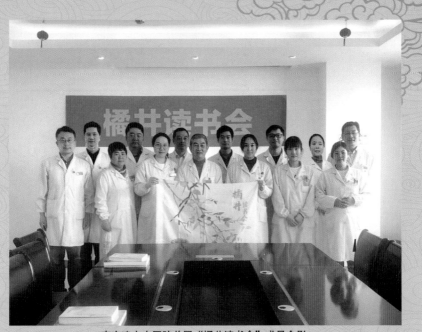

南京建中中医院首届"橘井读书会"成员合影

（后排左起：管刚、赵澜、钱程、刘尧飞、张辉、任杰、甘泉。前排右起：薛坚、王正英、贺希、张三川、高梦媛、江国兰、朱兴兵）

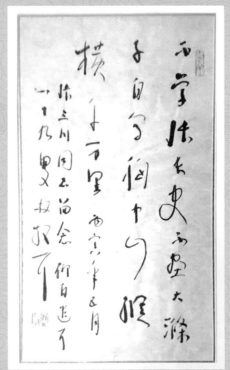

"草圣"林散之所赠墨宝

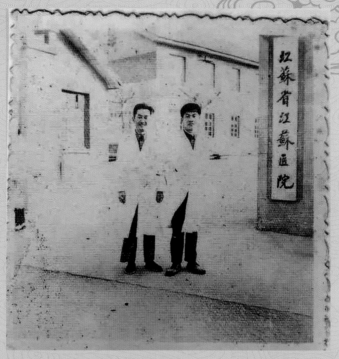

作者与孟河医派第四代传人张宗良先生合影（1976年）

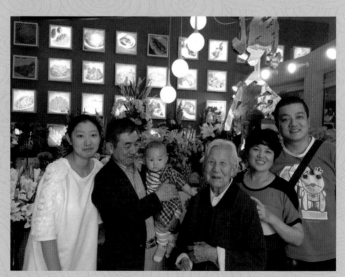

作者携全家陪母亲（97岁）郊游合影

张三川临证札记

主审 汪再舫

主编 张三川 林 莉 管 刚

编委（以姓氏笔画为序）

王正英 江国兰 张 眙

赵 澜 柏 媛 高梦媛

谢昀锦 薛 坚

汪　序

　　国学大师章太炎曾说："中医之成绩，医案最著。欲求前人之经验心得，医案最有线索可寻。循此专研，事半功倍。"近年来，党和国家极其重视中医药事业，医案整理工作也得到了较好的发展。医案乃医家的临证记录和活人明证，更是医家毕生心血之结晶。历代大医家无不是从精研前贤医案中探究诊病思路，寻觅灵感，终成为一代名医。可见，医案之整理，对于指导临床乃至继承和发扬中医药事业，有着非常重要的意义。

　　孟河医派第四代传人，江苏省名中医张宗良先生嫡传弟子张三川，尽得其父真传，后又先后毕业于西医院校和南京中医药大学内科研究生班。张三川从事临床、科研工作40余年，长期坚持临证，学验颇丰，活人无数，在江苏乃至全国享有声誉。其曾主编

《江苏省名中医张宗良医案医话》和《名老中医张宗良临证验案荟萃》专著2部，发表专业论文30余篇。获市级科研成果2项，分别2次破格晋升。张三川的成长、成就，显示出师徒传承可以补充中医教育，是培养中医人才的重要一环。

阅读《张三川临证札记》一书，深感文如其人，体现作者理论联系实际，辨证精当，方药轻灵，疗效真实之学术风范。余以为此书诚可开初学者之智，使其触类旁通、举一反三，后学者如能认真研读，必能获益匪浅。故提笔乐而为之序。

汪再舫 *

2019 年 11 月 19 日

---

* 汪再舫，江苏省名中医。

谢　序

中医中药是我国劳动人民在数千年生活实践和与疾病作斗争过程中，逐渐形成并不断丰富发展起来的医学科学，为中华民族的繁衍昌盛作出了重要贡献。新中国成立后，特别是改革开放以来，党中央、国务院十分重视中医药发展工作，2009年《国务院关于扶持和促进中医药事业发展的若干意见》出台，中医药学术的继承、创新和发展迎来了千载难逢的机遇。名老中医代表着中医学术和临床发展的最高水平，他们的学术思想和临证经验是中医学术特点、理论特征的集中体现，整理研究名老中医的学术思想、临证经验对中医药的发展和创新有着重要的学术价值和现实意义。我们有幸与孟河医派第四代传人、江苏省名中医张宗良先生的嫡传弟子共事多年，随师查房，临证治病，聆听专题讲座，受益匪浅。为检阅学习成绩，并用以启迪后人，我们整理编著这本《张三川临证札记》。

张三川（1955～），出生于中医世家，幼承庭训。1976 年受命到原江苏医院（现江苏省肿瘤医院）随孟河医派第四代传人、江苏省名中医张宗良学中医 5 年，后又毕业于西医院校和南京中医药大学内科研究生班。他从事中、西医内科临床、科研工作 40 余载，深入探索中医经典理论，同时又非常注重学习现代医学知识。在理论上全面继承张宗良先生"脾胃既为后天之本，又为诸病之源"的学术思想，强调"舌苔白腻，必有湿浊痰饮内伏"。主张外感祛邪也要顾护胃气；内伤诸病更要注重脾胃，分清主次轻重缓急，妥为调治。他擅长肝胆、心肺等疑难病症的诊治和中医膏方调理。在几十年临证生涯中，曾主编《江苏省名中医张宗良医案医话》《名老中医张宗良临证验案荟萃》专著 2 部，发表专业期刊论文 30 余篇。其中《中药直肠点滴配合西药治疗乙脑 38 例疗效观察》《自拟中药方配合闭式腹水回输治疗肝硬化腹水 56 例》分别获市级科研成果奖 2 项。曾获江苏省优秀基层医师、优秀名中医等表彰。

张三川在几十年的临证生涯中，辨证细腻，理法方药，丝丝入扣。他毕生好学不懈，治学严谨，诲人不倦，备受同仁和后学敬重。为弘扬中医文化，在他的倡导下，成立了年轻医师参加的首届"橘井读书会"。他将一生精力付诸于中医事业，不仅治愈了大量内科的疑难病症，而且培养出了一批优秀医师，为弘扬祖国医学、发展中医事业作出了积极的贡献。

本书共分四部分。第一部分：临床验案精选，从张三川数十年的临床验案中精选出 78 例，按外感时令病、肺系疾病、心·脑系疾病、脾胃疾病、肝胆疾病、肾系疾病、气血津液及其他疾病排列，每个病例后均有详细按语。第二部分：临证医论精选，重点介绍作者在专业期刊所发表的讲座论点、论文。第三部分：临证琐记，是临证经验、用药心得之精选。第四部分：张宗良先生《诊余集》精选，这不仅对深入研究中医疗法具有实用价值，而且为继承发扬祖国医学遗产和培养接班人提供了有益的镜鉴。

谢昀锦

2019 年 3 月 31 日

孟河医派传人：张三川师承关系图

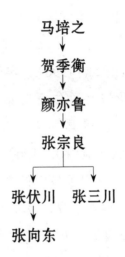

马培之

↓

贺季衡

↓

颜亦鲁

↓

张宗良

↓ ↓

张伏川　张三川

↓

张向东

马培之（1820～1903），字文植，常州孟河镇人，孟河医派的杰出代表。1880年，马培之60岁，被苏抚吴元炳推荐晋京为慈禧太后治病，后名声大振。宫廷里传出"外来医生以马文植最著"的声誉。此后，马培之被赞为："以外科见长，而以内科成名"。

贺季衡（1866～1934），字寄痕。丹阳人，师从马培之，继承了马氏衣钵，是清末民初杰出的临床学家。他不仅将马氏医术发扬光大，而且又开创了马派之支流——丹阳贺派。

颜亦鲁（1897~1991），号餐芝，丹阳人。初受业于乡中鸿儒林墨舫、吕文英，薪传舅家名医魏东莱，1912年投贴城内名中医贺季衡门下，九易寒暑，尽得其传。学成悬壶丹阳乡里，屡起沉疴，医名远扬，深受群众爱戴。

张宗良（1924~1998），字培良，孟河医派第四代传人。先师从马培之再传得意弟子、名中医颜亦鲁先生，勤学中医医术，得其真传。后毕业于江苏省中医学校（南京中医药大学前身），1960年奉调江苏医院（现江苏省肿瘤医院），任中医科主任等职。在内科和肿瘤领域建树广博，精研脾胃学说，灵活化裁"平胃散"以调治脾胃、肝胆、肿瘤等疾病并有独到见解。在肿瘤治疗中独创"1号消瘤散"和"2号消瘤散"，分别治疗"肿块型"和"溃疡型"胃癌，疗效卓著。曾兼任江苏省中医学会第三、四、五届理事会理事。

张伏川（1947~），镇江市名中医，市名中医带徒带教老师。出生于中医世家，尊翁张宗良为"孟河医派"第四代传人。1964年受命于丹阳县卫生局师承窦庄医院秦德康名中医。通晓中医基本理论，擅长外感热病、脾胃肝胆病、心血管疾病的治疗，组方用药简、便、廉、验。曾主编出版专著 3 部，发表省级期刊论文 10 余篇，曾获江苏省中医药系统先进工作者称号。

张三川（1955~），江苏丹阳人。出生于中医世家，幼承庭训。1976 年受命到江苏医院（现江苏省肿瘤医院）随孟河医派第四代传人、江苏省名中医张宗良学中医 5 年。后又毕业于西医院校和南京中医药大学内科研究生班。他从事临床、科研工作 40 余年，一直坚持中西医结合诊治内科常见病、多发病，积验颇丰。擅长肝胆、心肺等疑难病症的诊治和用中医膏方调理。曾主编《江苏省名中医张宗良医案医话》《名老中医张宗良临证验案荟萃》《江苏省名中医张宗良肝胆病医案医话传承撷萃》3 部，专业期刊发表论文 30 余篇。其中《中药直肠点滴配合西药治疗乙脑 38 例疗效观察》和《自拟中药方配合闭式腹水回输治疗肝硬化腹水 56 例》分别获市级科研成果奖。曾获江苏省优秀基层医师、优秀名中医等表彰。

目 录

第一部分 临床验案精选

第二部分　临证医论精选

第三部分　临证琐记

第四部分　张宗良先生《诊余集》精选

第一部分

临床验案精选

大医精诚万世师表

第一章 外感时令疾病

一、风 温

（一）热邪犯肺证

王某，女，35岁，盱眙县图书馆。

发热（体温 38.2℃）恶寒，不为汗解，头痛胸闷，前医予辛凉解表之剂，汗出高热不衰，咳嗽咯痰色黄，左侧胸痛，咽喉嫩红，口中黏腻而不渴，有秽浊之气，小溲黄赤，脉滑数，舌质红苔黄腻。热邪犯肺虽汗未解，湿热蕴滞三焦不去。治当：宣化湿热，清透表邪。方用清瘟败毒饮加减。

大生地 9克	京赤芍 9克	肥知母 6克	炒黄芩 6克
川厚朴 6克	金银花 12克	光杏仁 9克	炙苏子 6克
象贝母 6克(杵)	生薏仁 15克	赤茯苓 9克	清水豆卷 12克
法半夏 9克	薄橘红 3克	玉桔梗 9克	

二诊：药后五天身热已退，口中黏腻有秽浊之气亦解，惟汗出较多，动辄更甚，神疲头晕，少气懒言，脉细滑，舌红苔根黄腻。此乃表解而湿热未清，治当清热化湿，健脾和胃以善其后。

光杏仁 9克	生薏仁 15克	白蔻仁 6克(杵)	炒白术 9克
云茯苓 9克	川厚朴 5克	炒黄芩 6克	黄郁金 9克

大砂仁 4.5 克（杵）　炒枳壳 9 克　清水豆卷 15 克　鲜芦根 15 克

【按】患者起居不慎，热邪犯肺，肺卫为病，邪正相争，则恶寒发热（体温 38.2℃）。肺主气，司呼吸，开窍于鼻，外合皮毛，内为五脏之华盖。风热之邪上受，肺失清肃，则气逆而咳痰扰而嗽。热雍于肺，蒸液成痰，则咯痰色黄。肺气膹郁，升降失常，枢机不利，则头痛胸闷。咽喉为肺、胃之门户，邪热犯肺，故咽喉焮红疼痛。邪热伤津，则小溲黄赤。脉滑数，舌质红苔黄腻乃热邪犯肺之象。其胸闷、口黏腻、有秽浊之气、苔腻，显系湿热胶结，而非汗出可解，唯有先化其湿，其热始孤，所以，治法以清透宣化兼施，使湿浊得以宣化，无形之热则易解，由此可见，审证求因之重要。

诊治外感疾病首先当分析邪正相争之态势，在疾病早期要及时运用汗法，注重"透、表、宣、达"四字原则，慎勿发表。千万不能曲解"热者寒之"之含义，一则输液，二则大剂寒凉，忽视"表"之宜解，或"湿"之宜宣，"滞"之宜导，致失治（误治）而致缠绵之候。如用表散而热不解者，即当考虑其热有所依。如夹瘀血，宜于疏表透汗、清热解毒中，加入活血化瘀药物，疏达营分血滞，外邪易于透发。如夹痰湿，常取羌活胜湿汤加减。气虚患者暑湿感冒或疰夏，则当用李东垣清暑益气汤治之。

（二）风热犯肺证

王某某，男，36 岁，盱眙某县医院职工。

患者因咳嗽气急胸痛，恶寒发热五天入院。全胸片提示：左下肺炎。刻症：咳嗽气急，左侧胸痛，咯痰色黄而黏，恶寒发热（体温 39℃），无汗口干，脉滑数，舌苔薄黄腻。风热犯肺，卫气被郁，肺失宣肃。治当：开宣肺气，清热化痰。方用麻杏石甘汤加味。

炙麻黄 6克　　光杏仁 9克　　炙甘草 3克　　生石膏 15克
炒黄芩 6克　　桑白皮 9克　　金银花 12克　　净连翘 12克
陈橘皮 5克　　浙贝母 9克（杵）　枇杷叶 9克

【按】时值冬末春初，感受风温之邪，肺卫不和，正邪相争故恶寒、发热、无汗。外邪入里犯肺，肺失宣肃，邪热蕴肺蒸液成痰，则咳嗽气急，咯痰色黄而黏。肺失肃降，枢机不和，则左侧胸痛。邪热耗津故口干。脉滑数，舌苔薄黄腻乃痰热壅阻之征象也。治当开宣肺气，清热化痰，麻杏石甘汤加味。麻黄乃肺经专药，虽为太阳发汗之重剂，实为发散肺经火郁之药也。《本草正义》谓："麻黄轻清上浮，专疏肺郁，宣泄气机，是为治外感第一要药。虽曰解表，实为开肺；虽曰散寒，实为泄邪。风寒固得之而散，即温热亦无不赖之以宣通。"麻黄得石膏寒凉之剂，则功专于宣肺平喘而不在发汗解表；石膏得麻黄之轻清上浮，则不下趋阳明之里，而独走太阴肺经以清泄郁热，二药相合，且石膏倍于麻黄，共成辛寒之剂，最能宣散肺热而发郁阳；方中更用疏利开通、破壅降逆之杏仁肃降肺气，并抑麻黄外达之势，以助其平喘之力；使以甘草安胃和中，调和诸药。可见仲景辨证处方极为精当。现代药理研究和临床实践的充分肯定。"麻杏石甘汤"具有抗菌、抗病毒、消炎、止咳、平喘、祛痰等作用，对"肺热壅盛"的呼吸道感染疾患，如急性支气管炎、肺炎、慢性支气管炎急性发作等具有显著疗效。

（三）温邪犯肺证

杜某，女，26 岁，盱眙中学。

恶寒发热不为汗解，左侧胸痛四天，咳嗽痰出色黄而黏，不易咯出，胸脘胀闷，大便三日未行，口渴喜饮，适值经期，少腹隐痛，量省色紫，脉浮滑而数，舌边尖偏红，苔薄白微黄。风温之邪犯肺，食滞中阻，肺胃同病。治当：清轻宣解，佐以导滞，以防热入血室。方用葱豉桔梗汤加减。

淡豆豉 12 克	薄荷叶 6 克	玉桔梗 6 克	炒荆芥 9 克
光杏仁 9 克	浙贝母 9 克(杵)	法半夏 9 克	炒黄芩 9 克
青陈皮 各 5 克	炒枳实 6 克	焦楂曲 各 9 克	益母草 12 克
京赤芍 9 克	枇杷叶 9 克		

【按】时值春月，其气已温，外感风热之邪，肺卫受之，故恶寒发热。风热之邪伤及肺络，清肃失司，所以，咳嗽痰出色黄而黏。枢气不和，则胸痛。食滞内蕴阳明，肠胃降化失司，故胸脘胀闷，大便三日未行。温乃阳邪，易于伤津耗液，故口渴喜饮，舌边尖红，苔薄黄，脉浮滑而数。由此可见，风温之邪犯肺，食滞中阻，肺胃同病，治清轻宣解，佐以导滞，以防热入血室。

感冒多由外感风寒或风热引起，治疗多用发汗解表或清热解表之法。然本例感冒在经期发生，不能以常法论治，因月经者，为冲脉所主，冲脉隶属于肝，肝藏血，调和营卫，汛期血虚，容易外感，感后又易热入血室，故本例治以清轻宣解外邪，而参益母草、赤芍活血畅经，以防热入血室，防患未然，寓"治未病"之意。经期发热，荆芥为防热入血室之要药。

（四）风热伏肺证

王某某，女，55 岁，盱眙中医院职工。

患者恶寒发热四天，咳嗽三天入院，经检查诊断为"右下肺炎"。刻症：面黄不华，近因起居不慎，感受外邪，恶寒发热（体温 38.2℃）咳嗽痰多，黄白相间，口渴欲饮，食欲不振，小溲黄赤，大便两日一行，脉数，舌质红苔薄黄。风热犯肺，清肃失司。治当：辛凉解表，清宣化痰。方用银翘散加减。

金银花 12 克　　净连翘 12 克　　薄荷叶 6 克　　冬桑叶 9 克

光杏仁 9 克　　冬瓜仁 12 克　　生薏仁 12 克　　炒黄芩 9 克

瓜蒌皮 12 克　　象贝母 9 克（杵）　　芦　根 24 克

【按】患者年高体虚，多病缠身，气阴早亏，复因起居不慎，以致风温之邪乘虚而入，内外合邪，感而发病。"温邪上受，首先犯肺。"肺为娇脏，位居上焦，职司清肃，风温之邪侵袭肺卫，卫气被郁，开合失司，故恶寒发热（体温 38.2℃）。邪热内蕴于肺，清肃之令不行，所以，咳嗽痰多，黄白相间。热邪耗津，则口渴欲饮，小溲黄赤。脉数，舌质红苔薄黄均是热邪之证。肺与大肠相表里，肺失清肃，肠府传导失司，故大便两日一行。温邪致病，最易伤津耗液，初起虽多有肺卫之证，但变化迅速，易于逆传心包，叶天士谓："在卫汗之可也，到气才可清气，入营犹可透热转气，入血直须凉血散血。"此证表邪未解，里热渐盛，故先拟辛凉解表，清宣化痰。鉴于患者年高，气阴不足，多病缠身，治疗过程中应注意"刻刻护其津液"。须防正不胜邪，而致

"热入心营"或"阴液耗竭"、"正虚欲脱"等危重变证。

（五）热壅于肺证

石某某，男，34岁，盱眙县医院职工。

发热咳嗽胸痛两周入院，经检查诊断为"右上中肺炎"。刻症：恶寒发热（体温37.8℃），午后为甚，汗出不多，延今半月，咳嗽痰少，右侧胸痛，口渴，大便五日未解，小溲色黄，脉小数而滑，舌苔薄黄，中根厚。风热伏肺，清肃失司。治当：清宣疏化。方用桑菊饮合银翘散复方加减。

冬桑叶9克　　薄荷叶6克　　金银花12克　　净连翘12克
淡豆卷12克　　光杏仁9克　　生薏仁9克　　象贝母9克(杵)
炒黄芩6克　　冬瓜仁12克　　炒枳壳6克　　瓜蒌皮12克

【按】外感风热之邪，肺卫为病，邪正相争，故恶寒发热（体温37.8℃）。卫气被郁，则汗出不多。肺为娇脏，位居上焦，职司清肃，风热之邪，伤及肺络，清宣失司，所以，咳嗽痰少。肺气膹郁，升降失常，枢机不利，故右侧胸痛。邪热伤津则口渴。肺与大肠相表里，肺失清肃，肠腑传导失司，故大便五日未解。脉小数而滑，舌苔薄黄，中根厚均是感受风热之象。综上所述，病机为风热伏肺，清肃失司，肠腑挟有积滞，治宜清宣疏化。

患者病程两周，但仍有恶寒，古人谓："有一分恶寒，即有一分表证。"故仍需疏表；大便五日未解，舌苔薄黄，中根厚，是否有顺传与胃趋势，故应用一点清胃药；方中主要用瓜蒌皮、象贝母宣肺通便，因为肺与大肠相表里，大便不通之本在肺，故用瓜蒌，贝母之属，如病因在中下，可用全瓜蒌；如果大便稀，乃肺热下迫大肠，可用葛根黄芩黄连汤合银翘散、千金苇茎汤出入。

二、暑　温

邪热入营证

沈某某，男，1.5 岁。1983 年 8 月 12 日就诊。住院号 833248。

患儿因发热抽搐，喷射状呕吐 3 天入院。门诊查脑脊液无色透明，压力稍高，蛋白少许，有核细胞数 210/mm³，糖半定量 40%～50%，氯化物 75mg%。查体：神志不清，前囟饱满，1.5 厘米×3 厘米，体温 39.5℃，双侧瞳孔等大等圆，直径 3.5 毫米，对光反应存在，颈抵抗，双侧巴征阳性，心率 100 次/分，二肺散在痰鸣音，肝脾未及，入院中医诊断：暑温。西医诊断：流行性乙型脑炎（极重型极期）。

刻症：高热神昏，气促痰鸣，前囟隆起，牙关紧闭，频频抽搐，大便三日未解，颈项强硬，脉弦数，舌质红苔薄。证属：邪热由气入营，逆传心包，肝风内动，治当清热解毒，熄风开窍，方用白虎汤、犀角地黄汤、止痉散复方加减。

生石膏 120 克　　肥知母 10 克　　大生地 15 克　　京赤芍 10 克

粉丹皮 10 克　　双钩藤 12 克　　炙僵蚕 15 克　　炙全蝎 3 克

九节菖蒲 10 克　　生　军 10 克(后下)

上方每剂浓煎成 200 毫升（每年乙脑流行季节，我们将上方作为"协定方"，称为乙脑合剂），每次30毫升（口服困难者，采用直肠点滴给药）。同时配合西医传统的把"三关（高热、惊厥、昏迷）"对症治疗。

另：紫雪丹1支，分4次服/天。

二诊：2天后患儿体温下降，抽搐次数减少、减轻，但神志未清，喉间痰鸣漉漉，大便已解，舌脉同前。前方既效，无庸更章。原方续服。另外同时加服：鲜竹沥水15毫升，每天3次。

三诊：经治疗4天后，神志已清，前囟亦平，喉间痰鸣消失，颈软，但留有"余热"不退，舌尖溃破苔剥，脉细数，此乃：热灼津液，痰热未清，胃气不和。予以养阴清热，佐以和胃之法，沙参麦冬饮加味调治半月而愈，未留后遗症。

【按】流行性乙型脑炎属祖国医学"暑温"范畴。好发于酷夏，"其时天暑地热，人在其中，感之皆称暑病……。"暑为夏令主气，其性酷烈，最易伤气，迅即传入气分。甚则逆传心包，起病即见昏迷。若邪热入营动血，热盛伤阴则肝风内动，或暑热炽盛炼液成痰而蒙蔽心窍。所以，临床治疗需按乙脑普遍出现的"高热、昏迷、惊厥"三大主症的病机"热、痰、风"，再参照卫、气、营、血分症进行辨证施治。

由于乙脑系"特殊温邪病毒"所引起。所以，病邪无论在那一部分，均以解毒（抗病毒）为原则。又因患者多由实热，故清热泻火乃为重要治则。本方具有清热泻火，通泻化瘀，豁痰开窍，定惊熄风之功效。其中石膏、知母、大黄清热泻火，具有强而快的退热作用，是温病（暑温）退热之要药。乙脑属于急性热病，症情朝夕相殊，使用协定方有没有削足适履之嫌呢？我们认为：乙脑从起病到极期，其症情演变不离高热、惊厥、昏迷三大主症，一旦主症攻克，余症皆可迎刃而解。况且协定方可以预先制备，随时供病人使用，比临证处方、临时配制方便灵活，实乃其优点所在。

三、湿　温

湿热郁阻证

汪某某，女，36岁，盱眙滨淮机械厂。

患者恶寒发热（体温38.5℃），有汗不解，头重胸闷口甜，渴不欲饮，脉濡数，舌苔薄白。湿热邪气侵袭上焦，郁阻肌腠，卫气不宣。治当：芳香化湿，淡渗利湿。方用藿朴夏苓汤合三仁汤复方加减。

广藿佩各9克　炒苍术6克　姜川朴5克　姜半夏6克
光杏仁9克　白蔻仁3克(杵)　生薏仁12克　云茯苓12克
炒枳实9克　陈橘皮5克　生　姜2片

【按】时值夏秋之交，暑湿正盛，湿热邪气侵袭上焦，郁阻肌腠，卫气不宣，故恶寒发热（体温38.5℃）。湿乃阴邪，重浊黏滞，不易祛除，所以，汗出而热不退。卫表被湿所困，故周身酸楚。清阳为湿所蒙，则头昏头重。面色淡黄，湿阻中焦，运化失司，故胸闷，口甜，渴不欲饮，小溲淡黄。舌苔薄白，脉濡数均为湿热合邪之征象。其病机为：湿热遏于肌腠，卫气不宣，病属"湿温"。治当芳香化湿，淡渗利湿，藿朴夏苓汤合三仁汤复方加减治之。

治疗湿温，须防湿热熏蒸日久，化燥伤津，形成腑实燥结和湿热交阻，痰浊蒙蔽心包，而致神志昏糊，或邪热炽盛，传入营血，耗血动血，正虚邪陷，气随血脱等险候。

治疗湿温病过程尚应注意以下几点：①湿为重浊阴邪，处方当慎用生地、麦冬等滋阴之品，必待湿邪确已化燥，侵入营血才能使用，否则阴与阴合，必致锢结不解；②湿温属新感温病之一种，温病虽有"下不嫌早"之训，但湿邪不易转化，如下之过早，则表里之湿乘虚下陷，往往出现洞泄，反之坐失时机；③湿温后期，往往有痞满、燥实诸症俱见。前医不用攻下，余用大承气汤一剂，而收全齐之功者，临床上尤属司空见惯；④在初期的治法上，往往有用麻桂辛温发汗，导致神昏耳聋之变者，屡见不鲜。因此，我们必须根据所出现的症候群，辨明阴阳表里虚实，分别先后缓急，后予以随证施治，才不致误事。总之，湿温病不仅是变化多端，而且容易并发其他疾病，临床上必须心灵手巧，随机应变，守常法而不泥乎古，变法而不离乎法度，才能得心应手，左右逢源也。

四、麻　疹

感受疫邪、邪伤肺卫证

李某某，女，4岁，盱眙十里营乡。

刻症：身热五日（体温38.5℃～40℃），汗微头痛，眼红多泪，咳嗽流涕，脉浮数，舌红苔薄，证属：感受疫邪，邪伤肺卫，疹子将布，恐其下陷，姑为辛凉清透。

清升麻5克　　粉葛根6克　　荆芥穗5克　　薄荷叶5克

净蝉衣5克　　光杏仁9克　　象贝母9克　　玉桔梗5克

芫　荽2棵

另：芫荽120克，水煎外洗。

注：药进2剂，疹透热退。

【按】古代医家对麻疹的病因均以内蕴胎毒，外感时邪立论。小儿多见，一般从内而发，身热四天，发疹三天，收疹三天，若见疹发红润，到时疹渐隐而热渐退，神清意爽者为顺，说明疹毒有外出之路。在病机方面，则认为：麻疹是蕴君相（即心、肺）两经之火，乃"火毒有余"之症，因此，治疗有"疹喜凉，痘喜温"的说法。其实，麻疹并非"胎毒"，而是天行厉气（即麻疹病毒）传染而成，其治疗须按各期病程特点辨证施治。我们临床上习惯用"升麻葛根汤"加减以助麻疹透发，配合芫荽水煎外洗，效果更好。

第二章　肺系疾病

一、咳　嗽

（一）痰热蕴肺证

丁某，男，30岁，盱眙红旗厂。

患者六天前受凉后恶寒身热，无汗头痛，全身酸楚，咳嗽左侧胸痛，咳时尤甚，咯痰色黄夹有铁锈色，虽经治疗，仍寒热有汗不退，而来我院诊治。刻症：身热有汗不退，热盛则谵语，咳嗽气急，痰出色黄而黏夹有铁锈色，左侧胸痛，呼吸不利，口渴欲饮，小溲黄赤，脉滑数，舌质红苔黄腻。痰热蕴肺，宣肃失司。治当：开宣肺气，清化痰热。方用麻杏石甘汤加减。

炙麻黄3克　　光杏仁9克　　生石膏24克（先煎）
金银花12克　　净连翘12克　　薄橘红3克　　酒子芩9克
桑白皮12克　　鱼腥草15克　　瓜蒌皮12克　　生甘草3克

【按】时值冬末春初，风寒之气尚盛，外感风寒，肺卫失之，在卫不解，郁而化热，由卫入气，故壮热汗出不退。邪热灼津炼痰，痰热蕴结肺络，故咳嗽咯痰色黄而黏夹有铁锈色。肺主一身之气，肺气腘郁，枢机不和，则见左侧胸痛，呼吸不利。热盛津伤，故口渴欲饮，小溲黄赤，舌质红。热邪有侵犯心营之势，所以，热盛时谵语。脉滑数，苔黄腻乃是痰热之佐证。综上所述，病机为：痰热蕴肺，宣肃失司。亟当开宣肺气，清化痰热，慎防热传心营，阴耗液竭，以致闭脱之变，麻杏石甘汤加减主之。

（二）阴虚内热证

夏某某，男，42岁，盱眙滨淮厂。

患者肺结核术后一年。近一月胃纳不充，呛咳痰少，午后有低热，入夜少寐，有时盗汗，脉细，舌苔薄腻。证属肺气不足，阴虚内热，阳虚卫外不固。治当：养阴清肺，固卫敛汗。方用沙参麦冬饮加减。

南沙参 12克　　北沙参 12克　　明天冬 9克　　川贝母粉 3克（吞）
辰茯苓 9克　　辰远志 5克　　煅龙骨 15克　　煅牡蛎 15克
炙甘草 3克　　焦谷芽 12克

二诊：药后一周，盗汗止，午后仍有低热，夜寐不安，食欲不振，再从原方加减。

前方加辰远志 5克、五味子 2.4克。

三诊：半月后，午后低热未退，夜寐仍有时盗汗，头昏神疲肢倦，胃纳不香，脉象细数，舌苔薄腻，肺之气阴两虚，胃失降和，当再益气敛汗，养阴和胃。

炙黄芪 9克　　北沙参 9克　　地骨皮 9克　　煅龙骨 15克
煅牡蛎 15克　　明天冬 12克　　辰茯苓 9克　　辰远志 5克
炙鸡金 9克　　五味子 3克　　焦谷芽 12克

注：由于患者出院，服煎剂不便，将上方配10剂，研末水泛为丸，每次9克，每天2次调治，半年后门诊随访，病情稳定。

【按】咳嗽是肺系疾病的主要证候之一，分别言之，有声无痰为咳，有痰无声为嗽。临床一般痰声并见，难以截然分开，故以咳嗽并称。《素问·宣明五气篇》说："五气所病……肺为咳。"《素问·咳论篇》谓："五脏六腑皆令人咳，非独肺也。"强调外邪犯肺或脏腑功能失调，病及于肺，均能导致咳嗽。

肺结核祖国医学称之"肺痨"，肺痨为痨虫侵袭所致，主要病损在肺，是具有传染性的慢性虚弱性疾患，以"咳嗽、咯痰、咯血、潮热、盗汗、消瘦"为主要临床症状，以阴虚火旺为其病理特点。肺阴亏耗，肺失濡润，清肃之令不行，故咳嗽痰多而黏，咯痰不爽。阴虚火旺，肝阳扰动心神，则神不安宁而少寐失眠。虚热逼津外泄则致盗汗。所以，治疗均以"沙参麦冬汤"加减，以达到滋养肺阴，清肺化痰，肺肾同调，固表敛汗之功。

由于脏腑之间有互相资生、制约关系，因此，在病理情况下，肺脏局部病变，也必然会影响其他脏器和整体，故有"其邪辗转，乘于五脏"之说，其中与脾肾两脏关系最为密切。脾为肺之母，肺虚耗夺脾气以自养则脾亦虚；脾虚不能化水谷为精微上输以养肺，则肺亦虚，终致肺脾同病，伴见疲乏、食少、便溏等脾虚症状；肾为肺之子，肺虚肾失滋生之源，或肾虚相火灼金，上耗母气，则可致肺肾两虚，伴见骨蒸、潮热、男子失精、女子月经不调等肾虚症状；若肺虚不能制肝，肾虚不能养肝，肝火偏旺，上逆侮肺，可见性急善怒，胁肋掣痛等症；如肺虚心火乘客，肾虚水不济火，还可见虚烦不寐、盗汗等症，所以，在治疗中需根据其临床所见，辨证用药。

（三）风痰伏肺、宣肃失司证

沈某，男、54岁，盱眙县供销社职员。

咳嗽咯痰半年，时发时止，每逢受凉感冒或劳累时发作。近几天因外感而咳嗽，痰稀难咯，咽喉作痒，咳时欲吐，伴胸闷不舒，胃纳正常，二便自调，舌质淡少苔，脉弦滑，经X线全胸片检查：心肺膈无异常。证属风痰伏肺、肺失宣肃。治当：疏风化痰，宣肺止咳。方用二陈汤合止嗽散加味。

法半夏9克	陈橘皮12克	云茯苓15克	光杏仁12克
款冬花9克	炙紫菀12克	玉桔梗10克	制百部12克
炒前胡9克	薄荷叶6克	川贝母9克(杵)	炙枇杷叶12克

二诊：一周后，咳嗽明显减轻，咽喉作痒亦有改善，白黏之痰也易咯出，脉舌同上，效不更方，原方续服一周。

三诊：半月后，临床诸症均已缓解，夜间能安静入睡，舌淡苔薄，脉滑，上方去冬花、紫菀、川贝母，加太子参15克、炒白术12克、大麦冬12克，巩固治疗半月，1年后随访，未复发。

【按】《河间六书·咳嗽论》指出："寒、暑、燥、湿、风、火六气，皆令人咳嗽。"《素问·咳论》篇谓："五脏六腑皆令人咳，非独肺也。"强调外邪犯肺，或脏腑功能失调，病及于肺，均能引起肺失宣肃，肺气上逆而咳嗽。该患者反复咳嗽半年，本次因外感而咳嗽，此为外感风邪，气道受病；咳嗽痰稀难咯，咽喉作痒，咳时欲吐，伴胸闷不舒。此乃内有痰浊，肺失肃降。所以，治疗以"二陈汤"、茯苓化痰祛

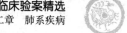

湿；用薄荷疏解风邪；以百部、前胡、桔梗、川贝母、杏仁宣肺、降气、止嗽；虽然该患者属外感咳嗽范畴，但久咳不愈已达半年，故加冬花、紫菀温肺化痰，取其协同作用。

（四）肝郁脾虚、肺失宣降证

胡某某，女，49岁，盱眙某公司职员。

反复咳嗽、咽痒两年。曾在多家三级医院呼吸科诊治；也分别作过与呼吸系统疾病相关的各项检查（均正常），分别被诊为：支气管炎、咳嗽变异性哮喘等疾病。刻症：时有咳嗽，咳剧气喘，伴少量黏痰，自觉咽痒，善叹息，头昏心慌，胸闷不适，小便自调，大便溏薄，舌淡红苔薄，脉弦滑。问诊中得知：患者因家庭原因，独居2年，思虑多忧，多愁善感，咳嗽常在情绪紧张时发作，夜间入睡后或与朋友交流，注意力分散时消失。根据以上资料，西医诊断：慢性咳嗽原因待查（心因性咳嗽待定），中医诊断：咳嗽，肝郁脾虚，肺失宣降证。治当：疏肝健脾，理气止咳。方用逍遥散加减。

炒柴胡9克　大白芍9克　云茯神12克　黄郁金15克
炒白术20克　炒枳壳9克　白扁豆15克　炒黄芩9克
川贝母6克　金银花12克　玉桔梗9克　生甘草6克

二诊：服上方1周后，患者咳嗽、咽痒、善叹息、胸闷不适和便溏等症有所改善，脉、舌同前。效不更方，原方续服10剂。

三诊：经逍遥散加减治疗半月余，患者临床诸症均已缓解，咳嗽甚少，也无咯痰。即以逍遥丸10克，每天2次，巩固其疗效。3月后电话随访，咳嗽未再发作，一切正常。结合其咳嗽发作特点和应用逍遥散加减（疏肝健脾，理气止咳）之治疗结果，患者"心因性咳嗽"诊断可以成立。

【按】心因性咳嗽亦称"心理性或习惯性咳嗽"。因情志不畅引起的反复咳嗽症状，是慢性咳嗽中较为罕见的一种类型，属于"心身疾病"。中华医学会呼吸病学分会哮喘组之《咳嗽的诊断与治疗指南》指出："心因性咳嗽属排除性诊断，以日间咳嗽发作，夜间或患者专注某事物时咳嗽消失为典型特征。西医以对症治疗、心理疏导为主，必要时应用抗抑郁、抗焦虑药物治疗"。

患者系围更年期女性，因家庭原因，独居2年，思虑多忧，多愁善感，显而易见，该患者之咳嗽，是由负性情绪所致（心脏神经官能症、绝经前后综合征、植物神经功能紊乱等伴随的焦虑、抑郁）以反复咳嗽为主症的症候群。蒋健《郁证喘咳论》认为：心因性咳嗽是隐藏在郁证"外衣"下的咳嗽，符合郁证的证治特点。该病之咳嗽症状仅作为一种直观现象，焦虑、抑郁等心理问题且是内在本质。

心因性咳嗽的根本在于肝郁气滞，气机失常，肝木反侮肺金，或木郁乘脾以致脾气虚弱，这些变化均能引起肺失宣降，肺气不降而出现咳嗽，然其本在肝，肝藏血，血的充盈协调肝之阴阳平衡，维持疏泄正常，气机顺畅。故《内经》有："肺者，相傅之官，治节出焉，肝者，将军之官，谋虑出焉""肝藏魂、肺藏魄"之名言，此乃对肝、肺调控机体生理与心理活动功能的高度概括。

由此可见，该患者咳嗽之发病机制是以"郁"为本。肝气郁结，疏泄失常，气机不畅，则善叹息，胸闷不适。肝主升发，肺主肃降，两者调节气机平衡，肝失条达，反侮肺金，肺失宣肃，故时有咳嗽，咳剧气喘，伴少量黏痰，自觉咽痒。肝藏魂，有赖于肝血的充盈，围更年期乃肝血不足，无以藏魂则思虑多忧，多愁善感，头昏心慌。肝郁日久，木郁克土以致脾虚，故大便溏薄。舌淡红苔薄，脉弦滑乃肝郁脾虚之佐证。

综上分析，本证属肝郁脾虚，肺失宣降。故予逍遥散加减。方中柴胡疏肝理气，升举阳气；白芍养血敛阴，柔肝缓急，与柴胡同用，血和则肝和，血充则肝柔；川贝母、金银花、桔梗提升肺气，排痰止咳；黄芩清泄少阳邪热，使少阳火郁得清；枳壳、郁金解郁宽胸理气，以顺气机；白术、扁豆、甘草健脾调和，实土以御木郁，使气血生化有源；云茯神祛怯调神，宁心定志；上药共奏疏肝健脾，理气止咳之功。从气机升降和气血生化入手，以疏肝为根本，调畅气机，健运气血，解郁宁心，药症相符，久咳自能治愈。

（五）痰热蕴肺、上攻咽喉证

胡某，男，30岁，盱眙某公司职工。

咽痒伴咳嗽半月。刻症：咽喉奇痒，引发咳嗽，偶尔咯出黄痰，咽干不舒，胃纳如常，舌尖红，苔黄微腻。脉滑。五官科和全胸片检查未见异常。证属痰热蕴肺，上攻咽喉证。治当：清热化痰，滋阴利咽。方用麻杏石甘汤加减。

炙麻黄 5克	光杏仁 9克	玉桔梗 9克	浙贝母 15克
射　干 9克	薄荷叶 6克	前　胡 6克	乌元参 12克
炙苏子 9克	清升麻 6克	陈橘皮 9克	生甘草 6克

二诊：十剂后，咽痒、咳嗽明显减轻，脉舌同前，效不更方。原方续服1周，巩固其疗效。3个月随访，告知病愈未发。

【按】"咽源性咳嗽"以咽喉干燥，引起咳嗽，以顿咳为主，越咳而越感咽部干痒为其诊断要点。本病以咽喉部奇痒作为先兆，常伴有干咳，大多数患者病前可有"外感"史，一般肺部检查无阳性体征。从其症状分析，该患者属于本症范畴。从其症、脉、舌辨证当属：痰热蕴肺，上攻咽喉证。治疗当清热化痰，滋阴利咽为主。方中麻黄、杏仁、玉桔梗、苏子宣降肺气；浙贝母、射干清热化痰，《本草正义》载浙贝母"最降痰气，善开郁结……疗喉痹"，故浙贝母常用于喉源性咳嗽；前胡、陈橘皮理气化痰；薄荷叶、乌元参滋阴清热利咽；升麻引药上行，直达病灶；生甘草调和诸药。药对病证，病告痊愈。

二、喘　证

（一）风寒袭表、寒饮内停证

高某某，男，59岁，盱眙县某公司职工。

发作性咳喘5年，加重1周。刻症：受凉后咳嗽气喘，咳喘难以平卧，活动后咳喘加重，咳剧汗出，咯白色黏痰，胃纳欠佳，小便量少，下肢浮肿，时有心悸，畏寒喜暖，舌暗苔薄白，脉沉弦。既往有慢性支气管炎病史5年，曾多次住院治疗，全胸片检查示：慢性支气管炎，肺气肿。证属风寒袭表，寒饮内停。治当：散寒化饮。方用小青龙汤加减。

炙麻黄 9克	川桂枝 9克	淡干姜 9克	姜半夏 12克
炙细辛 6克	五味子 9克	大白芍 9克	光杏仁 12克
西当归 9克	云茯苓 9克	炒白术 9克	福泽泻 15克
陈橘皮 9克	枇杷叶 9克		

二诊：经散寒化饮剂治疗一周后，咳喘缓解，小便量多，下肢浮肿亦减，活动后仍感疲惫或心悸，胃纳增加，舌淡苔薄，脉滑。原方去麻黄、杏仁、细辛、泽泻，改桂枝为6克、茯苓为15克，加：炒党参12克、大麦冬12克、炒枳壳9克、紫丹参20克。续服半月善后。1月后随访，病情基本稳定，能操持家务。

【按】《景岳全书·喘促》篇曰："实喘之证，以邪实在肺也，肺之实邪，非风寒则火邪耳。"咳喘之证，临床多见，且较为难治，因其反复发作，进而逐渐加重，终归难以痊愈。所以，减少发作次数是治疗本病之关键。其治疗方法：发作期治疗，以祛邪为主，缓解期以扶正固本为主，然，无论发作期还是缓解期，都不能忘记扶正固本，因为，正气足方可以祛邪。《素问遗篇·刺法论》说："正气存内，邪不可干"，即是此意。该患者依据其症、脉、舌综合分析，当属：风寒袭表，寒饮内停证。故治疗予以：小青龙汤加减散寒化饮为主。二诊时，外感症状已解，但活动后感疲惫或心悸，当属本虚明显，故加党参、麦冬、紫丹参以益气养阴，活血化瘀。

（二）痰饮内蕴证

王某，男，61岁，盱眙某公司职工。

患者因咳嗽气喘不能平卧三天入院，经相关检查诊断为"慢性支气管炎"、"慢性阻塞性肺气肿"、"肺源性心脏病"、"高血压病2级"。刻症：咳嗽气喘反复发作十年，近因感受寒邪，咳嗽气喘复发，不能平卧，喉间如水鸡声，咯痰色白，动则心慌，形寒怯冷，两下肢浮肿，脉弦滑，舌质淡苔薄白而腻。证属痰饮内蕴，心肾两虚。治当：温肺散寒，化饮平喘。方用麻黄汤加减。

炙麻黄3克　　川桂枝3克　　细　辛1克　　淡干姜2克
五味子2克　　姜半夏9克　　陈橘皮5克　　炙苏子9克
光杏仁9克　　川贝母5克（杵）　云茯苓9克　　枇杷叶9克

【按】向有咳嗽气喘，时轻时重，已有十年，痰饮久蕴肺络可知。近因感受风寒，引动内蕴宿疾，故咳嗽气喘，不能平卧，痰出泡沫，喉间鸣声辘辘。心肺相连，同主气血运行，痰饮内蕴，肺失宣肃，营卫循行不畅，心失所养，故动则心慌。病久肺虚及肾，肾阳不振，所以形寒怯冷。阳虚饮停，水邪泛溢，故见下肢浮肿。脉弦滑，舌质淡苔薄白而腻均为痰饮伏肺之象，综上所述，证属祖国医学"喘证、伏饮"范畴。病机为：痰饮内蕴，心肾两虚，肺失宣肃。治宜温肺散寒，化饮平喘，须防痰饮凌心，蒙蔽心神，或心气、心阳衰微，导致喘逆欲脱等险候。

（三）痰饮阻络证

张某某，男，38岁，盱眙某公司职工。

患者有哮喘病史一年，经常发作，近缘感受风寒，咳嗽气喘发作尤甚，不得平卧，痰出泡沫，食欲不振，大便干燥，脉象细滑，舌苔薄白而腻。证属痰饮阻络，肺气宣肃失司。治当：宣肺蠲饮。方用小青龙汤加减。

炙麻黄 2.4 克　大白芍 5 克(桂枝尖 1.5 克拌炒)

淡干姜 2.4 克(五味子 1.5 克拌炒)　炙苏子 9 克　光杏仁 9 克

川贝母粉 3 克(吞服)　　　法半夏 9 克　陈橘皮 5 克

炙冬花 6 克　枇杷叶 9 克

二诊：进小青龙汤加减一周，咳喘已平，胃纳尚可，惟晨起仍有咳嗽咯吐黏痰，脉舌同前，仍守原方出入。

炙苏子 9 克　　光杏仁 9 克　　川贝母粉 3 克(吞服)

法半夏 9 克　　薄橘红 5 克　　炙冬花 6 克　　炙紫菀 6 克

炒白术 9 克　　淡干姜 2.4 克(五味子 1.5 克拌炒)　枇杷叶 9 克

大白芍 2.4 克(桂枝尖 1.5 克拌炒)

注：经上方治疗后，诸症缓解，带药 1 周出院巩固治疗。

【按】金元以前，哮证与喘证统属于喘促门。虽然，《医学正传·哮喘》指出："哮以声响名，喘以气息言，夫喘促喉间如水鸡声者谓之哮，气促而连续不能以息者谓之喘。"《临证指南·哮》认为喘证之因，若由外邪壅遏而致者，"邪散则喘亦止，后不复发……若因根本有亏，肾虚气逆，浊阴上冲而喘者，此不过一二日之间，势必危笃……若夫哮证……邪伏于里，留于肺俞，故频发频止，淹缠岁月。"

大医精诚万世师表

从此，将哮与喘分为二证，但是，哮必兼喘，喘未必兼哮，哮指声响言，为喉中有哮鸣音，是一种反复发作的疾病；喘指气息言，为呼吸困难，是多种急慢性疾病的一个症状。两者之间有类似之处，又有各自特殊之处，哮病久延可发展成为经常性的痰喘，故而常将哮列入喘证范围。本案患者系外感风寒触动内伏之痰饮而发病，当属实证（实喘），治疗原则：当分清虚实，治标当分清寒热，治本不外补肺、补脾和补肾。所以，予以小青龙汤温肺、散寒、平喘、止咳、蠲饮。方中麻黄为宣肺平喘之君药，《本草经疏》指出："麻黄，轻可去实，故疗伤寒，为解肌第一"，本案一诊时用干姜（五味子拌炒），取其一开一阖，干姜温散，五味子收敛，可防止肺气耗伤太过之弊；二诊处方中又增加了大白芍（桂枝尖拌炒），主要是调和营卫。由此可见，素患痰饮喘咳，而重复感染表邪者，投以本方甚为适合。

（四）肺肾两亏证

冯某，男，25岁，盱眙某公司职工。

有哮喘病史20年，时常发作，尤其冬春季节最易发病，动则喘甚。刻下：受凉后，咳嗽气喘又作，喉中哮鸣有声，咯吐白色黏痰，胸闷憋气，甚则不能平卧，畏寒低热，四肢欠温，倦怠乏力，食欲不振，舌苔薄白，脉细滑，全胸片示：肺气肿。曾予以西药消炎、止咳、平喘等对症治疗，效果不显，而转中医治疗。证属肺肾两亏，外寒引动内饮。治当解表化痰，宣肺降气。方用小青龙汤合葶苈大枣泻肺汤加减。

炙麻黄 9 克　　川桂枝 9 克　　炙细辛 3 克　　炙苏子 12 克

法半夏 9 克　　葶苈子 9 克　　五味子 6 克　　云茯苓 12 克

桑白皮 9 克　　陈橘皮 9 克　　川贝母 6 克（杵）枇杷叶 12 克

二诊：药后一周，畏寒低热已退，咳喘胸闷憋气亦减轻，仍咳嗽咯白色黏痰，呼多吸少，活动后喘甚，喉中偶有哮声，自汗出，下肢凉，纳谷不香，舌苔白腻，脉细滑，外邪虽去，肺肾仍亏，内饮未尽。故当：温肺化饮，补肾益气。

淡干姜 9 克　　炙细辛 3 克　　五味子 6 克　　云茯苓 12 克

法半夏 9 克　　炙苏子 9 克　　炙冬花 9 克　　葶苈子 12 克

炙紫菀 9 克　　炙黄芪 9 克　　补骨脂 12 克　　炒党参 12 克

胡桃肉 12 克　　桑白皮 9 克　　川贝母 6 克（杵）陈橘皮 9 克

三诊：迭进温肺化饮，补肾益气，咳喘胸闷憋气和喉中哮声已除，咯吐白色黏痰亦止。食欲增加，下肢由凉转温，白腻之苔已转薄白，脉细。予以：健脾化痰，温肾纳气之法，力图根治。

炒党参 12 克　　炙黄芪 12 克　　炒白术 15 克　　大熟地 15 克

补骨脂 12 克　　胡桃肉 12 克　　桑白皮 9 克　　川贝母 6 克（杵）

菟丝子 12 克　　枸杞子 12 克　　潼蒺藜 9 克　　炙冬花 12 克

炙紫菀 12 克　　法半夏 9 克　　厚杜仲 12 克　　西当归 12 克

陈橘皮 9 克　　葶苈子 9 克　　大砂仁 5 克

注：上方配 10 剂，共研细末，蜜泛为丸，每次 9 克，每日 2 次。

【按】哮证是一种发作性的痰鸣气喘疾病，发作时喉中哮鸣有声，呼吸气促困难，甚则喘息不能平卧。哮证的病理因素以痰为主，痰的产生责之于肺不能布散津液，脾不能运输精微，肾不能蒸化水液，以致津液凝聚成痰，伏藏于肺，成为发病之"夙"根。《景岳全书·喘促》谓："喘有夙根，遇寒即发，或遇劳即发者，亦名哮喘"。《症因脉治·哮病》指出："哮病之因，痰饮留伏，结成窠臼，潜伏于内，偶有七情之犯，饮食之伤，或外有时令之风寒束其肌表，则哮喘之症作矣"。该患者自幼哮喘，随病程进展，发展至肺胀之基本病因乃"痰饮内伏"。初诊所见，动则喘甚，肢凉是肾虚气失于摄纳之象。病以外寒内饮为主，发作时，畏寒低热，是外感风寒；喘咳并重，咯吐白色黏痰，胸闷，是痰饮恋肺。就其治疗，《金匮要略·肺痿肺痈咳嗽上气病》指出："咳而上气，喉中水鸡声，麻黄射干汤主之"。遵急则治其标的原则，初诊以小青龙汤合葶苈大枣泻肺汤加减，麻黄、桂枝、细辛、苏子、半夏、葶苈子并用，二诊时，开始标本同治，三诊则着重健脾温肾，以治其本。肺胀乃多种慢性肺系疾患反复发作迁延不愈，导致肺气胀满，不能敛降的一种病症。等同于西医肺气肿，发作时治肺，缓解期治肾，调理得法，方可截断病势。

（五）肺肾两虚、心阳不振证

王某，男，48岁，盱眙某公司职工。

咳嗽喘息，胸闷气短1周。有慢性支气管炎病史6年，肺气肿2年，肺源性心脏病半年。刻症：胸闷气短，活动后加重，1周前因感受寒邪，上述症状加重。咳嗽气喘，痰少难咯，周身乏力，精神倦怠，语声低微，口唇紫绀，口淡无味，食欲不振，双下肢浮肿，舌质紫暗，苔薄黄，脉滑数。

西医诊断：慢性支气管炎、阻塞性肺气肿、肺源性心脏病。证属肺肾两虚，心阳不振，血脉瘀阻证。治当：健脾益气，补肾纳气，佐以宣肺。方用四君子汤合葶苈大枣泻肺汤复方加减。

炒党参 15 克	生黄芪 12 克	炒白术 20 克	云茯苓 15 克
补骨脂 15 克	葶苈子 12 克	紫丹参 20 克	五味子 9 克
生薏仁 15 克	光杏仁 12 克	炙苏子 12 克	桃仁泥 9 克
川贝母 6 克(杵)	陈橘皮 9 克		

二诊：进上方 10 剂后，咳嗽气喘有所减轻，舌质紫、口唇紫绀尚无明显改善，双下肢浮肿如故，脉仍滑，原方将紫丹参加至 30 克，10 剂，另加福泽泻 15 克续服。

三诊：迭进健脾益气，补肾纳气，佐以宣肺，咳喘缓解，周身乏力，精神倦怠，语声低微亦有改善，口唇紫绀、舌质紫明显好转，胃纳正常，二便自调，惟活动后仍感胸闷、气喘，自觉头昏耳鸣，双下肢午后微肿，舌苔薄白，脉沉滑，肺肾亏虚难复，继以健脾益肺，补肾纳气，配以丸剂巩固治疗。

炒党参 15 克	生黄芪 12 克	炒白术 20 克	云茯苓 15 克
补骨脂 15 克	葶苈子 12 克	紫丹参 20 克	五味子 9 克
大熟地 15 克	胡桃肉 15 克	蛤蚧尾 1 对	光杏仁 12 克
炙苏子 12 克	川贝母 6 克(杵)	陈橘皮 9 克	

注：取上方 10 剂，研细末，以蜜为丸，每次 6 克，每天 2 次。半年后电话随访，病情一直稳定。

【按】喘证多年，久病肺弱，咳伤肺气，肺之气阴不足，则气失所主而短气喘促，所以，《证治准绳·喘》谓："肺虚则少气而喘"。肺病日久，子耗母气，脾失健运，可导致肺脾两虚。肺虚及肾，肺不主气，肾不纳气，则咳喘可日益加重，呼多吸少，呼吸困难，短促难续，动则更甚。肺与心脉相通，肺气辅佐心脏运行血脉，肺虚治节失职，久则必病及心。心阳根于命门真火，一旦肾阳不振，还可发生心肾阳衰，出现喘脱之危候。本例喘证，肺、脾、肾三脏俱虚，即：肺失宣肃，脾失健运，肾失摄纳。喘证病初在肺，日久肺气亏虚，肺虚及肾，肾不纳气，气不得续，故平时语声低微，胸闷气喘，活动后加剧。本次因感受外邪而诱发，邪实气壅，肺气不宣，则咳嗽气喘。脾主运化水谷与水湿，脾虚运化不健，则双下肢浮肿。口唇紫绀、舌质紫暗乃肺肾俱虚，心阳不振，血脉瘀阻所致。肾为先天之，脾为后天之本，在本例治疗中，除以党参、黄芪、白术、茯苓健脾益气外，主要用熟地、胡桃肉、补骨脂、五味子、蛤蚧尾等补肾纳气。肾能纳气，喘促自能解除。可见"肾为气之根"之古训，确系临床实践之经验结晶。

（六）阳虚水泛、上凌心肺证

赵某，男，59岁，盱眙县商业局职工。

反复气喘胸闷10年，加重1周。10年来经常胸闷、气喘、心悸，值冬季或劳累后易于发作。1周前无明显诱因咳喘加重，呼多吸少，不能平卧，咳声低弱，痰吐稀薄色白，畏寒汗出，四肢倦怠，面目浮肿，口唇紫绀，胃纳欠佳，小便量少，双下肢浮肿，舌质暗苔薄黄，脉滑而数。全胸片示：肺气肿。证属阳虚水泛，上凌心肺证。治当：温阳利水，益气利湿。

方用真武汤合防己黄芪汤复方加减。

制附子5克	炒白术20克	云茯苓12克	大熟地12克
大白芍9克	炒党参12克	炙黄芪15克	福泽泻12克
上官桂6克	葶苈子12克	光杏仁12克	川贝母6克(杵)
五味子9克	紫丹参20克	生姜皮2克	

二诊：药后1周，畏寒退，汗出止。面目浮肿也减，胃纳增加，小便量多，仍双下肢浮肿，咳嗽气喘，动则加重，呼多吸少，痰吐稀薄色白，脉舌同前。阳气初振，水湿渐得下行，肺气未宣。更改治则为：宣肺降气，益气利水。

葶苈子12克	炙苏子12克	光杏仁12克	川贝母6克(杵)
法半夏12克	炙黄芪15克	炒党参12克	炒白术15克
桑白皮12克	大麦冬12克	五味子9克	紫丹参20克
陈橘皮9克			

三诊：经宣肺降气，益气利水治疗10天后，临床诸症均已基本缓解，惟活动气喘，双下肢微肿，舌质暗红苔薄黄已转为舌质淡红苔薄白，脉滑，病久肺肾亏虚，继以温肾纳气，补气养阴，佐以宣肺，以图治本。

大熟地15克	山萸肉12克	胡桃肉12克	炒党参12克
补骨脂15克	炒党参12克	炙黄芪12克	大麦冬15克
五味子12克	紫丹参20克	云茯苓15克	光杏仁12克
炙苏子12克	蛤蚧尾1对	川贝母6克(杵)	陈橘皮9克

注：经温肾纳气，补气养阴，佐以宣肺治疗半月后，气喘明显减轻，双下肢浮肿也退，静坐说话如常人，并能挂杖外出散步，但活动稍剧仍喘，将上方同等剂量之10倍配制成，研细末，水泛为丸，每次6克，每天2次，以巩固疗效。

【按】喘证是以呼吸困难，甚则张口抬肩，鼻翼煽动，不能平卧为特征。严重者可发生喘脱。《灵枢·本脏》篇谓："肺高则上气，肩息咳。"《灵枢·五邪》篇曰："邪在肺，则病皮肤痛，寒热，上气喘，汗出，喘动肩背"。喘证在临床上有虚实之分，在治疗上，《类证治裁·喘证》认为："喘由外感者治肺，由内伤者治肾"。即"实喘治肺，虚喘治肾。"该患者初诊所见，气喘咳嗽，胸闷心悸，病在心肺，畏寒自汗出是阳虚卫外不固；小便量少，双下肢浮肿，动则气喘，乃肾阳虚衰，水湿泛滥。足见本例患者心、肺、肾俱病，所以，治疗以真武汤合防己黄芪汤加减，温阳利水，益气利湿治之，其中附子，辛热有毒，其性走而不守，被誉为百药之长，功兼通补，温补阳气，有利于气血复原，散寒通阳，可促进气血畅通，对久治不愈的难治病，每在辨证基础上辄加附子而获效颇丰；其心悸伴舌质暗，口唇紫绀，乃心脉瘀阻，故治疗中佐以紫丹参。初诊时，虽然其脉滑数，苔薄黄，但全面分析，并非属内热所致，当"舍脉从症"。

第三章 心·脑系疾病

一、胸痹心痛病

（一）胸阳痹阻证

王某某，男，57岁，盱眙某公司职员。

反复胸部憋闷3月加重1周。遇劳累发作加重，休息后得以缓解。近1周因工作紧张再度发作。刻症：胸部憋闷，甚则胸痛涉及后背，气短心悸，头痛头晕，夜间失眠，四肢疲乏，面色少华，舌淡胖，苔薄腻，脉弦滑，心电图检查示：心肌缺血，心肌酶指标正常。血脂正常。西医诊断：慢性冠状动脉供血不足。证属心气亏虚，胸阳痹阻，痰湿内蕴。治当：宣痹通阳，健脾益气，养心和血。方用瓜蒌薤白白酒汤加减。

全瓜蒌15克　干薤白12克　西当归12克　大川芎9克
云茯苓12克　京赤芍12克　紫丹参20克　杜红花9克
柏子仁12克　酸枣仁12克　炒党参12克　炙黄芪9克
大麦冬12克　炙远志9克　陈橘皮9克

二诊：进上方1周后，胸部憋闷减轻，但仍感左胸及后背酸沉不适，其他诸症尚未改善，脉舌同前，胸阳初振，痰湿未化，上方加苍术12克、厚朴9克。

三诊：半月后，胸闷胸痛已基本缓解，气短心悸，头痛头晕，夜间失眠均明显改善，面色红润，体力恢复，夜寐能安，舌淡苔薄，脉滑，胸阳已振，痰湿已化，气血渐复。继服上方1周，以资巩固，后改为水泛丸，每次9克，每日2次，3个月后电话随访，患者一直参加正常工作，病情未复发。

【按】胸痹是指胸部闷痛，甚则胸痛彻背，短气、喘息不得卧为主症的一种疾病，轻者仅感胸闷如窒，呼吸不畅，重者则有胸痛，严重者心痛彻背，背痛彻心。《素问·藏气法时论》篇亦说："心病者，胸中痛，胁支满，胁下痛，膺背肩胛间痛，两臂内痛。"胸痹之发生多与寒邪内侵，饮食不当，情志失调，年老体虚等有关。其病机有虚实之分，实证多为：寒凝、气滞、血瘀、痰阻，痹遏胸阳，阻滞心脉；虚证则由心、脾、肝、肾亏虚，心脉失养。本例患者系由于痰湿壅阻胸中，胸阳痹阻所致。就其治疗而言，《胸痹心痛短气病》篇说："胸痹之病，喘息咳唾，胸背痛，短气，寸口脉沉而迟，关上小紧数，瓜蒌薤白白酒汤主之。"方中瓜蒌滑以开结，薤白辛以通阳，称为"辛滑通阳"之首剂，对胸中闷痛彻背、舌苔白腻或薄腻、脉弦滑之证，有显效。该患者伴有心悸、气短、头晕、失眠、面色少华等心气亏虚之征象，所以，采用瓜蒌薤白白酒汤加减治之。治疗中加用党参、黄芪、枣仁、远志等益气养心之品。凡胸阳痹阻者，必有心络瘀阻，故治疗当佐以丹参、红花、川芎、赤芍等活血化瘀，以通心脉。

本例患者治疗过程中，有一点值得一提，在二诊时，因痰湿未化，方中加苍术、厚朴后，临床诸症很快得以缓解，究其原因：元代朱震亨曰："苍术治湿，上中下皆有用，以能总解诸郁，痰、火、湿、食、气、血六郁，皆因传化失常，不得升降，病在中焦，故药必兼升降，将欲升之，必先降之，将欲降之，必先升之，故苍术为足阳明经药，气味辛烈，强胃健脾，发谷之气，能径入诸药……。"多年临床实践发现，苍术运脾、化湿、祛瘀、逐饮皆其所长，根据痰瘀同源以及脾统四脏理论，在对痰瘀久凝之患者治疗时，加苍术一味，不仅能速其效，而且事半功倍。

（二）心阳不足证

张某，男，50岁，盱眙河桥乡。

半月前，因疲劳引起左胸闷痛，并向左肩部放射，每日均有数次间歇性发作，门诊心电图示：冠状动脉供血不足。为此，要求中医治疗。刻症：心前区紧迫闷痛半月余，近来心痛彻背，背痛彻心，持续发作，时欲太息，入夜失眠，胸脘痞闷，呕恶痰涎，不思纳谷，大便燥结，脉弦滑，舌苔白滑而腻。证属心阳不足，痰瘀阻滞。治当：健脾燥湿，辛滑通阳，佐以行气活血。方用平胃散合瓜蒌薤白白酒汤复方加减：

炒苍术9克　　姜半夏9克　　姜川朴6克　　全瓜蒌15克

干薤白15克　　陈橘皮6克　　紫丹参30克　　黄郁金9克

紫降香6克　　川桂枝3克

另：冠心苏合丸，每次一丸，每天3次。

二诊：一周后，心前区闷痛减轻，大便已行，夜寐较安，食欲有所增加，白滑而腻之苔渐化，胸膺仍感不适，脉象弦滑，此脾胃初运，心阳未复，气血循行不畅，仍守原方续服。

三诊：半月后，心前区闷痛未发，胸闷已舒，夜能安寐，舌苔白腻亦退，其他临床诸症均已缓解。

【按】《灵枢·五邪》篇指出："邪在心，则病心痛"。其病因系："心阳不足，不能鼓动血液运行，以致气滞血瘀，脉络痹阻，不通则痛"。本例当属祖国医学"心痛"范畴，患者形体肥胖，痰湿本重，所表现的主要症状是：心前区紧迫闷痛，胸闷作恶，胃呆便秘，舌苔白滑而腻，质边紫，是脾虚痰湿内生，阻遏阳气，以致心阳不振，痰瘀阻滞脉络见象。虽然脾虚为本，但主要症状是实。故用平胃散合二陈汤健运脾胃，燥湿化痰，瓜蒌、薤白辛滑通阳，佐以降香、丹参、郁金、冠心苏合丸等理气活血，芳香开窍。俾脾能健运，则痰湿可化。阳气来复，则气行血行，血脉环周不休，则"心痛"可愈。

（三）心肾两虚证

高某，男，61岁，盱眙县医院职工。

患者心悸气喘，不能平卧，动则尤甚，咳嗽痰中带血丝，神疲乏力，双下肢浮肿，胃纳欠佳，大便秘结，小溲短少，脉数，舌红苔薄白。证属心肾两虚，水饮内停。治当：补益心肾，祛瘀利水。方用生脉散加味。

别直参9克(另炖) 大麦冬12克　五味子6克　炒白术15克

云茯苓12克　　姜半夏9克　　炒枳壳6克　炒六曲15克

全瓜蒌12克　　紫丹参15克　　葶苈子12克　车前子12克(包)

陈橘皮5克

二诊：进上方7剂后，小溲增多，浮肿渐退，痰中血丝亦消，仍感心悸，动则尤甚，卧喜高枕，偶有自汗，脉濡数，舌红无苔。乃因气阴两伤，心脉失调，久病肾失摄纳，姑为益气滋阴，养心纳肾。

太子参12克　大麦冬12克　五味子5克　肥玉竹12克

云茯苓12克　炒枣仁12克　紫丹参15克　怀牛膝12克

紫石英12克　车前子9克(包)　黑苏子9克

【按】该患者系因高血压心脏病，全心衰入院，在西医治疗同时邀中医会诊。根据该患者的刻症，其中医诊断应包括：心悸、水肿和喘证，后二者诊断均由心悸所致，因此，作"心悸"诊断。患者年逾花甲，真水亏耗，五脏六腑皆失于濡养，心气不足，故见心悸不宁。肾虚失纳则气喘不能平卧，肺虚失肃，又可咳嗽气喘，或咯痰带血丝，或巨口咯血，脾虚不运，肾气衰微致水饮内停，溢于肌肤而见双下肢浮肿，血郁于肝还可发生胁下症瘕积，其纳差、神疲、便结、溲少为气阴不足之证。本病实为痼疾重症。虽关系五脏六腑，但首先责之于心、肾二脏。因心主血，肾主水，若心不主血，则营卫不周，肝脏受累，肾不主水则肺、脾受损，瘀血、水肿等症随之而成。因此，该患者证属年老体弱，五脏受损，心气虚而不主血，肾气亏而不纳气，瘀血内阻，水饮内停。就其体征而言：一喘、二肿、三心悸，这三大证，与肺、肾、心三脏攸关，同时该患者还表现为：舌红、出汗，此乃气阴两虚之象，故用生脉散加味。二诊时，方中用黑苏子（未炙过）取其黑入肾，炙苏子宁肺平喘，黑苏子则能纳肾平喘。

（四）心气不足证

徐某，男，54岁，盱眙县医院职工。

头昏胸闷一年入院，经检查诊断为"病态窦房结综合征"。刻症：面色萎黄不华，胸闷心悸气短，神疲乏力，食欲如常，脉迟缓，舌质暗红偏紫苔薄。证属心气不足，络脉瘀阻。治当：益气养心，活血通络。方用四君子汤加味。

炒党参15克　　炒白术9克　　云茯苓9克　　炙黄芪9克
西当归9克　　紫丹参15克　　川桂枝3克　　杜红花9克
陈橘皮5克　　大白芍9克　　炙甘草3克　　九节菖蒲5克

【按】胸在上焦，内藏心肺，心主血脉，气为血帅，血为气母，两者相互协调循行脉中，营周不休，如环无端，患者年逾半百，气血暗亏，心气不足，气血运行失畅，瘀阻脉络，故胸闷。《灵枢·本脏篇》云："血和则经脉流行，营复阴阳……。"气血不足，心失所养，故面少华色，心悸气短，神疲乏力。气虚血瘀，营行不畅，所以，脉迟缓，舌质暗红偏紫。综上所述，病机为：心气不足，络脉瘀阻。治当益气养心，活血通络。方选四君子汤加味，其中党参、白术、茯苓、黄芪、炙甘草益气强心；当归、丹参、红花活血通络；桂枝、九节菖蒲温通心气，促其心气振作，血行畅通。方中黄芪、当归并用能益气生血，气血旺，血脉通，则诸证可除。同一疾病，因年龄、体质、生活习惯、季节气候之不同，可在不同人身上表现出不同证候，因而治法也就不同。所以，辨证必须透过症状的表象，认识到疾病的本质，从而采取有效的方药，才能达到预期疗效，由此可见，辨证施治的重要性。

（五）肝郁气滞、痰火扰心证

胡某某，女，52岁，盱眙某公司职工。

3天前夜间突感胸闷憋气，全身汗出，心悸不安。自服麝香保心丸3粒，半小时后胸闷、心悸缓解。次日仍感全身倦怠，头晕心悸，恶心口苦，上腹部胀痛，食欲不振，大便干结，小溲黄赤，面色萎黄，舌质红，苔黄腻，脉弦滑。既往有：慢性结石性胆囊炎病史，平时性急易怒。心电图检查正常，上腹部B超示：胆囊炎，胆结石。西医诊断：胆—心综合征。证属肝郁气滞，痰火扰心。治当：疏肝理气，清化痰热。方用温胆汤加减。

姜半夏12克　陈橘皮9克　炒枳实9克　炒枳壳12克
云茯苓12克　炒柴胡9克　川楝子9克　延胡索12克
紫丹参20克　炒黄芩9克　炒苍术9克　鸡内金12克
黄郁金12克　金钱草12克

二诊：经上方治疗1周，临床诸症明显缓解，仍大便干结难解，脉舌同前，原方加西当归9克、焦三仙9克。

三诊：迭进疏肝理气，清化痰热治疗后，诸症已除，改汤剂为"胆舒胶囊"，并控制油腻食物，半年后随访，病情稳定未复发。

【按】《医学衷中参西录·论心病治法》谓："有其惊悸恒发于夜间，每当交睫于甫睡之时，其心中即惊悸而醒……心脏属火，痰饮属水，火畏水迫，故作惊悸。"宜清痰之药与养心之药并用，"温瘟汤"始载于唐·孙思邈著《备急千金方》，由陈皮、半夏、枳实、竹茹、生姜、甘草组成。宋代陈无择在《三因极·病证方论》中又在原方基础上增加茯苓、大枣，减生姜之量，用于治疗胆胃不和、痰热内扰而致的虚烦不得眠、呕吐呃逆、惊悸不宁、癫痫等症。

"胆-心综合征"的发病，胆病在前，心病在后。《薛氏医案》谓："肝气通则心气和，肝气滞则心气乏。"《医学入门》指出："心与胆相通。"由于肝郁气滞，胆汁排泄不畅，肝郁又可克土，导致脾运不健，痰湿内生，湿热内蕴，其气逆上，上扰心胸，引起心脉痹阻，发生心脏病证。肝木为心火之母，故而形成肝火扰心之"胆-心综合征"。"温瘟汤"加味可以清胆和胃，理气化痰，主要在于治疗肝胆病，也就是清肝胆湿热，从本论治。方中柴胡、川楝子、黄郁金、金钱草疏肝利胆；姜半夏、陈橘皮、云茯苓、黄芩清热化痰；枳实、枳壳、延胡索、苍术、鸡内金健脾和胃，消食降逆；紫丹参养心安神；二诊时，加当归养血补血，焦三仙消食和胃。全方从本论治，兼顾其标，药症合拍，收效满意。

（六）心肾阳虚、水饮凌心证

胡某，男，65岁，盱眙某公司退休职工。

心悸伴双下肢浮肿半月。既往有胸闷、心悸、气短、畏寒病史，曾经多次心电图示：慢性冠状动脉供血不足，心肌酶谱正常。服用复方丹参滴丸、银杏叶片、辅酶 Q_{10} 等药也能改善症状，维持日常生活。半月前无明显诱因心悸又作，伴双下肢浮肿，日渐加重。刻症：心悸胸闷，活动后气短，甚则喘促难以平卧，双下肢浮肿，畏寒肢冷，胃纳不振，便溏不实，舌淡苔薄白，脉细滑。西医诊断：慢性冠状动脉供血不足，心功能3级。证属心肾阳虚，水饮凌心。治当：健脾滋肾，温通心阳。方用附子理中丸加减。

黑附子9克　　炒党参15克　　炒白术20克　　川桂枝9克
大熟地12克　　干薤白9克　　云茯苓20克　　福泽泻15克
车前子12克　　炒枳壳9克　　大麦冬12克　　五味子6克
生姜皮3克　　炙甘草6克

二诊：经上方治疗1周，心悸、胸闷、气短、双下肢浮肿均有缓解，畏寒肢冷，便溏不实如故，脉舌同前。效不更方，原方续服。

三诊：迭进健脾滋肾，温通心阳剂治疗后，临床诸症均已缓解，原方去黑附子，加补骨脂15克。配10剂，研细末，水泛为丸，每次6克，每天2次。半年后随访，病情一直稳定。

【按】《素问·经脉别论》篇谓："饮入于胃，游溢精气，上输于脾，脾气散精，上归于肺，通调水道，下输膀胱，水精四布，五经并行。"它揭示了人体水液代谢、运行、传输主要与肺、脾、肾三脏密切相关。水为阴邪，赖阳气化之，今阳虚不能化水，水邪内停，上凌于心，故心悸，阳气不能达于四肢，不能充于肌表，故畏寒肢冷。依据该患者的症、舌、脉辨证当属：心肾阳虚，水饮凌心证。治疗当：温振心、肾之阳，健脾制水。方选：附子理中丸加减。其方中黑附子辛温通阳，温振肾阳；党参、川桂枝、麦冬、五味子、干薤白、炙甘草益心气，温心阳；配有桂枝可增强温振心肾阳气之功；熟地、白术、茯苓滋肾健脾利水，配有福泽泻、车前子、生姜皮增强利水之力；少量枳壳应用，以调节气机升降。三诊时患者症状改善，去黑附子辛燥，改补骨脂，以防长期应用伤阴之虑。全方紧扣心肾阳虚之病机，从健脾滋肾，温通心阳，化饮利水入手，标本兼治，收效良好。

二、头痛

（一）肝阳化风证

王某某，男，54岁，盱眙石油公司。

患者系头痛头昏二年，左侧肢体麻木半年，加重一月入院，既往有高血压史，经西医调整降压药治疗后，血压已趋正常，但仍面色潮红升火，头痛头昏，视物模糊，性情急躁，左侧肢体麻木，口干喜饮，小溲短赤，大便偏干，脉弦，舌淡苔薄黄。证属肝阳化风，络脉失畅。治当：平肝熄风，化痰通络。方用天麻钩藤饮加减。

明天麻9克	双钩藤12克	石决明20克	怀牛膝9克
杭菊花6克	白蒺藜9克	黑山栀9克	紫丹参12克
京赤芍9克	鸡血藤12克	火麻仁9克	

【按】患者头痛、头昏已延二载，列祖国医学"头痛"无疑。五脏六腑之气血皆上会于头部，他脏有疾，皆可致清空失旷而头痛作也。《临证指南医案·眩晕门》华岫云按说："经云诸风掉眩，皆属于肝，头为诸阳之首，耳目口鼻皆系清空之窍，所患眩晕者，非外来之邪，乃肝胆之风阳上冒耳，甚则有昏厥跌仆之虞。"可见头痛且昏，肢体麻木当

以肝经之变为其主因。盖肝为风木之脏，喜条达，而恶抑郁，患者素性急躁，心怀不畅，肝气不舒可知，肝气郁结，日久化火，肝阳上亢，扰于头目，则头痛、头昏。加之患者平素嗜食辛辣油腻之品，易于动火助风。肝阳化风内动，络脉失畅，故见肢体麻木。"目得血而能视"，肝火灼津，消灼肝阴，阴血不足，目失所养，则视物模糊，火性炎上，则面部升火，口干喜饮，而小溲短赤，大便偏干。脉弦，苔黄均为肝火之象。综上所述，本病当前主要病机为：肝阳化风内动，络脉失畅。众所周知，"风性善行而数变"，火盛可灼津为痰，风、火、痰肆虐，可致中风之变，故治疗宜平肝熄风、化痰通络，天麻钩藤饮加减为治。

（二）肝肾阴虚、肝阳上亢证

刘某，男，52岁，盱眙县水泥厂职工。

高血压5年伴反复头痛头胀。曾调整多种降压药治疗，血压始终未能达标，刻症：头痛头胀伴头晕，口干咽燥，心烦易怒，烦躁不安，失眠多梦，腰膝酸软，形体消瘦，舌红少苔，脉弦细。检测血压：165/110mmHg。证属肝肾阴虚，肝阳上亢，心神受扰。治当：滋肾养阴，平肝潜阳。方用地黄饮子加减。

大生地 15克　云茯神 12克　大白芍 12克　双钩藤 12克(后下)

大麦冬 15克　煅牡蛎 20克　煅龙骨 20克　珍珠母 15克

怀牛膝 12克　夜交藤 12克　桑寄生 12克　夏枯草 12克

二诊：药后一周，头痛、头胀、头晕、口干、心烦易怒均减，夜能安寐，测血压：150/98mmHg，肝阳渐降，心神得安。原方续服。

三诊：迭进滋肾养阴，平肝潜阳剂治疗后，临床诸症已缓解，血压也已达标（测血压：138/85mmHg），为巩固疗效，嘱原方隔日1剂，1月后停药。3月后电话随访，病慢一直稳定。

【按】《景岳全书·头痛》："凡诊头痛者，当先审久暂，次辨表里。盖暂痛者，必因邪气，久病者，必兼元气。以暂病言之，则有表邪者，此风寒外袭于经也，治宜疏散，最忌清降；有里邪者，此三阳之火炽于内也，治宜清降，最忌升散，此治邪之法也。其有久病者，则或发或愈，或以表虚者，微感则发……所以，暂病者，当重邪气，久病者，当重元气，此因其大纲也。然亦有暂病而虚者，久病而实者，又当因脉因症而详辨之，不可执也。"患者头痛、头胀5年，并伴腰膝酸软，乃肾阴已虚，水不涵木，肝阳亢盛之故。头痛、头胀、头晕同时，伴口干、烦躁、舌红少苔、脉弦细，是阴虚阳亢之特征。肝阳易于化火，所以，容易急躁易怒。肝火扰心，心神不宁，则心烦、失眠多梦。高血压病属于肝阳上亢者，临床最为多见。由此可见，该患者病机：肾阴亏虚为本，肝阳上亢为标。治疗上当标本兼顾。方选地黄饮子加减。其中滋补肾阴用大生地、大白芍、怀牛膝、桑寄生、大麦冬；平肝用双钩藤、益母草、夏枯草；潜阳用煅牡蛎、煅龙骨、珍珠母，再配有云茯神、夜交藤宁心安神。

三、眩　晕

（一）心脾两虚证

潘某，女，42岁，盱眙县总工会职工。

头晕伴心悸气短半月，经颅多普勒检查为：后循环缺血。刻症：头晕目眩，如坐舟中，心悸气短时作，活动后明显，时欲恶心，嗳气不舒，失眠多梦，五心烦热，舌淡红苔薄白，脉细滑。证属心脾两虚，血不上荣。治当：益气健脾，宁心安神。方用归脾汤加减。

炒党参15克　炙黄芪15克　炒白术12克　茯苓神各15克
大熟地12克　大白芍12克　西当归9克　酸枣仁12克
炙远志9克　柏子仁12克　莲子芯2克　陈橘皮9克
红　枣5枚　姜　汁3滴（冲入药汁同服）

二诊：治疗一周后，头晕、心悸减轻，夜寐亦安，五心烦热亦减，惟仍气短、乏力，胃纳欠佳，脉舌同前。心神初宁，气阴不足尚未复也。原方加紫丹参20克、大麦冬9克、五味子9克续服。

三诊：迭进益气健脾，宁心安神剂后，头晕、心悸、气短、失眠等症均明显缓解，为巩固其疗效，将上方配10剂，研细末，蜜泛为丸，每次9克，每日2次。3个月后电话随访，患者病情稳定。

【按】眩是眼花，晕是头晕，二者常同时并见，故统称"眩晕"。轻者闭目即止，重者如坐车船，旋转不定，不能站立，或伴有恶心、呕吐、汗出，甚则昏倒等症状。《景岳全书·眩运》曰："丹溪则曰无痰不能作眩，当以治痰为主，而兼用他药。余则曰无虚不能作眩，当以治虚为主，两酌兼其标。孰是孰非，余不能必，姑引经义（上气不足，髓海不足）以表其大意如此。"体虚所导致的眩晕，临床常见肝肾亏损与气血虚弱之分。该患者眩晕伴心悸、气短，显然是气血虚弱，不能上荣心脑的反映。病在心、脾。所以，治疗以归脾汤加减。其中党参、黄芪、白术、茯苓健脾益气，与当归、熟地、白芍、酸枣仁、炙远志、柏子仁、莲子芯养血安神并用。脾病及胃，受纳之职，亦当兼顾，所以，配陈橘皮、红枣、姜汁理气、调中、止呕。辨证得当，药症相符，眩晕之症自能恢复。

（二）肝肾亏虚、痰湿阻络证

胡某，男，76岁，南京某公司退休职工。

头晕耳鸣伴双下肢乏力3月。刻症：头晕头重，两耳蝉鸣，胸闷气短，多梦纷纭，双下肢沉重，行走不稳，舌体胖，苔白腻，脉弦滑。经颅多普勒示：后循环缺血，头颅CT示：脑萎缩。证属肝肾亏虚，痰湿阻络。治当：平肝滋肾，熄风化痰。方用半夏白术天麻汤加减。

姜半夏 12克	炒白术 15克	明天麻 9克	云茯苓 15克
炒枣仁 15克	大熟地 12克	大白芍 9克	紫丹参 20克
怀牛膝 15克	青龙齿 20克	大川芎 9克	陈橘皮 9克
夏枯草 12克			

二诊：服上方一周后，诸症有所缓解，双下肢沉重也感

减轻，仍走路不稳，舌苔薄，脉弦滑。原方加姜竹茹12克、补骨脂15克、桑寄生12克。

三诊：迭进平肝滋肾，熄风化痰治疗，临床诸症均已明显改善，双下肢沉重感消失，效不更方。将上方配制成水泛丸，每次9克，每天2次，连服3个月，半年后随访，病情一直稳定。

【按】《景岳全书·眩运》指出："眩运一证，虚者居其八九，而兼火、兼痰者不过十中一二耳。"强调了"无虚不能作眩"，在治疗上则认为"当以治虚"为主。该患者以头晕而重、双下肢沉重、行走不稳、舌苔白腻为其证候特征。患者高龄体虚，肝肾不足，肾虚精亏，不能生髓，而脑为髓之海，髓海不足，上下俱虚，则眩晕发生。故《灵枢·海论》篇曰："脑为髓之海"，"髓海不足，则脑转耳鸣，胫酸眩冒，目无所见，懈怠安卧"。肾虚水不涵木，内风自起，加之脾虚痰湿内生，则致眩晕发生矣。其肝肾亏虚是本，内风挟痰湿阻络为标，风痰上扰则头晕、头重、耳鸣；肾主下焦，肾虚则双下肢沉重，行走不稳。痰阻气机，故胸闷、气短。痰扰心神，故多梦纷纭。舌体胖，苔白腻，脉弦滑乃肝肾亏虚，痰湿阻络，虚中挟实之佐证。所以，治宜标本兼顾。半夏天麻白术汤加减，方中半夏、白术燥湿、健脾、化痰；天麻平肝熄风，配茯苓、橘皮利湿和中治其标；熟地、白芍、枣仁、丹参、牛膝、青龙齿、川芎、夏枯草以滋补肝肾，熄风化痰，佐以宁心安神。就本病整体而言，痰湿乃病之根本因素，而茯苓健脾渗湿，与白术相配是为治痰之本，《证因脉治》云："中州积聚，清明之气窒塞不通而为恶心眩晕矣。"究其病机责之水饮痰浊上泛清窍，白术与茯苓各

15克煎汁服之，利水化饮，其效堪佳。

古人赞白术云："味重金浆，芳逾玉液，百邪外御，五脏内充"，盖言其功之广。《神农本草经》谓白术："久服轻身"。好古则称"在气主气，在血主血，无发则发，有汗则止，与黄芪同功"。张元素称白术功能有九："温中一也，去脾胃中湿二也，除胃中热三也，强脾胃进饮食四也，和胃生津液五也，止肌热六也，四肢困倦嗜卧、目不能开、不思饮食七也，止渴八也，安胎九也"。确系经验之谈。

（三）肝胆湿热上冲证

刘某，男，59岁，南京某公司职工。

头晕目眩时作1月。刻症：头晕目眩，有时头痛，耳鸣耳聋，口干口苦，心慌心烦，时有呃逆嗳气，口气酸腐，面色潮红，舌质红苔薄黄，脉弦。患者平素性情急躁，否认高血压病史，测血压：130/80mmHg。证属肝胆湿热上冲。治当：清肝泄热利湿。方用龙胆泻肝汤加减。

龙胆草6克	大生地15克	炒山栀12克	炒柴胡9克
粉丹皮9克	大白芍9克	京赤芍12克	炒黄芩9克
西当归9克	福泽泻12克	枸杞子9克	夏枯草12克
陈橘皮9克			

二诊：经清肝泄热利湿治疗10天，头晕、目眩、头痛、耳鸣、口干、口苦、心烦、呃逆嗳气、口气酸腐、面色潮红等症均有缓解，舌质淡红苔薄，脉弦细，效不更方，原方续服。

三诊：迭进清肝泄热利湿，临床诸症已除，为巩固疗效，改龙胆泻肝丸每次6克，每天2次，连服半月，3月后随访，病情一直稳定。

【按】"湿"在临床上有内、外之分，外湿为六淫之一，内湿的形成，多与饮食不节，如恣食生冷酒醴肥甘，或饥饱失常，损伤脾胃，脾伤运化失职，致津液不得正常运化转输，则湿自内生，聚而为患，若伴胃热炽盛，则湿易从热化，或耗伤胃阴。湿热内蕴，或在脾胃，或在膀胱，或在肝胆。病位不同，临床表现各异。该患者平素性情急躁，肝木偏旺，肝木克土，脾运不健，湿蕴化热，湿热不除，易于化火。肝火上冲则见头晕、目眩、头痛、面红心烦、口干口苦。肝火扰心，则心慌、心烦。肝木横逆犯胃故见呃逆嗳气，口气酸腐。由此可见，该患者湿热化火上冲乃是主要矛盾。故选龙胆泻肝汤加减为治，方中龙胆草、炒山栀苦泄肝火；柴胡、黄芩、丹皮赤芍、泽泻、夏枯草疏肝、凉血、泄热；肝体阴而用阳，清泄肝火，必然耗伤肝阴，所以，配以生地、当归、白芍、枸杞子滋阴养肝。

四、中风·中风后遗症

（一）肝肾阴虚证

梁某某，男，61岁，南京某公司职工。

患者高血压入院，经内科治疗后血压已有降低，仍头晕耳鸣，口眼歪斜，舌强语謇，右上下肢重滞麻痹，步履不调，入夜口干少寐，胃纳尚可，大便自调，脉细弦，舌苔薄尖红。证属肝肾阴虚，熄风和络。治当：肝肾同调，而和络脉。方用镇肝熄风汤加减。

怀牛膝20克　代赭石30克　赤白芍各9克　乌元参9克
明天冬12克　白蒺藜12克　云茯苓9克　香独活6克
宣木瓜9克　紫丹参12克　丝瓜络9克　生麦芽9克

二诊：经上方治疗半月，头晕耳鸣，右上下肢重滞麻痹，步履不调，入夜口干少寐已有改善，胃纳尚可，大便自调，脉细弦，舌苔少，当再养血和络。

怀牛膝20克　西当归6克　京赤芍9克　制首乌12克
辰茯苓9克　香独活5克　宣木瓜9克　白蒺藜12克
紫丹参12克　丝瓜络9克　生麦芽9克　豨莶草12克
伸筋草12克　红　枣3枚

注：为巩固疗效，将上方配制成水泛丸，每次9克，每天2次。

【按】中风又称卒中。其起病急骤、证见多端、变化迅速，与风性"善行数变"的特征相似，故以中风名之。《景岳全书·非风》篇中指出："凡病此者，多以素不能慎，或七情内伤，或酒色过度，先伤五脏之真阴……阴亏于前而阳损于后，阴陷于下而阳乏于上，以致阴阳相失，精气不交，所以忽而昏愦，卒然仆倒"。叶天士在《临证指南·中风》中又进一步阐明"精血衰耗，水不涵木……肝阳偏亢，内风时起"。可见，中风发生的主要因素在于患者平素气血亏虚，与心、肝、肾三脏阴阳失调有关联，加之忧思恼怒，或饮酒饱食，或房事劳累或外邪侵袭等诱因，以致气血运行受阻，肌肤筋脉失于濡养；或阴亏于下，肝阳暴涨，阳化风动，血随气逆，挟痰挟火，横窜经遂，甚则蒙蔽清窍，形成上实下虚，阴阳互不维系的危急证候。

中风病机虽然复杂，但是，归纳起来不外：虚（阴虚、气虚）、火（肝火、心火）、风（肝风、外风）、痰（风痰、湿痰）、气（气逆）、血（血瘀）六端，此六端在一定条件下，互相影响，相互作用而突然发病，其中以肝肾阴虚为其根本。《景岳全书·非风》："非风一证，即时人所谓中风证也。此证多见卒倒，卒倒多由昏馈，本皆内伤积损颓败而然，原非外感风寒所致。"内经云：人年四十而阴气自半，正以阴虚为言也。"本病发生后，其病情有轻重缓急之分，轻者仅限于血脉经络，重者常波及有关脏腑，所以，临床常将中风分为"中经络和中脏腑"两大类。本案年过六旬，肾阴素亏，水不涵木，肝阳上亢，故头晕耳鸣。肾阴不足，津不上承，心肾不交，则口干入夜少寐。风阳内动，挟痰走窜经络，脉络不畅，所以，出现口眼歪斜，舌强语蹇，右上下肢重滞麻痹，步履不调。脉细弦，舌苔薄尖红为肝肾阴虚之佐证。证属：肝肾阴虚，风阳上扰，络脉不和。拟方肝肾同调，而和络脉，镇肝熄风汤加减。方中怀牛膝、代赭石镇肝潜阳，重用牛膝引血下行；赤白芍（各）、乌元参、明天冬滋阴柔肝熄风；云茯苓健脾化痰，白蒺藜、香独活、宣木瓜、紫丹参、丝瓜络、生麦芽（本方麦芽用生品，取其疏肝作用），这些辅助药能泄肝、调肝、缓肝、通经、活络，有利于肝阳之平降。

（二）气虚痰瘀证

曾某，女，62 岁，丹阳运河公社。

患高血压 5 年，于 1981 年 7 月份因蹲下取重物而跌扑在地，旋即昏迷不醒，右侧上下肢瘫痪，小便失禁而急送常州第一人民医院抢救。经住院治疗月余，神志清楚。小便自行控制，血压在 130/80mmHg 以内，惟言语不清，右侧上下肢体仍不能自用，而要求出院。在家服双嘧达莫片、复方丹参片、维生素 B_1、B_6 等药，病情不见好转，而来我院中医科治疗。

刻症：中风后神志虽然清楚，但反应迟钝，面无华色，言语塞涩，口角流涎，咯痰不爽，右半身不遂，脉细涩，舌苔薄质淡边有紫气。证属气虚不能运行血液，痰瘀阻于脉络，廉泉被遏，营卫不利。治当：益气和营，化痰祛瘀，而通络脉。方用补阳还五汤加味。

炙黄芪 15 克	西当归 9 克	京赤芍 9 克	大川芎 5 克
桃仁泥 12 克	杜红花 5 克	紫丹参 30 克	炙地龙 9 克
竹沥半夏 9 克	怀牛膝 9 克	陈橘络 3 克	豨莶草 15 克

另：大活络丹，每天 1 粒，分 2 次药汁化服。

注：除药饵外，辅以针刺合谷、足三里、曲池、肩髃、外关、环跳、阳陵泉、风市、绝骨、廉泉等穴。

针药兼施一周，言语较前清楚，口角流涎已止，咯痰亦爽，右上下肢能自行移动，但清冷不和，脉象细涩，舌苔蒲边紫。痰瘀渐有化机、阳虚气弱不能温养四肢，再为温补阳气祛瘀通络。

炙黄芪 15 克　西当归 9 克　京赤芍 9 克　大川芎 5 克

桃仁泥 12 克　杜红花 5 克　紫丹参 30 克　川桂枝 5 克

炙地龙 9 克　怀牛膝 9 克　豨莶草 15 克

另：大活络丹，每天 1 粒，分 2 次药汁化服。

半月后，言语清楚，反应灵敏，右侧上下肢清冷亦和，上下脚能自动抬举屈伸，并能下床扶杖而行，脉濡弱舌苔薄紫气渐消，两旬后，即能自行步履，生活自理，近年来能参加一般轻劳动，情况良好。

【按】中风后遗症有虚有实，有肝阳肝风未平瘀阻脉络者，有肝肾不足络脉失调者。本组病例属于气虚血瘀类型，故用益气活血通络的补阳还五汤随证加减，盖气为血帅，血行通畅，则言语可清，偏枯可复也，惟本方黄芪用量 120 克，当归尾、赤芍、红花仅用 3~5 克。似乎黄芪用量过重，而活血化瘀药太轻。因此，笔者认为：剂量问题应在辨证指导下，根据气虚血瘀的孰轻孰重决定，不能生搬硬套，所以，本组病例均采用常规剂量，然乎否乎？

中风病人大多形体比较丰腴，古人谓："肥人气虚、痰湿本重。"提示后人对气虚患者的治疗，必须审察兼挟痰湿与否？而后再随证治之。但我们目前在临床上，往往重视一方一药，而忽视辨证，曾遇一患者，胸膺不适、舌苔中心薄腻未加注意，认为重点在于舌强语謇，半身不遂。本方黄芪用至 30 克，虽亦酌加二陈等理气化痰之品，但五剂后，不仅胸闷、苔腻加重，而且时有恶意不思纳谷，后将原方去黄芪加入运脾燥湿之平胃散，而脾胃湿困始退，《本草害利》谓："黄芪极滞胃口，胸胃不宽，肠胃有积滞者勿用。"信不诬也，此外，黄芪补气升阳，对虽有气虚见症，而血压未平者不宜，这在临床上也是屡见不鲜的，近代张锡纯氏在《医学衷中参西录》治内外中风篇中说得好："然王氏书中未言脉象何如，若遇脉之虚而无力者，用其方原可见效；若其脉象实而有力，其中脑中多患充血，复用黄芪之温而升补者，以助其血愈上行，必至凶危立见，此固不可不慎也。"张氏此论，可谓：经验之谈。临床治病，辨证宜细，用药宜精，古方今用，不可拘泥。

（三）气虚血滞、瘀阻脑络证

王某，男，66岁，南京某公司职工。

1个月前，患者先感右侧肢体活动不灵活，继而右侧肢体不遂。经头颅 CT 检查后诊断为"左侧基底节区脑梗死"。住院治疗好转出院。出院一直至今右侧肢体活动仍不灵活，伴患肢酸痛，言语欠清，口角流涎，倦怠乏力，动则汗出，面色萎黄，纳呆食少。舌质暗紫，苔白而腻，脉沉迟。西医诊断：脑梗死（恢复期），中医诊断：中风（中经络）气虚血滞，瘀阻脑络证（恢复期）。证属气虚血滞，瘀阻脑络。治当：益气活血，通经活络。方用补阳还五汤合解语丹复方加减。

炙黄芪20克	西当归15克	京赤芍12克	大川芎10克
炙地龙10克	桃仁泥10克	紫丹参30克	杜红花10克
石菖蒲20克	炙远志9克	明天麻9克	法半夏10克
云茯苓15克	陈橘皮9克		

二诊：服上方10剂后药后，临床症状改善不明显。原方加：炒党参15克、桑寄生12克。

三诊：药后半月，患侧知觉及运动功能渐为改善，疼痛减轻。复诊方中加：川牛膝12克、川续断12克、鸡血藤15克以加强通经活络之功。

四诊：迭进益气活血，通经活络剂治疗，右手已能握筷，右足亦可拄杖慢步，言语渐清。效不更方，将三诊处方配20剂，水泛为丸，每次9克，每天2次。3个月随访得知，病情基本治愈，生活能自理。

【按】《丹溪心法》谓："中风大率主血虚有痰，治痰为先，次养血行血，或属虚，挟火与湿，又须分气虚血虚。半身不遂，大率多痰，在左属死血瘀血，在右属痰有热，并气虚"。《医学中衷参西录》亦云："气血虚者，其经络多瘀滞……以化其瘀滞，则偏枯萎废者，自愈也。"明确指出：气虚血滞，脉络瘀阻，瘀阻脑络之根本，是由于气虚不能运血，气不能行，血不能荣，气血瘀滞，脉络痹阻，而致肢体废不能用。因此，治疗上应用大补元气，化瘀行滞为之法。该患者病已1月，由虚致瘀。所以，方选清代王清任补阳还五汤合《医学心悟》解语丹复方加减。其中，黄芪大补脾胃之元气，使气旺则血行；配以当归养血活血，有祛瘀而不伤正之用；川芎、赤芍、桃仁、紫丹参、红花活血化瘀，通络止痛；地龙活血通络；患者苔白腻，纳呆食少为脾虚有痰，胃虚有滞，故加菖蒲、远志、天麻、半夏、茯苓、陈橘皮醒脾化痰，增智开窍，消食和胃，其中，石菖蒲辛苦而温，芳香而散，为芳香开窍之品，虽不及麝香、冰片之类极速走窜，但其辛香流散，气薄芬芳，辟秽恶而利清阳，化湿浊而开心窍，且其清香馨远，入心脑透，是归经入心、脑的开窍醒神之品。《重庆堂随笔》谓："石菖蒲舒心气，畅心神，怡心情，益心志，妙药也。"二诊时，效不著，考虑补气药力量不足，故加党参15克、桑寄生12克以增加补气之力和补肾壮筋之品。中风后在6个月内属恢复期，恢复期治疗非常重要，须抓紧时机，积极治疗，还需患者有较好的依从性，能配合治疗，方能提高疗效。

补阳还五汤为临床治疗多种中风、偏枯属气虚血瘀证之良方，随症加减，其效更著。加减：语言不利者，加菖蒲、远志；口眼歪斜明显者，加白附子、全蝎、僵蚕以祛风通络；肢体疼痛者，加丹参、乳香、没药；上肢偏废为主者，加桑枝、桂枝、姜黄等祛风通络；下肢软瘫无力明显者，加桑寄生、鹿筋等补肾壮骨之品；小便失禁者，加桑螵蛸、山萸带头肉、上肉桂、益智仁、五味子等补肾收涩之品。

五、失　眠

（一）肝郁化火证

于细宝，男，32岁，南京某公司职工。

患者因"神经衰弱"已十余年，刻症入睡困难，有时彻夜不眠，性情急躁易怒，形惫疲劳，嗳噫呃逆，不思饮食，口渴喜饮，目赤口苦，小便黄赤，大便秘结，舌红苔黄，脉弦。证属肝郁化火。治当：疏肝泻热，佐以安神。方用龙胆泻肝汤加味。

龙胆草5克	炒黄芩5克	炒山栀9克	福泽泻9克
车前子9克(包)	西当归10克	大生地15克	云茯神12克
煅龙骨15克	炒柴胡6克	生甘草3克	

二诊：服药后一周，夜寐能睡五六小时，形惫疲劳好转，嗳噫呃逆频发，胃纳尚可，大便自调，脉濡滑，舌苔薄腻，肝脾不调，胃失降和，仍以原方出入。

柴胡根6克　　炒党参9克　　煅龙骨15克　　煅牡蛎15克
代赭石15克(先煎) 青陈皮各5克　紫丹参12克　京赤芍9克
桃仁泥9克　　杜红花9克

三诊：药后半月，夜寐能安，嗳噫呃逆亦减，胃纳正常，肝区隐痛，疲劳肢倦，脉濡细，舌红苔薄，当再调和肝脾。

柴胡根6克　　炒明党参9克 煅龙骨15克　　煅牡蛎15克
紫丹参12克　　辰茯苓9克　　青陈皮各5克　京赤芍9克
桃仁泥9克　　杜红花9克

四诊：迭进调和肝脾，临床诸症均退，惟肿大肝脾未消，脉濡滑，舌苔薄，当再肝脾同调以巩固治疗。

柴胡根6克　　京赤芍6克　　紫丹参12克　　杜红花6克
桃仁泥9克　　广木香5克　　川楝子9克　　小青皮6克
炒白术9克　　黄郁金12克　陈橘皮5克

【按】"失眠"亦称"不寐"或"目不瞑"。是指经常不能获得正常睡眠为特征的一种病证。早在《素问·逆调论》篇中就有："胃不和则卧不安"的记载；在《金匮要略·血痹虚痨病》中亦有："虚劳虚烦不得眠"的论述。可见，形成失眠的原因很多，如思虑劳倦，内伤心脾；阳不交阴，心肾不交；阴虚火旺，肝阳扰动；心胆气虚，心神不安；胃气不和，夜卧不安等，均可影响心神而导致失眠。本案多因恼怒伤肝，肝失条达，气郁化火，上扰心神则失眠。肝气犯胃，则不思饮食。肝郁化火，肝火乘胃（肝木克土），胃热而口渴喜饮。肝火旺则急躁易怒。火热上扰故目赤口苦。小便黄赤,大便秘结,舌红苔黄,脉弦均为热象。故以龙胆泻肝汤疏肝泻热,佐以安神为治则。方中龙胆草、炒黄芩、炒山栀清肝泻火;福泽泻、车前子(包)清理肝经湿热;西当归、大生地养血和肝;云茯神、煅龙骨镇心安神;炒柴胡、黄郁金疏畅肝胆之气;生甘草和中。在此方基础上随证加减,终使临床诸证得以缓解。

(二)心脾两虚证

张某,男,38岁,南京某公司职工。

患者头昏耳鸣失眠近十年,经前医治疗后,虽夜寐能安,但仍多梦纷纭,头目眩昏,两耳蝉鸣,有时腰背酸楚,胃纳尚可,脉象细,舌苔少。证属心脾两虚。治当:养心悦脾。方用归脾汤加减。

潞党参9克	炙黄芪9克	炒苍术5克	辰远志5克
辰茯苓9克	炒枣仁12克	广木香5克	煅龙骨30克(先煎)
磁珠丸12克(包)	龙眼肉5克	炙甘草3克	

二诊:经归脾汤加减治疗10天后,自觉临床症状有改善,惟时有头昏伴胀,阅读后尤甚,耳鸣时作,夜寐多梦纷纭,神倦乏力,大便间日一行,脉弦小数,舌苔薄腻,原方加减续服。

生熟地各9克	淮山药9克	福泽泻9克	茯苓皮12克
山萸肉9克	生山栀9克	炒枣仁12克	五味子3克
辰远志5克	桂圆肉9克	磁珠丸6克(包)	

三诊:又经半月治疗后,两耳蝉鸣虽减未止,夜寐尚可,脉弦小数,舌苔薄腻,肾气通于耳,肾阴不足,(患者

要求带药回家服用）当再滋肾为主。

大熟地 9 克	山萸肉 5 克	淮山药 9 克	茯苓皮 12 克
辰远志 5 克	炒枣仁 12 克	五味子 2.4 克	白蒺藜 12 克
磁珠丸 12 克(包)			

【按】心主血，脾为生血之源，心脾亏虚，血不养心，神不守舍，故多梦纷纭。气血亏虚，不能上奉于脑，清阳不升，则头目眩昏，两耳蝉鸣。气血亏虚，腰府失养，故腰背酸楚。脉象细，舌苔少均为血虚之象，所以，养心悦脾之归脾汤化裁而收效。

（三）心肾阴虚、肝郁气滞证

赵某，男，69 岁，南京百子亭后 60 号。

2 月以来，入夜难眠，或醒后难以再入睡，烦躁易怒，抑郁心烦，记忆力减退，反应迟钝，胃纳欠佳，大便干结，小便自调，舌质淡紫苔薄腻，脉弦滑，血生化检查示：正常，头颅 CT 示：脑萎缩。证属心肾阴虚，肝郁气滞。治当：滋肾养心安神，舒肝活血解郁。方用六味地黄汤合菖蒲郁金汤复方加减。

大熟地 12 克	山萸肉 9 克	女贞子 12 克	旱莲草 15 克
首乌藤 15 克	炒远志 9 克	石菖蒲 20 克	黄郁金 15 克
合欢皮 15 克	莲子芯 2 克	紫丹参 20 克	酸枣仁 15 克
生　军 9 克(后下)	炙甘草 3 克		

二诊：经上方治疗 1 周，夜能正常入眠，但醒后仍难以再入睡，大便已顺畅，胃纳正常，舌淡红苔薄黄微腻，上方去生军（后下），加陈胆星 9 克、桃仁泥 12 克以清化痰热，

改善脑内微循环。

三诊：迭进滋肾养心安神，舒肝活血解郁，睡眠障碍明显改善，心烦易怒亦有减轻，记忆力和反应力尚无明显好转。效不更方，原方续服半月。

注：后因外地生活，汤剂不便，将上方配10剂，共研细末，蜜泛为丸，每次9克，每天2次。半年后电话随访，临床诸症均缓解。

【按】失眠乃指经常不能获得正常睡眠为特征的一种病证。其形成原因很多，包括：思虑劳倦，内伤心脾，阳不交阴，心肾不交，阴虚火旺，肝阳扰动，心胆气虚，胃中不和等均可影响心神而导致失眠。《类证治裁·不寐》谓："思虑伤脾，脾血亏损，经年不寐。"《景岳全书·不寐》则谓："真阴精血之不足，阴阳不交，而神有不安其室耳。"本例患者以失眠就诊，经检查明确诊断为"脑萎缩"。本病临床表现为：记忆力明显减退，反应迟钝，认知能力下降，计算能力减低，最为突出的表现是情绪情感的变化，以烦躁、失眠为主。常进行性加重，是老年性（血管性）痴呆的前期临床表现。根据该患者的症、脉、舌综合分析，辨证当属：心肾阴虚，肝郁气滞证所致。因此，治疗以滋肾养心安神，舒肝活血解郁为法。方中熟地、山萸肉、女贞子、旱莲草滋补肾阴；菖蒲、远志交通心肾；首乌藤、合欢皮、莲子芯、酸枣仁养心安神；黄郁金、紫丹参舒理肝气，活血化瘀，以解肝气郁滞所致之抑郁心烦；生军通腑泄热；炙甘草调和诸药。全方共奏滋肾水，抑心火，而使心神得安。二诊大便下，苔腻减，却痰热未解，故去生军，加胆星、桃仁既避伤阴，又能清热，并能改善大脑功能状态，增强记忆力。

第四章　脾胃疾病

一、胃　病

（一）痰湿阻中证

尹某某，男，55岁，南京某公司职工。

患者4年前，因胃癌行胃切除术后情况尚可，近来，经常胸膺痞闷作胀，食后尤甚，间或嗳气口泛黏沫，大便量少，日行一次或溏或结，肠鸣辘辘，脉濡滑，舌苔厚腻。证属痰湿阻中，肠胃降化失常。治当：运脾和胃，兼化痰湿。方用平胃散加减。

炒苍术5克　　川朴花2.4克　姜半夏9克　　青陈皮各5克

炒枳壳6克　　六和曲12克　广木香2.4克　制香附9克

广藿佩各9克　香橼皮9克　佛　手2.4克　炒谷芽12克

炒麦芽12克

二诊：进运脾和胃，兼化痰滞剂治疗一周，胸膺痞闷作胀减轻，仍时有嗳气，脉濡滑，苔薄白而腻，再守原方出入。

炒苍术9克　　炒白术9克　姜半夏9克　　青陈皮各6克

制香附9克　　广木香2.4克　炒枳壳9克　　沉香曲12克

香橼皮9克　　佛　手2.4克　焦麦芽12克

三诊：半月后，胸痞作胀已退，仍胃纳不充，时有嗳气，大便日行三次，并不溏薄，脉濡滑舌苔薄腻，当再和中理气。

前方去香橼皮，加省头草 9 克、焦谷芽 12 克。

四诊：一月后，食欲已有好转，惟食后胸膺有不适感，经常嗳气，脉濡滑，舌苔薄腻，脾胃不和，升降失职，当再运脾和胃。

炒苍术 6 克　炒白术 6 克　炒枳壳 6 克　六和曲 12 克
制香附 9 克　广木香 6 克　青陈皮各 6 克　代赭石 15 克(先煎)
白蔻衣 5 克　焦谷芽 12 克　焦麦芽 12 克　青荷叶 3 克

注：再经上方调理巩固治疗后，临床诸症缓解，继续上方 7 剂调理。

【按】胃病，又称胃脘痛、胃痛，是以上腹胃脘部近心窝处经常发生疼痛为主证。《灵枢·邪气脏腑病形》篇指出："胃病者，腹膜胀，胃脘当心而痛"。《素问·六元正纪大论》篇说："木郁之发，民病胃脘当心而痛"。临床上引起胃病的常见病因有：寒邪客胃、饮食伤胃、肝气犯胃、脾胃虚弱等几方面。胃为五脏六腑之大源，主受纳腐熟水谷，上述各种原因，皆能引起胃受纳腐熟之功能失常，胃失和降而发生胃病（疼痛）。上述病因，单一出现者有之，合并出现者亦有之。单一出现者，其病理变化与临床证候比较单纯故为易治，而合并出现者，其病理变化与临床证候比较复杂，故为难治。肝与胃木土相克，若忧思恼怒，气郁伤肝，肝气横逆，势必克脾犯胃，致气机阻滞，胃失和降。脾与胃同居腹内，以膜相连，一脏一腑，互为表里关系，共主升降，故胃病多涉及脾，脾病亦可及胃。所以，胃病与肝脾的关系最为密切，且肝脾为藏血统血之脏，而胃为多气多血之脏，胃病初起，多在气分，迁延日久，则深入血分，故病久胃络受伤，则可发生呕血、便血等证。

脾胃为仓廪之官，主受纳和运化水谷，为后天生化之源。本案胃癌切除术后，后天生化泛源，痰湿内生，脾胃被痰湿所困，肠胃降化失常，故见胸膺痞闷作胀，食后尤甚，间或嗳气口泛黏沫，大便量少，日行一次或溏或结，肠鸣辘辘。脉濡滑，舌苔厚腻乃痰湿阻中之佐证。所以，采用"运脾和胃，兼化痰湿"为治则，"平胃散"加减治疗。"平胃散"之苍术燥湿健脾，升阳解郁；厚朴苦能降，辛能通，下气宽胸；术、朴一升一降，并寓有升降开阖之用。其次，术、朴味从辛从苦从燥，因而能消能散。佐以陈皮理气化痰，甘草、生姜、红枣调和脾胃。一旦湿困症状解除，其他诸症，亦可随之减轻或消失。由此可见，辨病固属重要，辨证不容忽视。

（二）肝气犯胃证

　　夏某某，男，40岁，南京某公司职工。

　　患者原有十二指肠球部溃疡，近来发作，胃脘隐痛，大便色黑。据述入院后应用"乌甘散①"后大便色黑已转黄，脘痛虽止，但每因情志因素而痛作，攻撑连胁，胸膺痞闷噫气，肠鸣辘辘有声，胃纳尚可，脉沉滑微弦，苔薄白。证属肝气横逆犯胃，脾胃升降不和。治当：疏肝理气，运脾和胃。方用柴胡疏肝散合沉香散复方加减。

炒柴胡9克　　大白芍9克　　大川芎3克　　青陈皮各5克

姜半夏9克　　制香附9克　　广木香2.4克　　炒枳壳6克

---

　　① 乌甘散：江苏医院自订方：乌贼骨30克，炙甘草15克，广木香9克，上肉桂9克。上味研末和匀，每次3克，每日3次。

黄郁金9克　　贡沉香3克　　香橼皮9克

二诊：进疏肝理气，运脾和胃治疗一周，胸痞噫气已有减轻，仍肠鸣水声辘辘，胃纳尚可，大便自调。脉濡滑，舌苔薄腻，肝胃不和，痰饮内蕴，原法入苓桂术甘汤意。

炒柴胡9克　　大白芍9克　　青陈皮各5克　　炒白术12克

云茯苓12克　　姜半夏9克　　制香附9克　　广木香2.4克

炒枳壳6克　　沉香曲12克　　香橼皮9克

三诊：半月后，临床症状均已缓解，上消化道钡餐透视示：十二指肠原溃疡面已愈合，大便隐血阴性，惟有时胃脘部有恶寒感，食欲不振，二便自调，脉濡，苔薄白，寒湿阻中，脾胃运化不力，当为运脾和胃，温中逐寒。

炒茅术6克　　姜川朴3克　　姜半夏6克　　青陈皮各6克

桂枝尖2.4克　　炮　姜2.4克　　炙甘草3克　　广木香2.4克

香橼皮9克

注：迭进运脾和胃，温中逐寒治疗后，诸症缓解，原方再进5剂巩固其疗效。

【按】肝为刚脏，性喜条达主疏泄而恶抑郁，若忧思恼怒，则气郁而伤肝，肝木失于疏泄，肝气横逆，势必克脾犯胃，致气机阻滞，胃失和降而作痛连胁。气机不利，肝胃气逆，故胸膺痞闷噫气。气滞肠道传导失常，则肠鸣辘辘有声，或大便不畅。情志不和则肝郁更甚，气结复加，故每因情志因素而痛作，本案病在气分而湿浊不甚，故苔多薄白，病在里而属肝主痛，故见脉沉滑而微弦。治宜柴胡疏肝散合沉香散复方加减，以疏肝理气为主。方中柴胡、大白芍、川芎、香附、郁金疏肝解郁；青陈皮、姜半夏、香附、木香、沉香、枳壳、香橼皮理气和中，共奏理气止痛之功。若疼痛

大医精诚万世师表

较甚者，原方可加川楝子、延胡索以加强理气止痛，但延胡索能活血祛瘀，孕妇须慎用。

（三）脾胃虚寒证

林某，男，38岁，南京某公司职工。

患者反复泛吐清水已有两旬，胸膺痞闷，胃痛隐隐，喜温喜按，空腹痛甚，得食则减，食欲不振，神疲乏力，甚则手足不温，大便溏薄，脉虚弱，舌淡苔白。证属寒湿阻中，胃阳不振。治当：温中逐寒。方用黄芪建中汤加减。

炙黄芪12克　大白芍9克(酒炒)　川桂枝6克　炒苍术6克
淡干姜2.4克　姜半夏9克　　陈橘皮5克　大砂仁2.4克(杵)
炒枳壳6克　六和曲12克　　佛　手2.4克　生　姜2片

二诊：进理中汤加减一周，胸膺痞闷较舒，胃纳亦有增加，呕吐酸水痰涎减少，脉舌同前，再守原方出入。

姜川朴6克　　姜川连1.5克　　姜半夏9克　青陈皮各6克
大砂仁2.4克(杵)　广木香6克　　炒枳壳6克　六和曲12克
淡干姜2.4克　　白蔻仁2.4克(杵)　乌贼骨15克　佛　手2.4克

三诊：迭经上方治疗后，胃纳已有增加，呕吐酸水痰涎虽止，但仍时有恶意，脉濡，舌苔薄白带腻，前方仍合病机，再守原方出入，巩固治疗。

姜川朴6克　　姜川连1.5克　　姜半夏9克　青陈皮各6克
大砂仁2.4克(杵)　广木香6克　　炒枳壳6克　六和曲12克
淡干姜2.4克　　白蔻仁2.4克(杵)　乌贼骨15克　佛　手2.4克
代赭石15克(先煎)

注：进上方7剂后出院。

【按】脾胃为仓廪之官，主受纳和运化水谷，若肌饱失常，或劳倦过度，或久病脾胃受伤等，均可引起脾阳不足，中焦虚寒，病属正虚，故胸膺痞闷，胃痛隐隐，空腹痛甚；寒得温而散，气得按而行，所以喜温喜按。脾胃虚寒，受纳运化失常，故食欲不振。胃虚得食，则产热助正以抗邪，所以，得食痛减。脾虚中寒，水不运化而上逆，故反复泛吐清水。脾主四肢而健运四旁，中阳不振，则健运无权，肌肉筋脉皆失其温养，故神疲乏力，甚则手足不温。脾虚生湿下渗肠间，故大便溏薄。脉虚弱，舌淡苔白皆为脾胃虚寒，中气不足之象。临床辨证要点，以胃痛隐隐，喜温喜按为其特点。治疗以黄芪益气补中，小建中汤温脾散寒，缓急止痛，苍术、干姜、半夏、陈皮、砂仁、枳壳、六和曲、佛手燥湿健脾，温胃化饮。一旦中阳得运，则寒邪自散，诸症悉除。

（四）肝胃不和、气滞血瘀证

肖某，男，49 岁，南京某公司职工。

胃脘胀痛半月，加重 3 天，虽经西医治疗，但临床症状仍无改善。刻症：胃痛夜间加重，痛处拒按，且牵及两胁，急躁易怒，嗳气呃逆，时有呕酸，胃纳欠佳，食后胃痛易于发作，舌苔薄，脉弦。经消化内镜检查诊断为"胃溃疡"。证属肝气犯胃，气滞血瘀。治当：疏肝和胃，理气化瘀。方用金铃子散合二陈汤复方加减。

川楝子 12克	大白芍 9克	吴茱萸 3克	炒白术 9克
炒枳壳 9克	制香附 12克	广木香 6克	姜半夏 9克
陈橘皮 9克	乌贼骨 12克	生蒲黄 6克	五灵脂 9克

二诊：药后一周，胃痛减轻，胀势小缓，食后胃痛发作现象尚无改善，仍时有嗳气呃逆，大便干结，小便自调，舌尖红，苔薄腻，脉弦，此乃肝气渐舒，肠腑瘀滞未解。原方加减。原方加：桃仁泥12克、西当归12克、制大黄9克。

三诊：迭进疏肝和胃，理气化瘀治疗后，胃痛除，大便通，其他诸症均已缓解。肝气得舒，腑气通利，为加强脾胃功能，巩固其疗效，予以"香砂六君丸"善后一月。半年随访，胃痛未复发，病情稳定。

【按】该患者平素急躁易怒，气郁而伤肝，肝木失于疏泄，横逆犯胃，致气机阻滞，发生疼痛。《沈氏尊生书·胃痛》曾说："胃痛，邪干胃脘病也……唯肝气相乘为尤甚，以木性暴，且正克也。"然而，其痛处拒按，进食疼痛易于发作，乃血瘀之象，即由于气滞而致血瘀。瘀血日久，其脉、舌均有反映。鉴于本例病程尚短，所以，脉舌尚无改变。治疗中用川楝子、白术、枳壳、香附、木香、姜半夏、陈橘皮、乌贼骨疏肝、理气、健脾、和胃、止酸。生蒲黄、五灵脂活血化瘀。白芍配吴茱萸柔肝缓急止痛之中蕴含泄肝之意。二诊中加：桃仁、当归、制大黄化瘀通腑，大腑得通，诸症悉除，虽属治标，但也是必要之配合。大黄又名"将军"，其性苦寒，擅长泻下攻积，解毒化瘀。《药品化义》云："大黄气味重浊，直降下行，走而不守，有斩关夺门之功，故号为将军。"《本经》云大黄"下瘀血……荡涤肠胃，推陈致新，通利水谷，调中化食，安和五脏。"清代唐容川谓："大黄一味既是气药，又是血药，止血不留瘀，尤为妙药……今人不敢用，惜哉！惜哉！"确系经验之谈。

（五）胃热壅盛、气阴不足证

高某，女，79岁，南京某公司退休职工。

胃脘部灼痛半月，食欲减退，口干喜冷饮，头晕目眩，四肢倦怠，舌红苔黄少津，脉弦滑。证属胃热壅盛，气阴不足。治当：清热泻火，益气养阴。方用白虎加人参汤加减。

生石膏20克　　肥知母12克　　大生地12克　　炒黄芩9克
黄郁金12克　　紫丹参15克　　西洋参12克　　大白芍9克
淮山药15克　　六神曲12克　　陈橘皮6克　　炙甘草3克

二诊：经清热泻火，益气养阴治疗一周后，临床诸症缓解，效不更方，原方续服3剂巩固治疗，2月后电话随访，患者一切正常。

【按】胃为五脏六腑之大源，主受纳腐熟水谷，若寒邪客胃、饮食伤胃、肝气犯胃、脾胃虚弱等均能引起胃受纳腐熟之功能失常，胃失和降，而发生胃脘疼痛。该患者胃脘部灼痛半月，喜冷饮，苔黄，脉弦滑，为胃热壅盛。口干、头晕目眩，四肢倦怠，舌苔少津，为气阴不足。《伤寒论》白虎加人参汤主治里热盛而气阴不足，发热、烦渴、口舌干燥、汗多、脉大无力等症。该患者症状虽然未及白虎加人参汤证所治症状严重，但其病机相同，故应用本方加减。方中生石膏、肥知母、黄芩清热；生地、黄郁金、紫丹参、白芍滋阴、凉血、止痛；西洋参、淮山药益气养阴；六神曲、陈橘皮理气和胃，促进消化；炙甘草调和诸药。全方共奏清热泻火，益气养阴之功。张锡钝先生在白虎加人参以山药代粳米汤中说："实验既久，知以生山药代粳米，则其方愈稳妥，见效亦愈速。盖粳米不过调和胃气，而山药兼能固摄下焦元气，使元气素虚者，不致因服石膏、知母而作滑泻。且山药多含有蛋白之汁，最善滋阴，白虎汤得此，既祛实火，又清虚热，内伤外感，须臾同愈"。本例患者应用，再次得已验证。

（六）肝胃不和、气滞血瘀证

胡某，男，45岁，洪泽县某公司职员。

发作性胃脘痛伴食后胀满3月。平时性格急躁。经胃镜检查后确诊为：慢性浅表性胃炎。西药治疗效果不显，而转来中医治疗。刻症：3月来经常胃脘部胀痛不适，食后胀满明显，嗳气泛酸，纳谷不香，口干乏味，二便自调，舌质稍暗，苔薄白微黄，脉沉细。证属肝胃不和，气滞血瘀。治当：平肝和胃，理气化瘀。方用芍药甘草汤加味。

大白芍12克　炙甘草6克　炒白术9克　姜半夏9克
云茯苓12克　炒枳壳9克　广木香6克　浙贝母9克
紫丹参15克　杜红花6克　蒲公英9克　陈橘皮9克

二诊：五剂后，患者胃脘痛和食后胀满感减轻，仍泛酸、纳差，效不更方，原方加炒麦芽15克、六神曲15克续服。

三诊：选进平肝和胃，理气化瘀治疗，临床诸症均已缓解，为巩固其疗效，改煎剂为丸剂，原方按10倍剂量配伍，研细末，蜜泛为丸，每次6克，每天2次。

【按】《素问·六元正纪大论》篇指出："木郁之发，民病胃脘当心而痛。"肝与胃是木土相乘克的关系，若忧思恼怒，气郁伤肝，肝气横逆，克脾犯胃，则气机阻滞，胃失和降而痛。若肝气久郁，既可出现化火伤阴，亦可导致瘀血内结，使胃痛加重，或缠绵难愈。该患者平素性格急躁，加之被查出"慢性浅表性胃炎"3月，西药治疗效果不显，肝气久郁，气滞血瘀，并有化热之势。邪热犯胃，则胃痛口干。肝胃郁热，逆而上冲，故嗳气泛酸。脾胃运化失职，则纳谷不香，食后胀满；舌质暗，苔微黄为瘀热之象。方中白芍、甘草合用，平肝而止痛；白术、半夏、茯苓、枳壳、木香、浙贝母、陈橘皮健脾、和胃、理气、止痛、止酸；丹参、红花活血化瘀。止痛是治疗中的第一要务，平肝、和胃、理气、化瘀都是为了止痛，痛去则病退。蒲公英乃是清除该患者"瘀热"之要药，蒲公英入肝入胃，为解热凉血之品，入肝清热凉血，入胃解毒利湿，用治胃病之兼有热证者多效。缪仲淳还认为：蒲公英能补肝肾，"极能固齿牙，壮筋骨，生肾水。凡年未八十者，服之须发返黑，齿落更生，年少服之，至老不衰。"由此可见，其清补肝肾之功可知。

二、呃　逆

（一）脾胃虚寒、胃气上逆证

崔某，女，51岁，南京某公司职工。

2月来食后呃逆不止，胃脘胀满，且有畏寒感，胃脘部得温则舒，遇寒则痛，时有反酸，大便溏薄，舌质暗，苔薄白，脉沉细，胃镜检查示：慢性浅表性胃炎伴胆汁反流。证属脾胃虚寒，胃气上逆。治当：健脾温中，和胃降逆。方用理中汤合吴茱萸汤复方加减。

炒党参 15克　　炒白术 12克　　淡干姜 6克　　川桂枝 6克

大白芍 6克　　云茯苓 15克　　炒枳壳 12克　　川黄连 3克

旋覆花 9克　　姜半夏 9克　　淡吴萸 3克　　制香附 12克

大砂仁 6克(后下)　炒麦芽 9克　　炙甘草 3克

二诊：经健脾温中，和胃降逆治疗一周后，诸症好转，已无呃逆反酸，惟仍感胃脘部得温则舒，舌质暗转淡红，苔薄白，上方去桂枝，淡干姜改炮姜 6克续服。

三诊：临床诸症悉除，为巩固其疗效，上方配 10 剂，研细末，水泛为丸，每次 6 克，每天 2 次。半年后随访，病情稳定。

【按】《临证指南医案》谓："然历考呃逆之症，其因不一。有胃中虚冷，阴凝阳滞而为呃逆者，当用仲景橘皮汤、生姜半夏汤；有胃虚，虚阳上逆，病深声哕者，宜用仲景橘皮竹茹汤；有中焦脾胃虚寒，气逆为呃者，宜理中汤加丁香，或温胃饮加丁香；有下焦虚寒，阳气竭而为呃者，正以元阳无力，易为抑遏，不能畅达而然，宜用景岳归气饮，或理阴煎加丁香；有食滞而呃者，宜加减二陈加山楂、乌药之属，或大和中饮加干姜、木香。凡此诸法，不过略述其端，其中有宜有不宜，各宜随症施治，不可以此为不易之法，故先生谓肺气郁痹，及阳虚浊阴上逆，亦能为呃。每以开上焦之痹，及理阳去阴，从中调治为法，可谓补前人之不逮。"本例患者平素畏寒，胃脘部得温则舒，受寒则痛，大便溏薄，胃脘部喜按，乃属脾胃虚寒。呃逆不止，为胃失和降。舌质暗，苔薄白，脉沉细均为脾胃虚寒之征象。治疗宜健脾温中，和胃降逆为主。方中炒党参、炒白术、淡干姜、川桂枝、白芍、云茯温中健脾；姜半夏、旋覆花降逆止呃；炒枳壳、大砂仁、制香附理气和胃；小剂量川黄连降逆和胃，且可反佐半夏、干姜、桂枝辛温之性；炒麦芽助其运化；炙甘草调和诸药。二诊时，诸症好转，但仍感胃脘部得温才舒，故改淡干姜为炮姜，取其温中"守而不走"。可见，只要辨证准确，药方对症，疗效自然明显。

（二）肝气犯胃、痰湿内阻证

侯某，女，34岁，南京某公司职工。

呃逆时作半年，加重1周。刻症：半年来经常自觉有气上冲，频频呃逆，1周前因情志不舒呃逆发作加重，伴胸闷不适，脘胁胀闷，烧心泛酸，口干口苦，心悸气短，时有头晕，四肢疲倦，二便自调，舌苔薄白微腻，脉弦滑。西医诊断：膈肌痉挛。证属肝气犯胃动膈，脾虚痰湿内阻。治当：疏肝理气，和胃降逆，健脾化湿。方用柴胡疏肝散合沉香散复方加减。

炒柴胡9克	制香附12克	黄郁金12克	炒枳壳9克
广木香6克	姜半夏12克	云茯苓12克	贡沉香9克
淡吴萸9克	紫丹参20克	陈橘皮9克	炒白术12克
川楝子12克	煅瓦楞子12克		

二诊：经上方治疗一周后，临床诸症明显缓解，惟仍头晕、心悸、四肢疲倦，夜寐欠安，脉舌同前。肝气已舒，胃气渐和，但气阴不足。故予以：健脾和胃，养血安神。

炒白术12克	云茯神12克	姜半夏9克	西当归12克
紫丹参15克	大白芍12克	炒远志9克	炒枣仁12克

夜交藤 12 克　　黄郁金 12 克　　陈橘皮 9 克　　莲子芯 2 克

注：服上方 1 周后，呃逆、胃胀满、心悸、头晕均除，四肢疲倦，入夜失眠也已好转，嘱原方续服 10 剂，巩固疗效。

【按】呃逆是气逆上冲，喉间呃呃连声，声短而频，令人不能自制为主证。《灵枢·口问篇》说："谷入于胃，胃气上注于肺，今有故寒气与新谷气，俱迁入于胃，新故相乱，真邪相及，气并相逆，复出于胃，故为哕。"《古今医统大全·咳呃门》谓："凡有忍气郁结积怒之人，并不得行其志者，多有咳逆之证。"由此可见，恼怒抑郁，气机不利，则津液失布而滋生痰浊，若肝气逆乘脾胃，导致胃气挟痰上扰，亦能动膈而发生呃逆。呃逆一证有虚有实，有寒有热，本例患者当属虚实夹杂之候。患者自觉有气上逆，引起呃逆频作，胃脘胀痛，是肝气犯胃，胃气上逆，引起膈气不利。心悸气短，头晕，四肢疲倦，是气血亏虚，其根源在脾。脾虚运化失职，则生湿生痰，因而恶心、苔白腻。治当采取标本兼顾，着重治标，方选柴胡疏肝散合沉香散复方加减。其方中柴胡、香附、郁金、枳壳、吴萸疏肝理气，其中柴胡味苦辛平微寒，入心、肝、脾三经，辛行苦泄，性善条达肝气，疏肝解郁，擅长治疗气滞不畅之胸痹胁胀，柴胡可用于治疗肝气郁滞所致之各类病证尤为其长。气滞主要由于情志内郁，或痰湿、食积、瘀血等阻滞，影响气之流通，形成局部或全身的气机不畅或阻滞，凡此类病机而致病者，皆可用柴胡疏泄气机；沉香、木香、半夏和胃降逆；白术、云茯苓、陈橘皮、川楝子、瓦楞子健脾化湿。病程中所见"烧心、泛酸、口干口苦"之症，结合其脉象，仍属脾虚肝旺，而非胃热所致。

三、噎 膈

(一) 肝胃不和证

刘某,女,54岁,淮安三保公社。

吞咽困难半年,近来仅能吃稀粥,本院内科检查确诊为"食道上段癌",长约4.5厘米,扩张口径0.6厘米,有溃疡存在,左锁骨上淋巴结活检为"转移性鳞癌",不宜手术和放疗,转中医科治疗。刻症:咽梗如卡,食物梗阻已有半年,近来时有嗳气,胸骨后隐痛,仅能饮半流汁,不能吃干饭,大便隐血阳性,脉象细弦,舌苔薄腻边有紫气。证属肝胃不和,气血瘀滞,络脉暗伤。治当:和胃降逆,理气安络。方用旋覆代赭汤合沉香散加减。

旋覆花9克　　　代赭石30克　陈橘皮5克　　炙天龙12克
威灵仙12克　　　急性子9克　　乌贼骨15克　白及片15克
参三七粉5克(吞服)贡沉香6克　　半枝莲30克　石打穿30克
另外同时加用:开膈散3克,蜜调口含,每天2次。

10剂后,吞咽困难有所好转,嗳气亦止,脉舌同前,原方去旋覆花、代赭石,加炒白术9克、西当归9克、大白芍9克、蓬莪术9克,二个月后,胸痛已止,能吃面条软饭,食后并无噎膈之感,食道钡餐检查示:食管上段癌长约3厘米,扩张度0.8厘米,溃疡存在与以前比较有好转,原方续服一月,因近春节带药回家治疗,半年后信访,情况良好,能做家务劳动,仍在间断服用上方中药。一年后其子来院谓：近半年来，未服中药，目前只能吃流汁，精神很差，要求拟方回家试服以尽人事。

（二）痰瘀气滞证

王某，男，65岁，江苏江都。

进食梗阻半年，近来梗阻症状加重，伴胸骨后疼痛，只能饮流汁，精神差，在我院检查为：食管中段癌。食道钡透示：食道中段癌长约5厘米，宽0.8厘米，家属拒绝手术和放、化疗，转中医科治疗。刻症；始而咽梗如卡，食欲不振，继之进食梗阻，吞咽困难，近来面少华色，头昏肢倦，仅能喝米汤、麦乳精，不时呕恶泡沫黏痰，胸骨后疼痛，脉濡细，舌苔薄白边有紫气。证属痰瘀气滞搏结，胃气不降，病久正虚。治当：调中降逆，祛瘀化痰。方用四君子汤合代赭石汤复方加减。

炒党参15克　　炒白术9克　　代赭石30克　　姜半夏9克
陈橘皮5克　　桃仁泥12克　　蓬莪术9克　　地鳖虫10克
炙天龙10克　　广木香5克　　大砂仁3克（杵）石打穿30克
半枝莲30克

另：开膈散3克，蜜调口含，每天3次。

二诊：服药后半月，吐出鸡蛋黄大小肉样组织一块，近来呕吐泡沫黏痰已止，胸骨后疼痛减轻，能吃稀饭和面条，食后无噎膈之感，脉濡滑，舌苔薄有紫气，食道钡餐透视示：食管中段癌，经中药治疗后，目前病变范围长约3.5厘米，宽约0.3厘米，此有形之痰瘀外达，无形之气滞初和，前方尚合病机，仍守原方出入。

炒党参 15 克　　代赭石 30 克　　姜半夏 9 克　　陈橘皮 5 克

蓬莪术 9 克　　炒白术 9 克　　炙天龙 9 克　　地鳖虫 19 克

石打穿 30 克　　半枝莲 30 克　　威灵仙 9 克

另：开膈散 3 克，蜜调口含，每天 3 次。

以后几信访得知，仍在间断服以上药方，并能吃软饭，情况良好。患者于一年后，在当地医院手术治疗后 2 周，猝然大出血死亡。

（三）气血两伤证

黄某，男，62 岁，盱眙桂五乡。

半年前因进行性吞咽困难，在本地县医院检查诊断为"食管癌"。当时未同意手术，而予以化疗，近来形体消瘦，肢面轻度浮肿，嗳气呃逆，频频呕吐痰涎，一日之内仅能饮少量流汁，有时饮入即出，食道钡餐透视示：食管中段癌，不规则充盈缺损，管壁僵硬，病变范围 8 厘米左右，左锁骨上淋巴结如鸽蛋大小，质硬，脉细如丝，舌质淡有瘀斑。证属气血两伤，脾胃日败，正虚邪实，攻补两难。治当：益气健脾，针药兼施。方用四君子汤合当归补血汤加减。

炒党参 15 克　　炒白术 20 克　　姜半夏 9 克　　陈橘皮 5 克

大砂仁 3 克(杵)　广木香 6 克　　炙黄芪 15 克　　西当归 9 克

云茯苓 9 克　　半枝莲 30 克　　石打穿 30 克　　红　枣 7 枚

另：开膈散 3 克，蜜调口含，每天 3 次，并请针灸科会诊，配合针灸治疗。

一周后，嗳气呃逆，呕恶痰涎减少，能多次饮流汁，自觉精神好转，续服原方半月后，嗳气呕吐已止，能饮半流汁，肢面浮肿亦退，脉细渐起，舌质淡有瘀斑，原方去木香、砂仁，加蓬莪术9克、紫丹参20克带药回家继续服药治疗。半年后信访，情况尚可，能吃稀饭，有时能吃软饭。同年7月家属来院曰：患者已卧床不起，目前勉强能饮少量流汁，很后悔没有继续服药治疗。

【按】对噎膈（食管癌）治疗，一般是手术为主，其次是放疗。但大部分病人就诊时，由于病位或病情的不同，往往既不宜手术，亦不能放疗，只能中药或化疗，但化疗的毒副反应又往往为多数病员不能承受，因此，由中医治疗的病员，绝大多数是不能手术或放疗的晚期患者。我们通过多年临床观察，中医中药虽不能彻底治愈本病，但能使者减轻痛苦，带癌生存，延长生命。

中医治疗肿瘤，有主张扶正培本者，认为"养正积自消"。有主张祛除病邪者，认为"邪去正自安"。仁者见仁，智者见智。历来存在争论。其实，扶正与祛邪，两者是辨证的统一。上述三例，同属噎膈，治疗选方各异，均达到了理想效果，其关键问题，在于辨证施治。如例三病员，来就诊时，已是生命垂危，奄奄一息，通过中药、针灸治疗，病情获得缓解，并带癌生存了半年多。据临床药理研究发现：半夏、茯苓、半枝莲、石打穿、丹参、莪术等均有不同程度的抗癌或抑癌作用，其中党参、黄芪、白术、当归不仅是益气健脾养血活血，而且能增强机体免疫功能，同样能抑制癌细胞的生长。又如例二患者，服药半月，吐出肉样组织块状物后症状即随之好转，并能进半流、软饭，延长了生命。据此可见，扶正有利于祛邪，祛邪有利于保护正气，两者并无矛盾之处。其次，本病虽由于痰瘀气滞，毒邪积聚，但临床所

大医精诚万世师表

见，有偏重于气滞者；有偏重于血瘀者；也有偏重于痰凝或毒邪积聚者。在临床治疗中，还必须权衡轻重，分清主次，有所侧重。总之，攻、补两法，或以攻为主，或以补为主，或攻补兼施，或补多攻少，或攻多补少，应根据具体病情的虚实变化而随证治之。

四、泄　泻

（一）脾虚湿蕴证

吴某，女，46岁，丹阳河庄乡。

久病泄泻，经多种中西药治疗不愈，院外消化科多次检查，均未发现器质性病变。刻诊：大便溏薄，不挟黏液，日行至少二次，多则四五次。脘腹鸣窜，辘辘有声，矢气频传，腹胀纳少，面黄少华，神疲乏力，背俞恶寒，舌苔白腻而滑，脉沉细。证属脾虚失运，湿蕴肠间。治当：健脾燥湿，温阳化饮。方用苓桂术甘汤加味。

云茯苓 20克	上肉桂 3克	炒白术 9克	炙甘草 5克
太子参 12克	炒枳壳 6克	炒六曲 9克	陈橘皮 5克
炒谷芽 9克	炮　姜 5克		

药后院腹鸣窜、辘辘有声基本消失。原方续服十剂，大便成形，质软，日解1次，饮食增加，精神明显好转，即以香砂六君丸巩固之，半年随访，从未复发。

【按】《素问·脏气法时论》云："脾病者，虚则腹满肠鸣，飧泄食不化。"又云："湿胜则濡泄。"由此可见，泄泻一证，病变主脏在脾，主要病理因素是湿。患者泄泻日久，迭治不愈，脾虚可知。脾主运化水谷与水湿，脾虚则健运失常，湿自内生。脾虚与湿盛二者互为因果，久之则脾阳不振，水湿停留，积而为饮。所以，患者长期大便清薄，脘腹鸣窜，辘辘有声，背俞恶寒，舌苔白腻而滑，脉象沉细诸症，相继出现。《金匮要略》痰饮篇云："水走肠间，沥沥有声，谓之痰饮。"故选苓桂术甘汤健脾燥湿，温阳化饮，并佐以太子参、炒枳壳、炒六曲、炒麦芽、陈橘皮等益气调中。加炮姜辛热回阳，守而不走；炙甘草与炮姜配伍，又能制约炮姜刚烈之性，可谓相得益彰。多年腹泻，服药十五剂，即脾阳振，而饮邪去，泄泻见愈。

（二）脾肾虚衰证

贺某，男，61岁，盱眙某公司退休职工。

因饮食不慎而反复泄泻半年，伴腹部隐痛，腹胀不适，大便稀溏，日2至3次，粪多泡沫，或完谷不化。近半月来，少腹怕冷，畏冷喜热，而且晨起必泻，睡眠尚可，食欲欠佳，面色萎黄，倦怠乏力，精神尚可。舌质淡，苔薄白，脉沉缓无力。西医肠镜检查示：慢性肠炎。证属脾肾虚衰，运化失职。治当：健脾和胃，温补命门。方用参苓白术散加减。

炒党参 10克	炒白术 20克	炙黄芪 15克	云茯苓 15克
粉葛根 12克	淮山药 15克	炒扁豆 12克	炒薏仁 15克
陈橘皮 9克	大砂仁 6克	补骨脂 15克	五味子 6克
大白芍 9克	炮 姜 6克		

二诊：药后一周，大便日行2次，少腹怕冷，畏冷喜热改善，腹胀亦减，无下坠感，效不更方，继服7剂。

三诊：送进健脾和胃，温补命门，临床诸症均减，腹痛已止，大便正常。舌淡红，苔薄白，脉沉细。原方隔日1剂，以巩固疗效。

【按】《时病论·食泻》曰："食泻者，即胃泻也。缘于脾为湿困，不能健运，阳明胃府，失其消化，是以食积太仓，遂成便泻。"《医学心悟·泄泻》则谓："书云，湿多成五泻，泻之属湿也，明矣。然有湿热，有湿寒，有食积，有脾虚，有肾虚，皆能致泻，宜分而治之。"泄泻之本，无不由于脾胃。但肾为胃之关，开窍二阴，二阴之开闭，皆肾脏之主。患者泄泻日久，脾气虚弱，运化失职，故见便溏日2~3次，粪多泡沫，时而腹胀下坠，腹内不适。脾病日久及肾，故见晨起必泻，少腹怕冷，畏冷喜热。舌质淡，苔薄白，脉沉缓无力乃脾肾虚衰之佐证。故选用参苓白术散补气健脾，和胃渗湿。方中：党参、黄芪、茯苓、白术、山药、薏仁、白芍健脾益气，淡渗利湿，缓急止痛；砂仁、陈皮、炮姜调气行滞，温中止痛；葛根升举中气，载药上行，使气得升降。四神丸去吴萸之辛热，其温肾固本、健脾止泻之功不减。通过脾肾同补，久病得以告愈。

（三）脾运不健、湿滞中焦证

赵某，女，60岁，南京某学校教师。

患者有"慢性腹泻"病史半年，曾经肠镜检查确诊为"慢性肠炎"。常由饮食生冷而诱发，近1周来腹胀腹泻，大便水样，有黏液，日行4~5次，无下坠感，纳差欲吐，精神欠佳，面色稍黄，舌质淡，苔薄白，脉弦滑。证属脾运不健，湿滞中焦。治当：健脾化湿，佐以和胃。方用参苓白术散加减。

炒党参15克　云茯苓12克　炒白术15克　白扁豆10克
淮山药15克　姜半夏10克　广藿香10克　陈橘皮9克
大白芍12克　炒薏仁15克　补骨脂12克　煨木香9克
大砂仁6克　石榴皮9克　炙甘草3克

二诊：经上方治疗1周，临床诸症明显好转，腹胀减，大便日行1~2次，且已成形，饮食较前增加，效不更方，原方续服。

三诊：迭进健脾化湿，佐以和胃治疗，诸症全退，面色转红，精神渐复，饮食增多，大便正常，为巩固其疗效，改用参苓白术丸每次6克，每天2次，半年后随访，一切正常。

【按】脾主运化，胃主受纳，若长期饮食失调，或劳倦内伤，或久病缠绵，均可引起脾胃虚弱，不能受纳水谷和运化精微，水谷停滞，清浊不分，浑杂而下，遂成泄泻。《古今医鉴·泄泻》指出："夫泄泻者，注下之症也，盖大肠为传送之官，脾胃为水谷之海，或为饮食生冷之所伤，或为暑湿风寒之所感，脾胃停滞，以致阑门清浊不分，发注于下，而泄泻也。"泄泻有外感内伤之别，其治疗，《景岳全书·泄泻》谓："泄泻之病，多见小水不利，水谷分则泻自止，故曰：治泻不利小水，非其治也。"该患者有腹泻病史半年，可知其脾气本虚，从其精神不振、面色萎黄来看，足资证明。正因为脾不健运，运化失常，故腹胀腹泻，大便水样，日行4~5次。湿

大医精诚万世师表

滞中焦气机不畅，升降失常，则纳差，食少，恶心欲吐。联系舌质淡、苔薄白均为脾虚湿滞之象。至于脉象弦滑而数，与症不相符，故舍脉从症。参苓白术散为健脾化湿的名方，用于脾虚泄泻，最为恰当，但患者伴有纳呆欲吐，乃脾病及胃，浊气上逆，故方中配合藿香、半夏、木香之属，芳香化浊、和胃降逆，同时增加补骨脂、石榴皮温补脾阳，收涩止泻，可见辨证准确，治疗得当，自能药到病除。

（四）脾肾阳虚、寒湿内蕴证

赵某，男，40岁，盱眙县某公司职工。

反复泄泻1年，每天3~5次不等，时溏时泻，少腹隐痛，平时腹部有冷感，喜温喜按，头晕心慌，腰膝酸软，肢倦不温，面色萎黄，语言低微，舌淡苔白腻，脉沉细。多家三级医院检查后诊为：慢性肠炎，迭进西药治疗无效。证属脾肾阳虚，寒湿内蕴。治当：温补脾肾，祛寒固涩。方用四神丸合四君子汤复方加减。

补骨脂12克	淡吴萸9克	五味子6克	熟附片6克
上肉桂6克	炮　姜6克	云茯苓12克	炒党参15克
炒苍术9克	炒白术9克	炒枳壳12克	煨木香9克
大白芍9克	炙甘草6克	六神曲12克	

二诊：经1周治疗后，临床诸症均明显缓解，效不更方，原方续服。

三诊：迭进温补脾肾，祛寒固涩治疗，临床诸症已除，遂将原方配10剂，研细末，蜜泛为丸，每次6克，每天2次。半年后随访，病情稳定。

【按】泄泻是指排便次数增多，粪便稀薄，甚至泻出如水样而言。《灵枢·师传》篇说："胃中寒，则腹胀，肠中寒，则肠鸣飧泄，胃中寒，肠中热，则胀而且泄。"《素问·阴阳应象大论》篇指出："清气在下，则生飧泄……湿胜则濡泄。"《素问·举痛论》指出："塞邪客于小肠，小肠不得成聚，故后泄腹痛矣。"该患者反复泄泻 1 年，病久脾虚，伤及肾阳，肾阳不足，则不能温煦脾胃，脾肾阳虚，肾之蒸化与脾之健运皆失其职，故大便次数增多，时溏时泻，少腹隐痛。腰为肾之府，肾阳不足，阴寒内盛，则平时腹部有冷感，喜温喜按，腰膝酸软，倦怠不温。脾虚气血生化乏源，不能上奉和濡养，则头晕心慌，面色萎黄，语言低微。舌淡苔白腻，脉沉细均为脾肾阳虚，寒湿内蕴之象。治疗以四神丸温补脾肾，涩肠止泻。桂附理中汤之附子、肉桂、炮姜三者并用振奋脾阳；四君子汤健脾益气，并加苍术、木香、枳壳、神曲燥湿健脾，行气止痛；配以苦酸微寒之白芍，养血柔肝，缓中止痛，敛肝之气，为血中阴药，善于静而敛阴，酸收性合，守而不走，共奏温中祛寒，恢复脾肾之正常功能。

五、腹　痛

（一）下焦虚寒证

王某，男，42 岁，盱眙某公司职工。

小腹隐痛 3 月，遇寒痛甚，得温则舒，小腹喜温喜按喜揉，胃纳正常，二便自调，舌淡暗苔薄白，脉沉，曾作：肠镜、腹部B超等检查均正常。证属下焦虚寒。治当：温阳健脾，理气止痛。方用小建中汤加减。

川桂枝 9克　　大白芍 9克　　小茴香 12克　　延胡索 12克

炮　姜 9克　　炒白术 20克　　制香附 9克　　西当归 12克

补骨脂 12克　　制没药 6克　　艾　叶 9克

二诊：药后一周，腹痛止，效不更方，原方续服 1 周，以巩固其疗效。

【按】腹痛之病，病慢繁杂，有缓有急，有虚有实，有气滞、食积、血瘀等。一般而言，腹痛主因有四：一曰寒则痛，中焦虚寒，寒则涩而不流，致使经络血脉气血凝滞，不通则痛；二曰虚则痛，气血不足，腹中脏腑络脉失养，致使不荣则痛；三曰郁则痛，肝郁气滞，木克脾土，脾胃升降失常，腹部胀痛，气机阻塞，不通则痛；四曰不通则痛，腹中食积，热积、血瘀等，使胃、大小肠通降失常，形成不通则痛。《临证指南医案》邵新甫曰："腹处乎中，痛因非一，须知其无形及有形之为患，而主治之机宜，已先得其要矣。所谓无形为患者，如寒凝火郁，气阻营虚，及夏、秋、暑湿、痧秽之类是也；所谓有形为患者，如蓄血、食滞、癥瘕、蛔、蛲、内疝，及平素偏好成积之类是也。审其痛势之高下，辨其色脉之衰旺，细究其因确从何起。大都在脏者以肝、脾、肾为主，在腑者以肠胃为先。夫脏有贼克之情，非比腑病而以通为用也……。"本例患者小腹隐痛 3 月，遇寒痛甚，得温则舒，小腹喜温喜按喜揉，乃属下焦虚寒，舌淡暗，苔薄白，脉沉也为下焦虚寒之佐证，舌暗提示兼有血瘀之象。治当：温阳健脾，理气止痛，佐以活血化瘀。方选小

岐黄之术自有传承

建中汤加减，方中小茴香、炮姜、艾叶、川桂枝温阳散寒；当归、延胡索、制没药活血化瘀，延胡索又兼有止痛之功，与大白芍伍用止痛效果更佳；白术、制香附、补骨脂健脾温中，理气止痛。诸药合用，共奏温阳、化瘀、止痛之功。辨证准确，疗效自然显著。

（二）湿热瘀滞证

李某，男，28岁，南京某公司职工。

右下腹疼痛1天伴发热（体温38.5度）汗出，局部拒按，右足喜屈而畏伸，胃纳欠佳，舌质暗，苔黄腻，脉滑数。经血常规、腹部B超等检查确诊为：急性阑尾炎，建议手术治疗，患者拒绝而转投中医治疗。证属湿热瘀滞证。治当：清热利湿，活血散瘀，消肿止痛。方用大黄牡丹皮汤加减。

生大黄12克　京赤芍12克　粉丹皮12克　蒲公英20克
桃仁泥12克　生薏仁20克　冬瓜仁15克　红　藤15克
败酱草12克　金银花12克　延胡索12克
芒　硝9克(药汁冲服)

二诊：进上方3剂后，热退痛减，效不更方，原方再进3剂。

三诊：经清热利湿，活血散瘀，消肿止痛剂6天，临床诸症均退，原方去芒硝，续服3剂巩固疗效，1年后随访未复发。

【按】腹痛是指胃脘以下，耻骨毛际以上的部位发生疼痛的症状而言。牵涉范围较广，如痢疾、霍乱、积聚、肠痛、疝气、蛔虫，以及妇科疾患均可发生腹痛。其各有特点，痢疾之腹痛是里急后重，下痢红白黏液同时出现；而霍乱腹痛常与上吐下泻交作；积聚之腹痛则与腹中包块并见；肠痈之腹痛集中于右少腹部，拒按明显，转侧不便，右足喜屈而畏伸；疝气之腹痛是少腹痛引睾丸；蛔虫之腹痛多伴有嘈杂吐涎，发作有时，或鼻痒，睡中龄齿等一系列蛔虫病特征；妇科之腹痛，多见到胎、产、经、带的异常。本例腹痛当属肠痈腹痛。《金匮要略·疮痈肠痈浸淫病脉证病治》篇曰："肠痈者，少腹肿痞，按之即痛如淋，小便自调，时时发热，自汗出，复恶寒。其脉迟紧者，脓未成，可下之，当有血。脉洪数者，脓已成，不可下也。大黄牡丹汤主之。"该条文指出肠痈属湿热瘀滞证者，当用大黄牡丹汤治疗。方中金银花、红藤、败酱草、蒲公英清热解毒，其中红藤、败酱草又善治肠痈；生大黄、芒硝通腑泄热；桃仁泥、京赤芍、粉丹皮、延胡索活血散瘀，理气止痛；生薏仁、冬瓜仁消肿排脓。辨证准确，用药精准，收效自然明显。

岐黄之术自有传承

第五章　肝胆疾病

一、胁　痛

（一）肝气郁滞证

俞某某，女，34岁，盱眙某公司职工。

患者因"右上腹疼痛，放射至腰背部"入院，既往有肝病及慢性胆囊炎史。体查：五官（-），巩膜轻度黄染，心肺（-），肝上界6肋，右肋下1.5厘米，质软，肝区叩痛、触痛（+），为配合中药治疗，特请中医科会诊。刻症：先有肝病，近来发现胆囊炎，右肋作痛，涉及上腹和背部，走窜不定，每因情志而增减，曾经寒热，月经来潮色紫黑，两目发黄，胃呆溲黄，脉细弦，舌苔白腻。证属肝气郁滞，脾运不健。治当：疏肝利胆，健脾化湿。方用柴胡疏肝散合茵陈蒿汤加减。

醋炒柴胡2.4克　大白芍9克　西茵陈15克　黄郁金9克
紫丹参9克　炒枳壳6克　车前子12克（包）制香附9克
大川芎9克　炒苍术6克　青陈皮各5克　云茯苓9克
炙甘草3克

二诊：一周后，月经将净，两目黄色已淡，右肋痛略轻，小溲浑黄，大便偏干，2日一行，腹胀胃呆作恶，昨呕吐酸苦水，脉细弦小数，舌苔前半已化，肝胆积湿郁热未清，守原法更进一步。

醋炒柴胡 2.4克	炒苍术 6克	黄郁金 9克	西茵陈 15克
云茯苓 9克	青陈皮 各5克	桃仁泥 9克	姜山栀 6克
川楝子 9克	金钱草 15克	姜半夏 9克	京赤芍 6克

三诊：半月后，大便燥结已爽，右胁下仍胀痛，上达背俞，小溲浑黄，食欲不振，脉细弦，舌苔淡薄，当再疏肝利胆，渗利湿热。

柴胡根 6克	赤白芍 各6克	川楝子 9克	延胡索 5克
广木香 3克	制香附 9克	黄郁金 9克	炒枳壳 6克
福泽泻 9克	玉米须 12克

四诊：迭进疏肝利胆，渗利湿热，右胁下仍胀痛已解，小溲淡黄，胃纳正常，脉细弦，舌苔淡薄，转为疏肝理气，健脾利湿，以固定方剂持续服之巩固，同时应注意休息和控制油腻食物。

柴胡根 5克	赤白芍 各5克	川楝子 9克	延胡索 6克
炒白术 9克	炒枳壳 9克	黑山栀 9克	云茯苓 9克
生薏仁 15克	制香附 9克	黄郁金 10克	广木香 3克
逍遥丸 12克(包)

注：为巩固其疗效，间日服一剂。

【按】《金匮翼·胁痛统论·肝郁胁痛》说："肝郁胁痛者，悲哀恼怒，郁伤肝气。"肝之经脉布于两胁，胆附于肝，其脉亦循于胁，故胁痛之病，主要责于肝胆。《景岳全书·胁痛》篇说："胁痛之病本属肝胆二经，以二经之脉皆循胁肋故也。"肝气失于条达，阻于胁络，故右胁作痛。气属无形，时聚时散，聚散无常，故疼痛涉及上腹和背部，走窜不定。情志变化与气之郁滞关系密切，所以，胁痛每因情志而增减。肝经气机不畅，影响脾胃运化功能，则可见胃呆、溲黄，甚则两目发黄。脉细弦，舌苔白腻均属肝郁之象。治当先疏肝利胆，和荣化湿，柴胡疏肝散合茵陈蒿汤加减，方中醋炒柴胡疏肝；配香附、枳壳、陈皮、以理气；紫丹参、川芎活血；大白芍、炙甘草缓急止痛；青皮、郁金以增强理气止痛作用；炒苍术、茵陈、车前子（包）、云茯苓燥湿健脾，利湿退黄。在整过治疗中，均在此方基础上随症加减，可见，只要辨证正确，方证相符，自能得心应手。

（二）肝气郁结、湿热内蕴证

刘某，男，38岁，盱眙县水泥厂职工。

反复右胁下疼痛半年，加重3天。患者1年前曾患慢性乙型肝炎，经专科医院住院治疗后，肝功能正常而出院。出院后总感觉右上腹隐痛，有时胀痛，屡查肝功能正常，二对半呈"小三阳"。近3天因工作不顺，右上腹隐痛明显加重，刻症：右胁胀痛，时轻时重，四肢疲倦，胃纳欠佳，口淡无味，口干口苦，头昏眼花，小溲发黄，大便溏稀，日2～3次，舌红苔黄腻，脉弦滑。证属肝气郁结，湿热内蕴。治当：疏肝理气，清热利湿。方用柴胡疏肝散合茵陈蒿汤加减。

炒柴胡9克　炒白术15克　黄郁金12克　大白芍12克
制香附9克　川楝子12克　炒山栀12克　西茵陈20克
炒枳壳9克　云茯苓15克　陈橘皮9克

二诊：经疏肝理气，清热利湿治疗十天后，右胁胀痛，

头昏眼花明显改善，仍四肢疲倦，口淡无味，口干口苦，小溲发黄，大便溏稀，舌红苔薄腻微黄，脉弦滑，原方加紫丹参20克、香橼皮9克续服。

三诊：迭进上方治疗后，胁胀痛已止，四肢倦怠明显缓解，口淡无味，口干口苦亦已改善，饮食增加，尿黄、便溏也见好转，说明：肝气已舒，脾气得运。原方续服半月，以巩固其疗效，半年随访，病情一直稳定。

【按】"胁痛"是以一侧或两胁胁疼痛为主要表现的病症，也是临床上比较多见的一种自觉症状。《灵枢·五邪》篇曰："邪在肝，则两胁中痛"。《素问·缪刺论》篇则谓："邪客于足少阳之络，令人胁痛不得息。"肝居于胁下，其经脉布于两胁，故胁痛之病，主要责于肝胆。又肝主疏泄，性喜条达，所以，情志失调，肝气郁结；或气郁日久，气滞血瘀，瘀血停积；或精血亏损，肝阴不足，络脉失养；或脾失健运，湿热内郁，疏泄不利等，均可以导致胁痛。该患者原患肝病，又因工作不顺而发胁痛，当属肝气郁结，湿热内蕴，二者相兼之证。肝气郁结，气滞血郁，阻于肝络，"不通则痛"，故见右胁胀痛，时轻时重。肝气横逆，易犯脾胃，脾失健运，则四肢疲倦，胃纳欠佳，口淡无味，大便溏稀。湿热下注，则小溲发黄。肝病及胆，胆热上蒸，故口干口苦，头昏眼花。舌红苔黄腻，脉弦滑均为肝气郁结，湿热内蕴之佐证。治予柴胡疏肝散合茵陈蒿汤加减。方中柴胡、川楝子疏肝理气，配白芍、白术、陈皮药性和缓之品。气滞必致瘀，故方中用郁金、香附、枳壳，湿热内蕴，妨碍肝气条达，故初诊即用茵陈、山栀、茯苓清热利湿，使疏肝药能更好发挥作用，二诊时又加紫丹参、香橼皮以行气兼能活血。

岐黄之术自有传承

（三）肝气郁结、气滞血瘀证

张某，男，45岁，盱眙县维桥乡二组村民。

右胁下疼痛反复发作3年，加重1周。情绪波动、急躁常诱发加重。刻症：右胁下胀痛，按之不舒，疼痛似刺，痛有定处，伴胸闷太息，时有嗳气欲吐，胃纳欠佳，舌质红，苔薄，脉沉滑。查肝功能正常，上腹部B超示：胆囊壁粗糙。西医诊断：慢性胆囊炎。证属肝气郁结，气滞血瘀。治当：疏肝理气，活血化瘀。方用血府逐瘀汤加减。

西当归9克	大川芎9克	炒柴胡9克	黄郁金12克
京赤芍9克	桃仁泥12克	杜红花6克	川楝子9克
延胡索9克	制香附12克	云茯苓9克	炒枳壳9克
广木香6克	陈橘皮9克		

二诊：药后一周，右胁下胀痛有所缓解，自觉晨起口苦，舌质仍红，苔薄黄，原方去香附、木香，加大生地12克、炒黄芩12克、紫丹参15克。

三诊：迭进疏肝理气，活血化瘀治疗后，临床诸证明显改善，原方加减巩固治疗。

西当归9克	炒柴胡9克	黄郁金12克	大川芎9克
京赤芍9克	桃仁泥12克	杜红花6克	川楝子9克
延胡索9克	制香附12克	云茯苓9克	炒枳壳9克
炒黄芩9克	紫丹参15克	陈橘皮9克	

注：上方服用1周，病情稳定，将原方配10剂，研细末，水泛为丸，每次6克，每天2次，半年后随访，一直未再发作。

【按】《灵枢·经脉》篇则曰："胆足少阳之脉，是动则病口苦，善太息，心胁痛，不能转侧。"患者右胁下疼痛反复发作 3 年，情绪波动或急躁发怒时加重。显系肝气郁滞之象。但久痛必有瘀，乃必然趋势，方中用当归、川芎、赤芍、桃仁、红花活血化瘀；川楝子、郁金、延胡索、香附、枳壳、木香、陈皮疏肝理气。在二诊和三诊时均在原方中加用紫丹参、炒黄芩以加强活血化瘀和清泄肝热之功，古有："一味丹参，功同四物"之说。《本草便读》曾曰：丹参"功同四物，能祛瘀以生新，色合南离，善疗风而散结。性平和而走血，须知两达乎心肝；味甘苦以调经，不过专于营分。"临证体会：丹参补血力稍逊，而偏于活血止痛。由此可见，治疗疾病，选方遣药，必须随证而变。

（四）疏肝不应，当以补脾扶正

杨某，男，42 岁，盱眙某公司职工。1992 年 2 月 10 日初诊。

自诉：HBV 持续感染 2 年，肝功能屡查异常。证见：腹胀胁痛，食后尤甚，厌油纳呆，口淡泛味，性情郁闷，肢倦乏力，大便溏薄，小溲时黄，肝肋下 2 厘米，质 2°，脾肋下 1.5 厘米，质 2°，舌边紫苔薄白，脉细弦。前医用清热解毒，疏肝解郁，活血化瘀等法屡治鲜效。查：患者纳呆厌油，食后胀痛，肢倦乏力，大便溏薄及所见舌脉，乃一派脾虚下陷之象。证属肝病传脾，脾升失职而致肝郁不达。治宜益气健脾，和肝解郁。方用四君子汤加减。

炒党参 15 克　炙黄芪 10 克　炒白术 30 克　云茯苓 10 克
西茵陈 15 克　黄郁金 15 克　紫丹参 15 克　炒柴胡 6 克

山豆根 10 克

注：上方治疗半月，患者食欲增加，胀痛减轻，大便成形，肿大肝脾也有回缩。原方去茵陈，加白扁豆、仙灵脾各 12 克，续服 2 个月，经血肝功能检查正常，HbeAg 由阳性转为阴性，HbsAg 滴度也较前下降。

【按】 肝炎一证，其病位在肝，常以肝气郁结为主要病机，肝气不舒，本应疏泄，但慢性乙肝恒有疏之不应者。盖病虽为湿热（邪毒）稽留，但郁久不化，以致肝木克土，脾失健运，生化乏源，则肝病更难治愈。于是，我们根据《金匮要略》"见肝之病，知肝传脾，当先实脾"理论，对脾虚肝郁型乙肝，在疏肝不应时，转向"补脾扶正"，从脾施治，着重调整脾胃升降之机。四君子汤（其煎剂）能提高人体的 E-玫瑰花结形成率和淋巴细胞转化率，提高机体免疫功能；黄芪有调节、提高免疫功能的双向作用；丹参、柴胡、郁金和肝活血，行气解郁；茵陈、山豆根清利湿浊，以通为补。全方补中寓通，使木得土培，土得木疏，脾阳得以斡旋上下，生化气血；肝阳得以疏泄气血，温养筋脉。一俟正气来复，后天生化有源，湿邪即可自行清除，临床证亦随之缓解。

（五）厥阴不治，宜取之阳明

魏某某，男，45 岁，盱眙某公司职工。有慢性肝炎病史 2 年，久治未愈而来我院门诊。证见：胁肋隐痛，神疲乏力，嘈杂善饥而食入难消，有时嗳气呃逆，口干咽燥，大便干结，舌红少苔，脉细弦。证属：胃阴不足，肝体失荣。治本之法唯有充养阳明，方能柔肝降逆。方用沙参麦冬汤加减。

南沙参 20 克　　大麦冬 10 克　　大白芍 10 克　　炙乌梅 10 克

五味子 10 克　　黄郁金 10 克　　川石斛 30 克　　炒麦芽 10 克

佛　手 10 克

注：进上方 10 剂后，脾胃生机渐复，阴液渐充，肝体得养，症状改善，守原方 1 月，诸症悉除，肝功能复查亦正常。

【按】乙肝邪毒（病毒）浸淫，窍居中焦，久恋不解，郁久化火，胃阴受灼，阴液匮乏，导致阴虚胃燥，升降失和，肝木肆横。若用苦寒，尤易伤胃，胃纳不振，药效不能发挥。因此，非胃气之下降，无以制肝逆；非胃阴之充养，无以抑肝强。故《内经》有："厥阴不治，取之阳明"之明训。这充分说明肝病治胃的重要性。因此，对胃阴亏虚，脾胃无以行其津液，而化源不足，肝失所养，肝木肆横之肝胃阴虚之乙肝，采取清养胃阴法治疗，不仅符合辨证，而且与现代药理相符。方中乌梅、白芍、五味子、沙参、麦冬、石斛等药，既富含各种有机酸，又能促进胃腺分泌。与祖国医学酸甘化阴，生津滋液之学说相一致。佐以佛手、郁金疏肝理气，和胃降逆。麦芽入胃主降，以达到降阳明制木横，益胃阴抑肝强，使肝胃和调，升降有序，上滋木荣，则肝病向愈。

（六）肝病及肾，治当补益其母

张某，男，41 岁，盱眙某工厂职工。5 年前诊断为"慢性乙肝"，经中西药治疗后临床症状改善，肝功能正常，但

HBsAg 一直阳性。面色晦暗，精神萎顿，腰膝酸软，肝区时痛，脉细弱，舌淡苔薄腻。此乃前医治疗只图清利，过用寒凉，耗伤肝肾阳气，致伏邪久恋不解，正气不能胜邪。证属肝郁及肾，肝肾阳虚。治当益肾复阳，兼清湿热。

大熟地 15 克　炒白术 20 克　仙灵脾 10 克　菟丝子 10 克
肉苁蓉 15 克　枸杞子 15 克　巴戟天 15 克　桑寄生 15 克
五味子 12 克　紫丹参 12 克　黄郁金 12 克

注：上方连服 2 个月，不仅症状缓解，而且 2 次二对半复查示 HBeAg 由阳转阴，HBsAg 滴度下降，HBv-DNA 阴性。

【按】肝肾同居下焦，乃子母之脏，故有精血互化乙癸同源"之说。临床研究认为，慢性乙肝发病机制与机体细胞免疫功能低下，体液免疫功能紊乱有关，西医的免疫功能低下与中医的"正气不足"；中医的"湿邪留恋"与西医的病毒持续存在有许多类同之处。慢性乙肝除有湿热未尽表现外，常伴有肾精亏损，肾气不足之候。乙肝病毒留恋体内，正邪长期相持，肾精日渐暗耗，正气随之日益衰减，若误治攻伐太过，则正气更加匮乏。因此，对肝病及肾之肝肾阳虚者治当益"母"。方用熟地、白术、仙灵脾、肉苁蓉、巴戟天、菟丝子、桑寄生、枸杞子、五味子益肾精，补肾气；佐以丹参、郁金和肝活血。凡有肾虚见症的乙肝患者，采用益肾方药治疗，使肾气、肾精得以充盈，肝木得以疏泄滋养，对改善症状，促进肝功能恢复，调整机体免疫状态，驱除乙肝病毒，确有一定疗效。

二、黄　疸

（一）湿热内蕴证

李某，男，48岁，盱眙某公司职工。

患者因黄疸入院，经检查后诊为：急性黄疸型肝炎。目前食欲不振，肝区不适，请中医科协助治疗。刻症：经入院治疗后目珠发黄已渐退，惟胸膺痞闷，头重身困，食欲不振，肝区隐痛，小溲发黄，大便溏垢，脉弦细，舌苔薄黄。证属湿热内蕴，肝胃不和，肝失疏泄。治当：运脾渗湿。方用茵陈五苓散加味。

西茵陈12克　福泽泻9克　车前子12克(包)　猪茯苓各12克

制香附9克　川楝子9克　炒苍术9克　炒白术9克

炒枳壳9克　炒六曲12克　青陈皮各6克　生薏仁15克

玉米须12克

二诊：进茵陈五苓散加味治疗10天后，胸膺痞闷较舒，胃纳亦振，肝区隐痛减轻，大便干燥，小溲仍黄，脉弦细，舌苔薄黄，仍守原方加减。

西茵陈12克　京赤芍9克　炒柴胡3克　生大黄5克(后下)

福泽泻9克　茯苓皮12克　生薏仁15克　制香附9克

川楝子12克(醋炒)　炒山栀15克　青陈皮各5克

广木香5克　玉米须12克

三诊：半月后，大便迳通，肝区隐痛、面目黄色亦减，小溲黄色亦淡，入夜少寐多梦，胃纳不充，脉细弦，舌苔薄

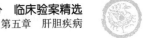

白，当再疏肝和胃，兼化湿浊。

炒苍术 9 克　　炒白术 12 克　　生薏仁 15 克　　西茵陈 15 克
炒柴胡 5 克　　辰茯苓 9 克　　车前子 12 克(包)　福泽泻 9 克
炒枳壳 9 克　　青陈皮各 5 克　大白芍 6 克　　　黄郁金 9 克
广木香 5 克　　谷麦芽各 12 克

四诊：迭经以上治疗后，面目黄色已退，小溲发黄亦清，胃纳增加，大便自调，夜寐已安，脉细濡，舌苔薄白，（肝功能复查也已正常）要求带药出院巩固治疗。

炒苍术 9 克　　炒白术 9 克　　大白芍 9 克　　生薏仁 15 克
炒山栀 9 克　　黄郁金 9 克　　云茯苓 9 克　　炒枳壳 9 克
青陈皮各 5 克　紫丹参 15 克　西茵陈 15 克　　谷麦芽各 12 克

注：出院 3 月，门诊复查均正常。

【按】黄疸以身黄、目黄、小便黄为主症。其中目睛黄染尤为本病的主要特征。《素问·平人气象论》篇说："溺黄赤安卧者，黄疸……目黄者曰黄疸。"黄疸的病因分内外两个方面，外因多由感受外邪、饮食不节所致，内因多与脾胃虚寒、内伤不足有关，内外二因互有关联。黄疸的关键病机是"湿"。《金匮要略·黄疸病》指出："黄家所得，从湿得之。"系由于湿阻中焦，脾胃升降功能失常，影响肝胆的疏泄，以致胆液不循常道，渗入血液，溢于肌肤，而发为黄疸。

黄疸之发生，主要是湿邪为患，从脏腑而言，不外脾、胃、肝、胆，且往往由脾胃涉及肝胆。脾主运化而恶湿，如饮食不节，嗜酒肥甘，或外感湿热之邪，均可导致脾胃功能受损，脾受健运，湿邪壅阻中焦，脾胃升降失常，脾气不升，则肝气郁结不能疏泄，胃气不降，胆汁的输送排泄失常，湿邪郁遏，导致胆汁侵入血液，溢于肌肤，因而发黄。由此可见，阳黄之人，阳盛热重，平素胃火偏旺，湿从热化而至湿热为患（此外，因砂石、虫体阻滞胆道而导致胆汁外溢发黄者，病初即见肝胆症状，其表现也以热证为主，属于阳黄范畴）；阴黄之人，阴盛寒重，平素脾阳不足，湿从寒化而致寒湿为患。此外，阳黄日久，或治疗中过用寒凉药，损伤脾阳，湿从寒化，亦可转为阴黄。本案患者当属前者，湿遏热壅，胆汁不循常道，溢于肌肤，故（病初身、目）小溲发黄。因湿重于热，湿为阴邪，湿邪内阻，清阳不得发越，故头重身困；湿困脾胃，脾气不升，则肝气郁结不能疏泄，所以肝区隐痛。胸膺痞闷，食欲不振，大便溏垢，乃湿困脾胃，湿邪不化，脾胃运化功能减退所致。脉弦细，舌苔薄黄，均为湿重热轻之征。

黄疸辨治，应以阴阳为纲。阳黄以湿热为主，阴黄以寒湿为主。治疗大法，主要为化湿邪利小便。化湿可以退黄，属于湿热的清热化湿；属于寒湿的温中化湿。《金匮要略·黄疸病》说："诸病黄家，但利其小便。"小便利白，其黄自退。所以，本案予以茵陈五苓散加味，以茵陈为主药，配以五苓散化气利湿，使湿从小便而去，而达到疾病向愈。

（二）湿热熏蒸、气滞血瘀证

胡某，男，52岁，盱眙某公司职工。

发作性右胁痛2年加重伴身目发黄1周。患者2年前曾患慢性肝炎，经专科医院住院治疗后病情稳定，肝功能正常，但经常出现右胁下发作性隐痛不适，1周前无明显诱因右胁痛加重，且伴身目发黄和尿黄。刻症：右胁时痛，伴胸腹胀满，口苦不思饮食，恶心欲吐，厌食油腻，皮肤巩膜黄染，小溲短黄，舌质紫暗，苔薄黄腻，脉弦滑，B超提示：慢性肝损害，胆囊壁粗糙，胆囊积液。西医诊断：慢性肝损害，胆囊炎，胆囊积液。证属湿热熏蒸，气滞血瘀。治当：清热利湿，理气活血，健脾和中。方用茵陈五苓散合金铃子散复方加减。

西茵陈 20 克　炒白术 15 克　云茯苓 15 克　炒黄芩 9 克
福泽泻 12 克　炒山栀 12 克　黄郁金 12 克　延胡索 9 克
西当归 9 克　紫丹参 20 克　炒枳壳 9 克　京赤芍 9 克
鸡内金 9 克　陈橘皮 9 克

二诊：药后一周，右胁时痛，伴胸腹胀满减轻，小便增多，胃纳增加，其他临床诸症均未明显改善，原方加车前子 12 克、大川芎 9 克、杜红花 6 克续服。

三诊：迭进清热利湿，理气活血，健脾和中，胁痛、口苦、腹胀满均减，小便畅通，色仍黄；目黄、身黄亦较前减轻。湿热渐清，血瘀亦有化机，原方加减。

西当归 10 克　大川芎 9 克　京赤芍 9 克　杜红花 9 克
桃仁泥 12 克　炒白术 15 克　云茯苓 15 克　黄郁金 12 克
紫丹参 20 克　炒枳壳 9 克　西茵陈 20 克　鸡内金 9 克
陈橘皮 9 克　玉米须 9 克

注：上方服用 1 月后，临床诸症缓解，胁痛止，食欲、精神好，黄疸消退，小便畅通，色淡，为巩固疗效，将上方研细末，蜜泛为丸，每次 6 克，每天 2 次。半年后随访，病情一直稳定。

【按】黄疸以身黄、目黄、小便黄为主症。《金匮要略·黄疸病》篇指出:"黄家所得,从湿得之。"由于湿阻中焦,脾胃升降功能失常,影响肝胆疏泄,以致胆液不循常道,渗入血液,溢于肌肤,而发生黄疸。本例患者为"新、旧"同病。旧病乃胁痛,患者2年前患有慢性肝炎,湿热久蕴于里,肝胆失于疏泄,气机郁滞,故右胁时痛,口苦。湿热阻中,气机不利,胃失降和,则胸腹胀满,不思饮食,恶心欲吐,厌食油腻,舌苔薄黄腻。新病是黄疸(胆囊炎、胆囊积液),由于湿热交蒸,胆汁不循常道而外溢,故出现皮肤、巩膜黄染,小溲短黄。舌质紫暗,脉弦滑乃湿热郁阻而致气滞血瘀之象。新旧病邪相互影响,治当兼顾。故用茵陈、山栀、黄芩、白术、茯苓、泽泻、鸡内金、陈橘皮清热利湿,健脾和中;退黄同时,并用当归、紫丹参、郁金、延胡索、枳壳养血活血,理气止痛,所以,其黄疸消退,胁痛亦得以缓解。

三、臌 胀

(一)肝阴不足证

何某,女,50岁,丹阳访仙镇。

右胁下疼痛十年,腹胀大如鼓三月入院,经检查诊断为"肝硬化失代偿期"。刻症:右胁下疼痛时作十年,近三月腹胀日以益大,状如杯子,青筋显露,两面颊有赤丝血缕,下肢浮肿,面黄不华,神疲肢倦,食欲不振,尿黄短少,时有齿衄,脉弦数,舌质淡苔薄黄。证属肝阴不足,脾失健运。

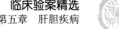

治当：柔肝滋阴，健脾利水。方用沙参麦冬汤加减。

北沙参 15克　　大麦冬 9克　　大白芍 9克　　川楝子 9克

西当归 9克　　炒白术 9克　　紫丹参 15克　　炒枳壳 6克

大腹皮 9克　　福泽泻 9克　　连皮茯苓 12克　陈葫芦瓢 15克

【按】肝病十年，湿热留恋，肝气郁滞，气血运行不畅，气滞血瘀，故右胁下疼痛。肝失疏泄，木乘土位，脾气不行，水湿停留，泛滥横溢，故腹胀如鼓，小溲短少，下肢浮肿。病久肝阴不足，瘀热灼伤血络，则时有齿衄，青筋显露，两颊有赤丝血缕。脉弦数，舌质淡苔薄黄乃是肝气郁滞，内有湿热之象。综上所述，此乃肝阴不足，脾失健运，气滞湿瘀搏结化水，泛滥横溢。治当柔肝滋阴，健脾利水，沙参麦冬汤加减。

对肝阴不足型臌胀者治疗时需注意：①肝硬化腹水有齿衄、鼻血见症，即属肝阴不足之象，既有齿衄、鼻血，辛温香燥之品，不宜应用；②本例舌苔薄黄，不是舌苔白腻，故苍术、川朴不宜用；③肝阴不足之肝硬化腹水，一般为肝硬化之晚期，容易诱发肝昏迷，治疗上比一般肝硬化腹水难治；④泽泻、茯苓利水而不伤阴，对阴虚腹水患者适宜。

（二）肝郁血瘀证

孙某某，男，50岁，盱眙某公司职工。

患者因肝硬化腹水，晚期血吸虫病入院。目前腹胀尿少为著，已应用保肝、利尿、促进蛋白合成等对症治疗，效果欠佳，特请中医科协助治疗。刻症：腹胀大坚满如鼓，脉络怒张，胁腹刺痛，面色黯晦，面颈胸臂有血痣，手掌赤痕，

大
医
精
诚
万
世
师
表

形瘦色萎，口渴饮水下能下，小溲量少，大便尚能自调，脉细，舌质紫红苔薄。证属湿瘀搏结化水，肝脾两伤。治当：疏肝化瘀，健脾利水。方用调营饮合五苓散化裁。

西当归9克　　京赤芍9克　　蓬莪术9克　　延胡索12克

炒白术20克　　上官桂1.2克　福泽泻10克　　猪茯苓各12克

车前子12克(包)炒枳壳9克　　大腹皮9克　　冬瓜皮12克

黑牵牛6克　　陈葫芦瓢15克

另：平满无忧丹，每次5克，每天2次。

二诊：经上方和西医两次"腹水回输术"后治疗一周后，腹胀虽减，仍小溲短少，神疲肢倦，大便偏溏，日行3次，食欲尚强，当再健脾利水。

炒白术20克　　炙黄芪9克　　茯苓皮12克　　福泽泻9克

车前子12克(包)青陈皮各6克　大腹皮9克　　冬瓜皮12克

焦谷芽9克　　焦麦芽9克　　陈葫芦瓢15克

三诊：半月后，胸腹又有胀大趋势，小溲虽行，但量不多，大便溏薄，日行3次，双手小鱼际暗红（肝掌明显），神疲形瘦，胃纳尚可，脉细，舌苔薄白，当再益气健脾，活血利水。

炒潞党参12克生黄芪9克　　炒白术20克　　茯苓皮12克

福泽泻9克　　青陈皮各6克　炒枳实9克　　沉香曲9克

西当归9克　　桃仁泥9克　　冬瓜皮12克　　陈葫芦瓢15克

另：平满无忧丹，每5克，每天2次。

四诊：迭经"腹水回输"三次和疏肝活血化瘀，益气健脾利水，胸腹胀大已减轻，神疲肢倦亦有好转，惟口干欲饮，小溲短少，形瘦色萎，食欲不振尚未明显改善，大便日行一次，病久气阴两伤，脾胃日衰，湿化为水，当再益气健脾，通利水道。

炒潞党参12克　炒白术20克　　大麦冬12克　茯苓皮12克

福泽泻9克　　车前子12克（包）焦谷芽12克　冬瓜皮12克

红　枣3枚

另：红参粉2克、河车粉和匀，每次3克，每日2次。

【按】臌胀，是据腹部胀大如鼓而命名。临床上以腹胀大、皮色苍黄、脉络暴露为特征。《灵枢·水胀》篇载："臌胀何如？岐伯曰：腹胀，身皆大，大与肤胀等也。色苍黄，腹筋起，此其候也。"《诸病源候论》认为本病与感染"水毒"有关；朱丹溪与张景岳认为情志抑郁，饮食不节，或饮酒过度，都是臌胀的原因；喻嘉言则认为癥瘕、积块，日久可转为臌胀。后世医家根据前人经验认为：其病因主要由于：酒食不节，情志所伤，血吸虫感染，黄疸、积聚等其他疾病转变等。其病机是：肝、脾、肾三脏受病，气、血、水瘀积腹内，以致腹部日渐胀大而成臌胀。由于肝脾功能彼此失调，肝气郁遏，势必木郁克土。即《金匮·脏腑经络先后病脉证》谓："见肝之病，知肝传脾。"在病证上可出现气滞湿阻，脾失健运，湿浊不化，阻滞气机，既可化热而出现湿热蕴结病证；又可因患者素体阳虚或久病湿从寒化而出现寒湿困脾的病证。

本案系肝硬化腹水（晚期血吸虫病），病久肝脾俱伤，气血凝滞，脉络瘀阻，升降失常，终至肝、脾、肾三脏俱病而成臌胀。瘀血阻于肝脾脉络之中，隧道不通，致水气内聚，故腹胀大坚满如鼓，脉络怒张，胁、腹刺痛。瘀热阻于下焦，病邪日深，入肾则面色黯晦。入血则面颈、胸、臂有血痣，手掌赤痕，形瘦色萎。由于水浊聚而不行，故口渴饮水下能下，小溲量少。脉细，舌质紫红苔薄乃血瘀停滞之证。因此，治当活血化瘀，健脾、行气、利水。调营饮合五苓散化裁，方中西当归、京赤芍活血化瘀；蓬莪术、延胡索散气破血止痛；炒白术、上官桂、福泽泻、猪茯苓（各）、车前子（包）、炒枳壳、大腹皮、冬瓜皮、黑牵牛、陈葫芦瓢健脾行气利水。《本草正义》曰："白术最富脂膏，故虽苦温能燥，而亦滋津液……万无伤阴之虑。"可见，臌胀属脾湿者可用，肝阴虚者亦可用之。根据不同病情随证选用，舌苔白腻者为湿重，白术宜生用；舌苔淡薄，边有齿印者为脾虚，白术宜炒用；舌质红苔少为阴虚，白术宜炙用。由此可见，白术是治疗臌胀之要药也。

四、积 聚

（一）肝郁血瘀证

李某，男，52岁，苏州某厂干部。

便秘夹有黏液瘀血一年，近三月来，上腹部发现包块疼痛，伴有低热，在某医院同位素扫描为肝右叶占位性病变。查体：两颈及两锁骨上淋巴结（-），甲状腺不大，两肺（-），两侧腹股沟可扪及 0.3 厘米×0.3 厘米活动淋巴结数个，肝右肋下 1.5 厘米，剑下 5.5 厘米，质硬，压痛明显。B超提示：肝占位性病变。直肠指检，可扪及 2.2 厘米×2 厘米包块。直肠镜检：见菜花状物。活检为"直肠低分化腺癌"。诊断为"直肠癌肝转移"。因患者不同意手术而请中医会诊。

刻症：形容消瘦，面色不华，上腹部包块按之质硬疼痛，食欲不振，大便秘结，或夹有脓血，数日一行，脉弦涩，舌苔薄腻。证属肝郁血瘀，湿热瘀毒搏结成块，阻遏肠腑传导。

治当：活血化瘀，清热解毒，佐以通腑。方用血府逐瘀汤加减。

西当归9克　赤白芍各6克　紫丹参30克　　桃仁泥12克

杜红花9克　蓬莪术9克　地鳖虫9克　　广木香9克

炒白术9克　败酱草30克　生　军9克(后下) 半枝莲30克

注：以后根据病情，随证选用全瓜蒌、生薏仁、蛇舌草、石打穿、炙乳没等加减出入。治疗三月后，肝脏肿块有所缩小，肋下由1.5厘米→0厘米，剑下由5.5厘米→3.5厘米，直肠肿块未见增大。因患者坚持不愿手术化疗，而带中药处方出院，继续服中药治疗。半年后来院复查：形体较前丰腴，体重由127斤增加至144斤，肝区疼痛已止，大便虽干燥不爽，但能间日一行，脓血便已消失。肝剑下2.5厘米，肋下未及，直肠肿块2.5厘米突出肠腔。原方加减，继续服药，并开始上班工作。同年七月，B超复查：仍为肝占位性病变，肝功能γ-GT98单位。经上方加减治疗一月，复查肝功能正常，再次带中药处方回家治疗。2年后随访，病情稳定，仍在间断服药。

【按】活血化瘀法，是治疗肿瘤病的常用方法之一，近几年来，随着对肿瘤病的深入研究，学术界有两种不同看法：第一，认为活血化瘀药物，有抑制癌细胞生长，防止或减少癌栓形成和转移。第二，则截然相反，认为活血化瘀药物，会增加癌细胞的转移，而使病情加剧。仁者见仁，智者见智，莫衷一是。我们认为：肿瘤属于中医学的癥瘕、积聚等范畴。其形成，与瘀血的凝滞，有着极其密切关系，《医林改错》所谓："肚腹结块，必有形之血"是也。本例为转移性肝癌，系由其他脏器转移而来，说明病延已久，久病有瘀，在所难免。基于以上认识，根据临床所见，患者皆具有不同程度的面色暗晦，或肝大质硬，或胸闷胀痛、刺痛、痛处不移，或舌有紫气、瘀点、瘀斑等血瘀症候。所以，采用活血化瘀法为主，结合临床辨证，随证治之。经过几年的观察，对改善患者症状，延长晚期病人的生命，确有一定作用。

（二）湿瘀内结证

沈某某，男，39岁，盱眙某公司职工。

患者因慢性腹泻6月，右上腹疼痛4月入院，入院检查：一般情况差，肝肿大，肋下3厘米，质Ⅲ度，脾未及，腹水征阳性，曾用呋噻米等治疗，一般情况仍很差，胃纳差，消瘦，入院诊断：肝癌。特请中医科会诊协助治疗。刻症：腹部积块明显，日以益大，硬痛不移，手不可按，面黯消瘦，不思纳谷，神疲乏力，便泄肠鸣，日行十余次，小溲浑黄，脉濡细，舌暗紫苔薄黄而腻。证属湿瘀搏结，肝脾不和，疏运之功失司，病情图治不易。治当：姑为祛瘀软坚，运脾和肝。方用血府逐瘀汤合失笑散复方加减。

西当归9克	大川芎9克	京赤芍6克	煨木香3克
炒枳壳9克	桃仁泥9克	福泽泻9克	云茯苓12克
五灵脂12克	制香附12克	焦谷芽12克	

岐黄之术自有传承

另：1号消瘤散，每次1.5克，每天2次。

【按】积聚是指腹内结块，或痛或胀的病症。积和聚有其不同的病情和病机：积是有形，固定不移，痛有定处，病属血分，乃为脏病；聚是无形，聚散无常，痛无定处，病属气分，乃为腑病。《金匮要略·五脏风寒积聚病脉证并治》曰："积者，脏病也，终不移；聚者，腑病也，发作有时，辗转痛移，为可治。"积聚的发生，多因情志郁结、饮食所伤或酒食不节、感受寒湿以及他病转移以致肝脾受损，脏腑失和，气机阻滞，瘀血内停，或兼痰湿凝滞，而成积聚。故《景岳全书·积聚》篇说："积聚之病，凡饮食、血气、风寒之属皆能致之。"本病病因虽有多端，但其病机，主要是气滞而导致血瘀内结。至于湿热、风寒、痰浊，均是促成气滞血瘀的间接因素，可见，本病形成与正气强弱密切相关，其病机演变也与正气有关，初病多实，久则多虚实夹杂，后期正虚邪实，若血瘀内结，气机不畅，或正虚邪实，气虚血瘀更甚，则积块增大更快。脾胃运化日衰，影响精血生化，正气愈虚，积块留著则难消。若肝脾统藏失职，或瘀热灼伤血络，可致出血。若湿热蕴结中焦，或湿瘀搏结，又可出现黄疸、腹满（腹水）、肢肿等症。在治疗上，《医宗必读·积聚》指出："初者，病邪初起，正气尚强，邪气尚浅，则任受攻；中者，受病渐久，邪气较深，正气较弱，任受且攻且补；末者，病魔经久，邪气侵袭，正气消残，则任受补。"

本案西医确诊"肝癌"，腹部积块明显，日以益大，硬痛不移，手不可按，面黯，是气血凝结，脉络阻塞，血瘀日甚；消瘦，不思纳谷，神疲乏力，便泄肠鸣，日行十余次，系营卫不和，脾胃失调所致。小溲浑黄，脉濡细，舌暗紫，苔薄黄而腻均示病在血分，瘀血内结之象。病情图治不易，姑为祛瘀软坚，运脾和肝。西当归、大川芎、京赤芍、桃仁泥、五灵脂活血化瘀；制香附、煨木香、炒枳壳行气止痛；福泽泻、云茯苓、焦谷芽运脾、利湿、和胃，以达到攻补兼施，姑息治疗之目的。

附：1号消瘤散方（此方是江苏省肿瘤医院名中医张宗良经验方）

木鳖子7.5克（文火炒黄去皮）　明雄黄4.5克　五灵脂4.5克

桃　仁4.5克　生甘草4.5克　蛀　蝉4.5克　血余炭4.5克

炮山甲4.5克　炙乳香4.5克

上味共研极细末，每次1.5克，每天2次。

第六章　肾系疾病

一、水　肿

（一）肾阳亏虚证

钟某，男，21岁，丹阳吕城。

全身浮肿已一年余，始而面部浮肿，继之渐及全身，阴囊及生殖器均肿，食欲差，小便少，分别至县人民医院和镇江某医院治疗七月，病势仍未减退，因而来院求治。刻症：面目四肢一身悉肿，下肢按之凹陷，阴囊阴茎亦肿，腹大如箕，内有水声，小便短少，行动则心慌气喘，久坐则腰间酸楚，面色淡白不荣，脉象沉迟，舌苔薄白而腻。尿常规示：蛋白（++++）。颗粒管型（+++），上皮细胞（++），红细胞（+），白细胞（+）。西医诊断：慢性肾炎。中医认为：此乃病久肾阳式微，脾阳不运，土不制水，水气自盛，阳气不到之处，即浊阴凝聚之所，风水重症。证属肾阳式微，脾阳不运。治当：温运肾阳，健脾行水。方用真武汤合防己黄芪汤、五苓散复方加减。

熟附片3克　　潞党参9克　　炙黄芪9克　　炒白术6克
连皮茯苓15克 汉防己4.5克　姜半夏6克　　青陈皮各4.5克
福泽泻9克　　上官桂1.8克　干姜皮1.5克　椒　目2.4克

二诊：服上方五剂，遍体浮肿虽见轻减，但小水仍不多。此肾阳不能蒸化水气，肺金治节无权。仍拟温运肾阳，崇土制水，佐以开泄肺气。俾肺金治节有权，自能通调水道，下输膀胱。

熟附片 4.5 克　潞党参 15 克　炙黄芪 15 克　炒白术 6 克

上官桂 2.4 克　玉桔梗 4.5 克　连皮苓 15 克　汉防己 4.5 克

青陈皮各 4.5 克　干姜皮 1.5 克　椒　目 2.4 克　陈葫芦瓢 12 克

三诊：迭进温运脾肾，健脾利水治疗半月，面浮肢肿大退，囊肿亦消，食欲大振，腹胀亦减，脉象沉迟亦起，舌苔薄腻，白苔已化。此脾阳初运，肺金已有治节之权，肾阳渐能蒸化水气。尿常规示：蛋白（+++），颗粒管型（++），上皮细胞（+），红细胞（+），白细胞（+），仍拟益火滋肾，补虚运脾，取经旨："塞因塞用"之意。

熟附片 4.5 克　潞党参 15 克　炙黄芪 15 克　炒白术 9 克

肉苁蓉 9 克　巴戟肉 9 克　补骨脂 12 克　炙甘草 3 克

连皮苓 15 克　车前子 12 克(包)　椒　目 2.4 克　陈葫芦瓢 15 克

四诊：进益火滋肾，补虚运脾剂 10 天，面部及下肢浮肿消退，惟腹胀未消。尿常规示：蛋白（++），颗粒管型（+），上皮细胞（+）。原方去车前子，加炒薏仁 15 克。

另：金匮肾气丸，每次 6 克，每天 2 次。

10 天后，腹胀已退。惟行动心慌气喘减而未愈，腰间还感酸楚，仍从"塞因塞用"立法。

熟附片 4.5 克　潞党参 15 克　大熟地 12 克(大砂仁 2.4 克拌炒)

炙黄芪 15 克　炒白术 9 克　巴戟肉 12 克　补骨脂 12 克

肉苁蓉 9 克　川断肉 9 克　菟丝子 12 克　云苓神各 12 克

大　枣 6 枚

五诊：两周后，身体逐渐恢复，行动已无心慌气喘之感，腰酸亦止。尿常规示：蛋白阴性。即停服煎药，仍嘱其卧床休息，并忌盐1月，并予：金匮肾气丸每次9克，每日天2次。参芪膏、十全大补膏，每次各30克，每天2次。一年后随访，病未复发。

【按】风水和水肿从治疗效果上看，风水收效较易，水肿较难；消退水肿较易，消失蛋白甚难，尤其水肿为最。如钟姓病员，症状消退后三星期，而尿中蛋白仍未消失，可见，水肿消退后，还必须继续治疗，以收全功，绝不能彷徨不前，功亏一篑。即使尿中蛋白消失，亦给予参芪膏、十全大补膏，或金匮、济生肾气丸等，以善其后。

在治法上，风水宣肺发表、通利小便，如无外感现象，则重用健脾利水法，效果是显著的。而水肿除温肾健脾正治法外，开泄肺气一法，亦不能忽视（如钟姓病员第二次处方）。盖风水失治或误治延成水肿，肺脾肾三脏均虚。因水为阳邪，其本在肾，水化于气，其标在肺，水惟畏土，其制在脾。肺虚则不能通调水道，下输膀胱；脾虚则不能制水而反受其克；肾虚则水无所制而妄行。所以，治疗水肿，在正治法中，佐以开泄肺气之品，俾肺金治节有权，自能通调水道。所谓：揭盖则壶水自流，建瓴则上水自下也。

忌盐与休息问题：风水与水肿在治疗期间，均须实行严格禁盐。元代危亦林《世医得效方》说："凡水肿惟忌盐，虽毫末许不得入口。"现代医学亦谓忌盐能减轻心肾脏负担，对消除水肿症状有利。可见本病忌盐之要。至于愈后忌盐时间问题，我认为：不必限制时间过长，可根据病人健康状况决定。如病人症状消退，尿中蛋白消失，精神良好，可给予秋石（或无盐酱油）代替。如无不良反应，再开始吃低盐，以后逐步增加。因此，愈后忌盐少则半月，多则1月。

（二）脾肾阳虚证

徐某，女，39岁，盱眙公安局。

患者1967年发现肾炎，当时住部队医院，用过强的松、氯喹、氮芥等药，均无明显效果。1968年12月份住江苏省中医院，曾经发生酸中毒。1970年底好转出院。近几年中，一直间断性在服江苏省中医院所带中药，尿蛋白始终在++～+++，最近因疲劳感冒，又全身浮肿，胸闷恶心，呕吐厌食、少尿。查体：贫血貌，全身浮肿，心肺（－），肝脾未及，血压：130/80mmHg。生化检查：胆固醇850mg/dl，二氧化碳结合力52%，蛋白电泳：清蛋白44.5，尿常规：蛋白+++、颗粒管型1～3。眼底检查：肾病性视网膜病变，网膜小动脉硬化3～4级，诊断：慢性肾炎、肾病期。予以：双氢克尿噻、辅酶A、苯丙酸诺龙、输血等处理外，并请中医会诊。

刻症：慢性肾炎八年，近又面浮肢肿，胸膺痞闷，频频呕吐清水痰涎，不思纳谷，小溲短少，脉沉滑，舌苔白腻满布。证属脾肾阳虚，肾虚不能化气利水，脾虚不能运化湿浊，积湿生痰，痰饮阻中。治当：温运脾肾，化气利水。方用平胃散合五苓散加减。

炒苍术9克	炒白术9克	姜川朴5克	姜半夏9克
青陈皮各5克	猪茯苓各12克	熟附片3克	炒枳壳6克
上官桂3克	福泽泻9克	车前子12克(包)	大砂仁3克(杵)

白蔻仁5克(杵)椒 目2克

二诊：中西药治疗半月后，小水较多，面浮肢肿减退，呕吐已止，胸闷较舒，渐能纳谷，脉舌同前，此乃脾胃初有运化之机，肾阳渐能蒸化水气，仍守原法。

原方去蔻仁续服。

10剂后，浮肿消退，小水尚多，胃纳增加，舌苔白腻渐化，仍感胸闷不适，原方去泽泻、猪苓、车前子、椒目，加木香3克。两周后，胸闷已舒，舌苔白腻亦退其半。复查胆固醇625mg/dl，蛋白电泳血清蛋白53.4，尿常规白蛋白++，果粒管型0~2。即去苍术、川朴、半厚、枳壳，加炒党参12克、黄芪12克，服三剂后，又复胸闷作恶，舌苔白腻。即去党参、黄芪。仍加入苍术、川朴、半夏、枳壳，五剂后，胸闷舒，作恶止，食欲有所增加，但白腻之苔未退。续服上方一月后，白腻之苔退净，食欲大增，复查胆固醇400mg/dl，即改用温补脾肾，活血化瘀，和胃理气之品，如炒常参、炙黄芪、熟附片、炒苍白术（各）、姜半夏、陈橘皮、西当归、紫丹参、杜红花、大砂仁、淮山药、补骨脂、鹿角片、芡实等加减出入。两月后，复查胆固醇330mg/dl，尿蛋白+~±而出院。

【按】本例病程八年，又面浮肢肿尿少，脾肾两虚，水湿外溢可知。但又有胸闷呕吐，不能纳谷，舌苔白腻满布的湿困中焦见症。如果脾胃进一步为湿所困，则不仅水肿日甚一日，而人以胃气为本，得谷者昌。谷气不充，则气血来源匮乏，正气将日益衰弱。故重用平胃散燥湿健脾，佐以附子、五苓散温运肾阳，化气利水。一月后，诸症减退，舌苔白腻亦去其半，酌加参、芪，仍虚不受补，说明慢性肾炎，虽然病变在肾，其本在肾。但中焦湿邪未净，补气滋腻之品，仍然有碍脾胃。由此可见，辨证用药，必须恰到好处，如早用调补，则反而助邪，古人谓："误补益疾"，确是经验之谈。

（三）脾肾阳虚、水湿泛滥证

王某，女，36岁，南京某小学教师。

慢性肾炎半年，近因操劳过度，又复腰酸腰痛，浮肿加重，下肢为甚，尿量减少，每日800毫升左右，神疲倦怠，纳谷不香，大便溏薄，背部发凉，四肢不温，月经后期量少。舌淡无苔，脉沉细无力。查尿常规：蛋白（+++），红细胞（+），白细胞（++），颗粒管型（+）。

证属脾肾阳虚，水湿泛滥。治当：温阳利水，益气健脾。方用附子理中汤合五苓散复方加减。

熟附子12克	炒党参15克	茯苓皮20克	福泽泻12克
上肉桂9克	车前子20克	炙黄芪15克	大腹皮15克
仙灵脾9克	巴戟天12克	炒白术20克	仙 茅9克
干姜皮2克	陈橘皮9克		

二诊：药后一周，尿量明显增多，每日达1000~1200毫升左右，浮肿稍减，便溏改善，怕冷好转，饮食渐增，精神好转。脾肾阳气振奋，气化初复。原方加熟地9克，山萸肉9克。

三诊：迭进温阳利水，益气健脾治疗，小便量多，浮肿渐退，诸症缓解。惟感口干咽燥，舌红少苔，脉沉弱，查尿蛋白（+），白细胞（-），颗粒管型少许。口干咽燥之症出现，乃伤津之象。守原意而减其量。处方：

熟附子9克	茯苓皮20克	福泽泻12克	上肉桂3克
车前子20克	炙黄芪15克	大腹皮15克	仙灵脾9克
巴戟天9克	炒白术20克	炒党参15克	仙　茅9克
干姜皮2克	陈橘皮9克		

四诊：调整剂量治疗一月后，口干咽燥较前改善。查尿常规：蛋白（±），有时蛋白（-），将原方配20剂，共研细末，水泛为丸，每次9克，每天2次，服3个月后，再次复查尿常规，除尿蛋白（±），未见其他变化。随访半年未复发。

【按】《素问·至真要大论篇》谓："诸湿肿满，皆属于脾。""水肿"之形成，与肺、脾、肾三脏功能失调，体内水液潴留，泛滥肌肤所致的一类病症。临床分阳水与阴水。阳水为实，阴水为虚。阳水病变多在肺、脾，阴水则在脾、肾，关键在于肾阳不足，不能化气行水，以致膀胱气化失常，开合不利。治肾阳虚衰之阴水，亦当阴中求阳，即在温肾助阳的同时，配合滋阴补肾，亦即阴阳双补。但水邪泛滥，命门火衰，肢冷神疲者，当重用桂、附。同时配合黄芪、党参、白术、茯苓等，健脾以利水。张景岳论"水肿"有："其本在肾，其治在脾"之说，观此例而益信也。

二、淋　证

（一）石淋（湿浊凝结证）

谢某，男，40岁，盱眙某公司职工。

患者因左侧输尿管结石入院内科保守治疗，为促进排石，特请中医科协助治疗。刻症：左侧输尿管结石经内科治疗后，左小腹疼痛已止，小溲浑赤不清，食欲不振，大便自调，脉象濡滑，舌苔薄腻。证属湿浊凝结下焦。治当：渗利湿浊。方用萆薢分清饮合石韦散复方加减。

粉萆薢 12 克　福泽泻 9 克　　车前子 12 克　生薏仁 24 克

甘草梢 3 克　海金沙 15 克(包) 金钱草 30 克　方通草 5 克

炒枳壳 6 克　大生地 9 克　　琥珀粉 1.5 克(吞服)

二诊：进萆薢分清饮合石韦散复方加减治疗一周，小溲浑浊已清，小腹仍有酸楚之感，大便自调，胃纳如常，脉象濡滑，舌苔薄腻，当再渗利湿浊。

原方加猪苓 12 克、茯苓皮 12 克、玉米须 12 克。

三诊：迭进上方治疗，昨晚小腹疼痛，小便时利下小结石一块，小溲浑浊，脉舌同前，再服原方。

另：加味葵子散，每次 3 克，每天 2 次。

四诊：半月后，患者时有小腹不适之感，小溲浑浊转清，胃纳如常，脉濡滑，舌苔薄微腻，X 线摄片检查示，原输尿管结石影已消失，再为渗利巩固治疗。

粉萆薢 15 克　福泽泻 9 克　　猪茯苓各 12 克　车前子 12 克

飞滑石 12 克　生薏仁 24 克　海金沙 15 克(包) 仙鹤草 12 克

金钱草 30 克　琥珀粉 1.5 克(吞服)

另：加味葵子散，每次 3 克，每天 2 次。

【按】淋证是指小便频数短涩，滴沥刺痛，欲出未尽，小腹拘急，或痛引腰腹的病症。《中藏经》将淋证分为冷、热、气、劳、膏、砂、虚、实八种；《诸病源候论》把淋证分为石、劳、气、血、膏、寒、热七种。《备急千金要方》提出："五淋"之名，《外台秘要》具体指明五淋内容："集验论五淋者：石淋、气淋、膏淋、劳淋、热淋也。"现代临床按其实际分为：气淋、血淋、热淋、膏淋、石淋、劳淋六种。就其病因而言，在膀胱和肾，且与肝脾有关。其病机主要是湿热蕴结下焦，导致膀胱气化不利，病延日久，热郁伤阴，湿遏阳气，或阴伤及气，可导致脾肾两虚，膀胱气化无权，则病证从实转虚，而见虚实夹杂。因此，淋证治疗原则是：实则清利；虚则补益。实证以膀胱湿热为主者，治宜清热利湿；以热伤血络为主者，治宜凉血止血；以砂石结聚为主者，治宜通淋排石；以气滞不利为主者，治宜理气疏导。虚证以脾虚为主者，治宜健脾益气；以肾虚为主者，治宜补虚益肾。

本案乃湿热下注，煎熬尿液，结为砂石，故当属淋证之石淋。砂石不能随尿排出，则小腹疼痛，小溲浑赤不清，艰涩疼痛；若结石损伤脉络，则可见尿中带血（此时又当为"血淋"）。所以，本案治疗以草薢分清饮合石韦散化裁治疗。

附：加味葵子散（清代林佩琴《类证治裁》）。冬葵子90克、云茯苓30克、飞滑石30克、芒硝15克、生甘草7.5克、肉桂7.5克。共为研末，和匀，每次3克，每天2次。本方以利水滑窍之冬葵子为君；利尿通淋之滑石、云茯苓为臣；软坚破积之芒硝与温阳化气之肉桂为佐；缓急止痛之甘草为使。诸药配合，具有清热利湿、通淋排石作用，适合于湿热蕴结尿路之征。方中芒硝软坚散结，引导湿热之邪从后阴而出，驱石甚验。

（二）癃闭（湿热阻于下焦证）

刘某某，男，65岁，退休职工，南京某公司职工。

患者近一年来常感排尿费力，尿流变细，射程缩短，有时呈点滴状排尿，每天尿次增多，夜间尤为明显，外科直肠指诊检查示：前列腺中央沟消失，拟诊为：前列腺肥大，并再次经B超证实。因顾虑手术而转中医科治疗。刻症：排尿困难近一年，半月来胸闷痰多，下肢清冷不和，小便淋漓不净，今日猝然小便点滴不出，少腹急胀，神识有时蒙昧，脉濡细，舌苔腐腻，边有紫气。形体肥胖，痰湿本重，年高脾肾真阳暗亏，痰湿阻于中焦，上蒙清窍，湿热阻于下焦，膀胱气化失司，正虚邪实，治当温运脾肾，化气利水。方用桂附地黄汤合五苓散复方加减。

熟附片5克　　川桂枝3克　　炒白术10克　　姜川朴6克
姜半夏10克　　陈橘皮6克　　云茯苓12克　　福泽泻12克
车前子10克(包)　黄郁金12克　　九节菖蒲12克　蟋　蟀6克

二诊：经用附、桂温下，朴、夏宣中，次日小便已通，但仍淋漓不爽，少腹急胀，药后第二天早晨，吐出黏痰如饴碗（约60毫升）许，胸闷较畅，神识亦清，下肢清冷未和，大便不通。脉滑，舌苔腐腻带灰，脾肾功能渐复，中焦痰浊初化，下焦湿热有下行之机，肠府挟有积滞，守原方加入祛瘀通腑之品。

熟附片5克　　川桂枝3克　　炒白术10克　　福泽泻12克
云茯苓12克　　车前子10克(包)　陈橘皮6克　　生　军9克(后下)
桃仁泥12克　　滋肾丸10克(包入煎)

岐黄之术自有传承

三诊：经上方治疗 1 周，大便已通，小便畅行，少腹急胀亦退，舌苔腐腻见化，下肢清冷渐和，脉滑，脾肾真阳未复，膀胱气化有权，湿热积滞得以下行。症势渐入坦途，再为脾肾同调巩固之。

熟附片 5 克　　川桂枝 3 克　　炒党参 12 克　　炒白术 10 克

福泽泻 12 克　　云茯苓 12 克　　姜半夏 9 克　　陈橘皮 6 克

滋肾丸 10 克(包入煎)

注：上方连服半月后，即以滋肾丸 10 克，每天 3 次巩固治疗 3 个月，半年后随访，病情稳定。

【按】癃闭一证，有因湿热下注者；有因气滞血瘀者；有因久病气虚者。就病机而言，是膀胱气化不及所致。《内经》所谓："膀胱者，洲都之官，津液藏焉，气化则能出矣。"本例始而小便淋沥，继之点滴不通，又属高年，是乃肾气不足，阳不足则阴无以化也。脾主升降运化。脾虚则升降运化失常，湿自内生，聚湿生痰，困于中焦则胸闷痰多；上蒙清窍则神识蒙昧；脾主四肢，脾肾阳虚，故下肢不和。附、桂温运脾肾，"五苓"化气利水，佐以川朴、二陈理气燥湿，郁金、菖蒲开窍豁痰，以期肾阳来复，则膀胱气化有权。脾能健运则痰湿可化，药后小便能通，神志亦清，是药已中病。但苔腻未化，便秘未行。故加生军、桃仁祛瘀通腑，使湿热积滞有下行之机。三诊时，二便畅通，诸症即退，可见，辨证用药，确到好处。至于药物配伍方面，如滋肾丸中：知、柏配附、桂之温阳而不伤阴，存有深意。

第七章　气血津液及其他疾病

一、消　渴

（一）积热化燥证

郑某某，男，54岁，南京厚载巷13号。

因多饮多食多尿伴视物模糊三年入院，经检查诊断为"糖尿病2型"。刻症：三年来口渴思饮，多食善饥，小溲频多，头昏头痛，视物模糊，心悸不宁，脉细，舌淡红苔薄。证属积热化燥，阴液亏耗。治当：益肾滋阴，清养肺胃。方用六味地黄汤合消渴方复方加减。

生熟地各12克　山萸肉9克　　淮山药12克　　粉丹皮9克

云茯苓9克　　大麦冬12克　　天花粉12克　　五味子5克

川石斛12克　　北沙参12克　　莲　子10枚

【按】消渴一证，其病变大多责之肺、胃、肾三脏，而其本在肾。盖肾阴不足，阴虚火旺，久则肺燥胃热，多饮多食多尿乃消渴证成矣。《临证指南医案·三消》指出："三消一证，虽有上、中、下之分，其实不越阴亏阳亢，津涸热淫而已。"患者素嗜肥甘酒食，脾胃运化失司，积热内蕴可知。燥热在肺，肺燥津伤，故口渴思饮。热郁于胃，消灼胃阴，所以多食善饥。虚火在肾，肾虚精亏，封藏失职，则小溲频多。阴液亏耗，肝木失养，则心悸不宁，头昏头痛。肝肾精血不能上承于目，故视物模糊。脉细，舌淡红苔薄乃属肾阴不足之象。病机为：积热久蕴，化燥伤津，阴液亏耗，肺、胃、肾三脏俱病。治当益肾滋阴，清养肺胃，六味地黄汤合消渴方复方加减。

糖尿病"多饮、多食、多尿"并见者不多，一般来说，或偏于口渴，或偏于多食，或偏于多尿，偏于口渴者原方可去山萸肉、淮山药、粉丹皮，加肥知母5克、白茅根12克；偏于多食者，原方可去山萸肉，加肥知母5克、芦根15克；偏于多尿者，原方可去山萸肉、粉丹皮、石斛，加覆盆子12克、菟丝子12克、益智仁12克。此外，党参、黄芪也可加用。治疗处方中生熟地滋肾，北沙参清肺，石斛清胃热、养胃阴。

（二）肝肾亏损、阴虚及阳证

胡某，男，47岁，南京某公司职工。

糖尿病3年，曾经予以：二甲双胍、拜糖苹等西药治疗，由于重视不够，服药不规则，不仅血糖控制不理想，而且病情加重，头昏目眩，腰酸耳鸣，多饮多尿，四肢不温，阴部湿冷，精神萎靡，面色㿠白，形体消瘦，舌淡苔白，脉沉无力。查：空腹血糖16.8mmol/L，糖化血红蛋白8%，尿糖（++），西医诊断：糖尿病2型。证属肝肾亏虚，阴虚及阳。治当：温肾益阳，养阴益气。方用右归饮加减。

大熟地15克　山萸肉10克　淮山药20克　熟附片6克

枸杞子 12克　　明天冬 12克　　鹿角片 10克　　上肉桂 9克

炙黄芪 20克　　天花粉 12克　　菟丝子 10克　　陈橘皮 9克

紫丹参 20克

二诊：药后半月，头昏目眩减轻，精神好转。肝肾精血初长，仍当阴阳双补。原方加炒苍术 10克、制黄精 12克、乌元参 12克。

三诊：迭进温肾益阳，养阴益气剂治疗，多饮多尿明显好转，四肢不温、腰酸、耳鸣亦减。肾阳渐振，气化渐复。效不更方，原方续服半月后，患者临床诸症均析，复查：空腹血糖 7.8mmol/L，尿糖（－）。遂将上方配 20 剂，研细末，水泛为丸，每次 9 克，每天 2 次。半年后电话随访，病情稳定。

【按】该患者糖尿病已 3 年，根据其临床资料，辨证当属"消渴病"之"下消"。患者染多饮多尿，腰酸耳鸣，显系肾虚之象。然而，又伴有四肢不温，阴部湿冷，面色㿠白，精神倦怠，则不仅肾阴虚，而且阴虚及阳，阴阳两虚，以肾阳虚为主。同时，还表现有：头昏目眩之肝血不足。因此，治疗中必须阴阳、气血兼顾，着重温阳以桂附、鹿角、菟丝、山萸肉、与熟地、枸杞、天冬同用，此即所谓"阴中求阳"，亦即将补阳药寄托于补阴药中，阳得阴助，则生化无穷。还应指出："消渴病"涉及三焦，故治下消，应兼顾上、中二焦，方中用：花粉、黄芪、山药、丹参、黄精等，用意即在于此。

二、痰　饮

痰饮阻中证

王某某，男，45岁，南京水西门123号。

向有脘痛，常觉中脘辘辘有声，近因受凉后，胸脘满闷，不欲饮食，反复呕吐痰涎白沫，头眩心悸，脉滑，舌苔白腻。证属中阳不足，痰饮阻中。治当：温中蠲饮，和胃降逆。方用苓桂术甘汤合小半夏汤复方加减。

云茯苓 12克	川桂枝 5克	炒白术 9克	炒苍术 6克
姜半夏 9克	陈橘皮 5克	姜川朴 5克	淡干姜 3克
代赭石 15克	广木香 5克	炒枳壳 6克	

【按】"痰饮"乃指体内水液输布运化失常，停积于某些部位的一类病证。痰，古作"淡"，"淡"与澹相通，形容水的淡荡流动；饮，即水也，故亦有称为"淡饮"、"流饮"者。早在《内经》即有"积饮"之说，如《素问·至真要大论篇》说："湿淫所盛……民病积饮……"。痰、饮、水、湿同出一源，俱为津液不归正化，停积而成。停留胃肠者为痰饮，水流胁下者为悬饮，淫溢肢体者为溢饮，支撑胸肺者为支饮。由于饮为阴邪，遇寒则聚，得温则行。所以，其治疗当以温化为原则。

该患者素嗜生冷食物，寒停中焦，脾胃之阳受损，气机阻滞，不通则痛，故经常脘痛。脾以升为健，胃以降为和，脾胃升降不和，中阳不运，水饮内停，所以，胸脘满闷，辘

辘有声。饮邪上逆，故呕吐痰涎白沫。饮邪上犯，清阳不
升，浊阴不降，则头眩心悸。脉滑，舌苔白腻均乃饮停中焦
之象。综上所述，证属"痰饮"。病机为：中阳不足，痰饮
阻中，脾胃升降失常。故治遵"病痰饮者，当以温药和之"。
苓桂术甘汤合小半夏汤复方加减治之。

三、放射性口腔炎

热毒灼津、阴液耗损证

邵某，男，48 岁，南京某公司职工。

因咳嗽痰中带血伴头痛 1 年，于 1986 年 9 月 5 日在上海
第一医学院附院五官科经鼻咽部活检为"低分化鳞癌"（病
理号 86-2357）。1986 年 9 月 10 日在江苏省肿瘤医院就诊，
诊断为"鼻咽低分化鳞癌右上颈淋巴结转移"。开始 C60 照
射原发灶 DT 30.6yad/（6 次 · 22 天）后，患者鼻咽肿块，右
上颈淋巴结消失，惟口干咽痛，舌体两侧出现溃疡。西药治
疗无效，而请中医会诊。刻症：口腔黏膜焮红疼痛，饮咽不
利，舌体两边见米粒大小溃疡，口干欲饮，舌质红少苔，舌
面干燥无津，脉细数。证属热毒灼津，阴液耗损。治当滋阴
生津，佐以清热解毒。方用养阴清肺汤加减。

大生地 15 克　大麦冬 12 克　乌玄参 12 克　北沙参 12 克
京赤芍 6 克　金银花 15 克　净连翘 15 克　川石斛 15 克
生甘草 5 克
外用珠黄散。

5剂后，口干咽痛减轻，舌边溃疡渐愈。吞咽亦有好转。原方续服至放疗结束。

【按】咽喉为肺胃门户，脾经连舌本而散舌下，口腔被热毒之邪灼伤，肺脾胃必受其累。

肺伤则阴虚，脾胃受损则湿阻。因此，放射性口腔炎往往出现阴伤于上，湿阻于中的证候。放射性口腔炎是放射元素产生的毒副作用所引起的，根据临床所见，属热毒灼津，阴液耗损之证。故选用养阴清肺汤加减。为生地、麦冬、玄参、石斛、赤芍、沙参滋阴生津；金银花、连翘生甘草清热解毒。

本病是放疗过程中出现的急性损伤，在放疗结束，口腔炎痊愈后，往往留有口干无津，时欲渴饮之症状，并且长期不解。有的甚至1~2年后亦不得恢复，因此，坚持中药治疗，方能获得远期效果。

四、痹　证

（一）风湿热痹阻证

姜某某，男，58岁，南京中山南路390号。

患者因周身关节游走性疼痛三月，加重五天入院。经检查诊断为"风湿性关节炎"。刻症：全身关节游走性疼痛月余，近五天加重，持续低热（体温38.5℃），恶风而自汗出，两上肢关节微肿，屈伸不利，痛后有灼热感，脉濡数，苔淡黄。证属风湿热痹阻关节，气血不和。治当：祛风通络，清热利湿。方用桂枝芍药知母汤合独活寄生汤复方加减。

川桂枝6克　　赤白芍各9克　　肥知母6克　　生甘草5克

防风己各6克　　生薏仁12克　　炒桑枝12克　　羌独活各6克

左秦艽12克　　威灵仙9克　　虎　杖9克

【按】患者素体虚弱，气血不足，风湿之邪乘虚而袭，留着经络关节，气血运行不畅，故周身关节游走性疼痛。风湿久郁化热，壅阻经络，营卫不和，所以，持续低热（体温38.5℃），恶风自汗，两上肢关节微肿，疼痛后有灼热感，屈伸不利。脉濡数，苔淡黄为湿热合邪之象。综上所述，病机为：风湿热痹阻关节经络，气血不和，络脉失调。治当祛风通络，清热利湿，桂枝芍药知母汤合独活寄生汤复方加减治之。

痹证治疗应当注意：①两上肢关节微肿，屈伸不利，必须用羌独活，还可再加片子姜9克。②如果下肢微肿，热痛可加川黄柏、怀牛膝。③治疗痹证按部位选药原则：上肢：羌独活、片子姜、桂枝尖。下肢：牛膝、木瓜、五加皮。腰部：桑寄生、狗脊、续断、杜仲。骨关节：千年健、寻骨风、钻地风、骨碎补。麻痹：川草乌（各）、豨莶草、宣木瓜。痛重：乳香、没药。病程久疼痛重者：可在辨证施方的基础上加一或二味虫类药，如蜂房、乌梢蛇、炙蜈蚣、全蝎、地鳖虫。

（二）风寒湿阻络证

张某某，男，54岁，盱眙县医院。

患者右小腿疼痛一年半，并逐渐向上升至大腿内侧和臀部疼痛，近两月腰痛不能挺直站立，弯腰动作时右下肢疼痛加剧，入院后 X 线检查诊断为"腰椎间盘突出症"，神经科检查考虑为"右侧坐骨神经痛"。目前除一般对症治疗外，并配合推拿、理疗后效果仍不显著，为此，特请中医协助治疗。刻症：患者腰腿疼痛，辗转较难，屈伸不利，患者曾有多次腰部扭伤史，卧床休息后缓解，近年症情逐渐加重，病情发展如上所述，脉沉细，舌苔薄。证属风寒湿阻痹阻脉络。治当：祛风散寒，利湿通络。方用独活寄生汤加减。

香独活 6 克　　桑寄生 12 克　　左秦艽 9 克　　汉防风 5 克
炙细辛 2.4 克　大川芎 6 克　　西当归 6 克　　大生地 9 克
京赤芍 5 克　　炙桂枝 3 克　　云茯苓 9 克　　怀牛膝 9 克
厚杜仲 9 克　　炙甘草 3 克

二诊：进独活寄生汤加减后，腰腿疼痛尚未明显减轻，胃纳正常，脉濡细小滑，舌苔薄黄，肝主筋，肾主骨，风寒湿阻络，气血流行障碍，再守前法。

香独活 5 克　　桑寄生 12 克　　西当归 9 克　　厚杜仲 12 克
潞党参 12 克　怀牛膝 9 克　　炙细辛 2.4 克　川桂枝 3 克
炙川乌 2.4 克　炙草乌 2.4 克　炙乳末各 3 克　川续断 12 克
炙甘草 3 克

注：浓煎 45 分钟以上。

三诊：迭进温通络道，腰腿疼痛已止，能屈伸自如，右足麻痹亦减。前日午后猝然头目眩昏，有如房屋旋转，不能自主，泛泛作恶，今时症状虽有减轻，仍头昏不已，食欲不振，脉象濡细带弦，舌苔薄腻，痰浊上扰，内风自动，拟天麻半夏白术汤加减。

明天麻 24 克　炒白术 15 克　法半夏 9 克　　陈橘皮 5 克

双钩藤 12 克　白蒺藜 12 克　炒僵蚕 12 克　广藿香 5 克

西当归 9 克　大川芎 2.4 克　夏枯草 12 克　黄郁金 12 克（矾水炒）

磁珠丸 9 克（包）

四诊：进天麻半夏白术汤加减治疗后，头目眩昏大减，泛泛呕吐已平，仍时感右侧腰腿麻痹，胃纳如常，脉濡弦，舌苔薄腻，姑再为祛风化痰，通经和络。

炒白术 15 克　法半夏 9 克　陈橘皮 5 克　黄郁金 12 克（矾水炒）

白蒺藜 12 克　怀牛膝 9 克　炒僵蚕 9 克　桑寄生 12 克

羌独活各 5 克　制川乌 9 克　制草乌 9 克　川续断 9 克

双钩藤 9 克　夜交藤 12 克

注：浓煎 45 分钟以上。

五诊：头目眩昏虽减未止，右侧腰腿酸楚，时感麻痹，胃纳尚可，夜寐欠安，脉濡细，舌苔薄，内风已平，络脉未和，当再熄风和络。

明天麻 2.4 克　双钩藤 12 克　白蒺藜 12 克　西当归 9 克

香独活 6 克　川牛膝 9 克　威灵仙 15 克　辰茯苓 9 克

辰远志 5 克　川续断 9 克　丝瓜络 9 克　夜交藤 9 克

六诊：经治来，症情已有好转，右腿仍感麻痹，脉舌同前，再守原方出入。

前方加制川草乌各 1.5 克、豨莶草 9 克。

注：浓煎 45 分钟以上。

七诊：右侧腰腿疼痛、麻痹已减轻，能弯屈（俯仰）自如，步履仍有不调，胃纳如常，脉细濡，舌苔薄，当再和血通络。

西当归 9 克　京赤芍 9 克　香独活 6 克　桑寄生 12 克

豨莶草 9 克　宣木瓜 12 克　炙乳末各 1.5 克　制川乌 1.5 克

制草乌 1.5 克　丝瓜络 9 克　炙甘草 5 克

注：浓煎 45 分钟以上。

八诊：患者病情稳定，拟丸方带药出院。

西当归 30 克　大白芍 30 克(桂枝尖 9 克拌炒)　香独活 30 克

桑寄生 60 克　怀牛膝 60 克　川续断 45 克　厚杜仲 45 克

宣木瓜 45 克　威灵仙 30 克　炙乳末各 15 克　制川乌 9 克

制草乌 9 克　炙甘草 30 克　紫丹参 90 克　杜红花 18 克

巴戟天 45 克　豨莶草 45 克

注：上味共研细末，用丝瓜络 90 克、红枣 90 克浓煎之汤泛丸，每晨晚各服 5 克。

【按】痹证是由风、寒、湿、热等外邪侵袭人体，闭阻经络，气血运行不畅所致的，以肌肉、筋骨、关节发生酸痛、麻木、重着、屈伸不利，甚或关节肿大灼热等为主要临床表现的病证。痹证的发生，主要是由于正气不足，感受风、寒、湿、热之邪所致。《素问·痹论》说："风寒湿三气杂至，合而为痹也。其风气胜者为行痹；寒气胜者为痛痹；湿气胜者为着痹也。"以风性善行而数变，故痹痛游走不定而成行痹；寒气凝涩，使气血凝滞不通，故疼痛剧烈而成痛痹；湿性黏滞重着，故使肌肤、关节麻木、重着，痛有定处而成着痹。本案系感受风寒湿邪，而湿邪偏盛，因湿性重浊黏滞，故痛有定处。湿留肌肉，阻滞关节，故重着步履不调；脉濡滑，苔白腻均为湿邪偏盛之象。故予以：独活寄生汤加减，祛风散寒，化湿通络为治。在治疗过程中，根据其症状轻、重、缓解情况，随证加减，至临床症状缓解后，再以肝肾同调，舒筋、活血、化湿、通络方制成丸药，以巩固效果，对畏惧服中药汤剂者，也可让患者服用"乌头粥"，以祛风散寒，燥湿止痛。

附：乌头粥（该方出自《本草纲目》）

主治：风寒湿痹，关节冷痛，麻木不仁。

组成：生乌头 (研末) 5克　粳米100克　生姜 (末) 3片

　　　蜂蜜适量

煮制方法：将生乌头研末与粳米煮成粥（注：需煮45分钟以上，以减乌头之毒性），待沸时，调入生姜末和蜂蜜。空腹温服，每天1剂，连服3~5天。

食后胃中有灼热感，但为时不长，即可消失，若久不消失，或烧灼难忍，可用绿豆急火煮汤解之。乌头大辛大热，祛风散寒，燥湿止痛，其性有毒，对胃有刺激，所以，乌头粥中配以养胃和中之粳米，庶胃气不至受伤，加生姜末、蜂蜜缓急解毒、益气和中，且有调味作用。乌头以逐风邪，除寒湿见长，同时又有较强的麻醉止痛作用，故多用于阴寒内盛所致之心腹剧痛、疝痛、以及风寒湿痹之肢体疼痛，每获良效。惟性有大毒，须慎用。本品有川乌、草乌之分（在中药配方中常川乌、草乌同用），性味功用相同，而草乌之毒性较川乌更强，用时务须注意。据本草记载，本品与半夏、瓜蒌、贝母、白及、白蔹相反，不宜同时使用。乌头粥改药疗为食疗，且以蜂蜜制其毒，祛风散寒，燥湿止痛，和胃安神，具有中医特色，治疗慢性疾病，此种剂型值得尝试。

五、痿　证

（一）肝肾两亏证

华某某，女，50岁，盱眙淮河东路。

患者尿频尿急反复发作三年，周身关节疼痛一周，四肢活动无力三天入院，经入院检查后确诊为：低血钾症，慢性肾盂肾炎。刻症：肾病三年，近三天来，四肢痿软无力，手不能举，足不能行，口干喜饮，便干难解，面黄不华，脉沉细，舌苔淡黄。证属肝肾两亏，精血不足。治当：调补肝肾。方用四君子汤加减。

炒党参 12克　　炒白术 6克　　淮山药 9克　　炙黄芪 15克

大熟地 12克　　西当归 9克　　枸杞子 12克　　制首乌 9克

怀牛膝 12克　　大麦冬 12克

【按】肝肾乙癸同源，肾病多年，母病及子，肝肾同亏。肝主筋，肾主骨，故四肢痿软无力，手不能举，足不能行。肝藏血，肾藏精，精血亏虚，精液不足，所以，面黄不华，脉沉细，口干喜饮。肠腑失润，则便干难解。可见，其病机为：肝肾两亏，精血不足。证属痿证之范畴。治宗"治痿独取阳明"之意，以四君子汤加减，补气健脾，调补肝肾。

大医精诚万世师表

（二）肝肾亏虚、髓海不足证

吴某，男，68 岁，南京某公司退休职工。

右下肢乏力伴走路不稳半月。半月前，无明显诱因晨起乏力，右手不能持物，右下肢无力，走路不稳，头昏头晕，记忆力减退，时感胸闷，睡眠欠佳，大便难解，舌质淡暗，苔薄白，脉弦细。查头颅 CT 示：左侧脑室旁多发缺血灶，脑萎缩。既往有"高血压病"病史 1 年，血压最高达 150/90mmHg，未服用降压药。西医诊断：老年性高血压，脑萎缩。中医诊断：痿证。证属肝肾亏虚，髓海不足。治当：补益肝肾，化痰开窍。方用地黄饮子加减。

大熟地 15 克	山茱萸 10 克	巴戟天 10 克	川石斛 12 克
肉苁蓉 12 克	五味子 10 克	大麦冬 15 克	大白芍 9 克
云茯苓 15 克	石菖蒲 30 克	厚杜仲 15 克	炙远志 9 克
黄郁金 12 克	上肉桂 5 克	制附子 5 克	炙甘草 5 克

另外同时加用：非洛地平 5 毫克，每天 1 次。

二诊：服上方一周，临床症状未见明显改善，大便已 5 天未解，血压检测正常。上方加：全瓜蒌 20 克，以润肠通便，宽胸理气。

三诊：经治半月后，双下肢乏力，走路不稳，头昏头晕较前好转。二诊处方中加：川牛膝 12 克、金狗脊 15 克。

四诊：迭进补益肝肾，化痰开窍剂治疗后，临床诸症明显改善，为巩固疗效，原方配 20 剂，水泛为丸，每次 9 克，每天 2 次。3 个月后随访，患者病情稳定，能自理生活。

【按】《素问玄机原病式·五运主病》谓："痿，谓手足萎弱，无力以运行也"。临床上以上下肢痿弱较为多见，故称之为："痿躄"。"痿"是指肢体痿弱不用，"躄"是指下肢软弱无力，不能步履之意。《三因极一病证方论·五痿叙论》明确指出：人身五体内属五脏，若"随情妄用，喜怒不节，劳佚兼并，致内脏精血虚耗，荣卫失度……使皮毛、筋骨、肌肉痿弱无力以运动，故致痿躄"。明确点明："痿躄证属内脏气血不足之所为也"之病机。脑为髓海，肾精亏损，髓海不足，脑失所养，故头昏头晕，记忆力减退。心肾不交，故睡眠欠佳。胸闷、舌暗，为痰瘀所致。走路不稳，脉弦细，为肝阴不足，风动之表现。所以，治疗当以补益肝肾，化痰开窍为主。方中熟地、山茱萸补肾阴；肉苁蓉、巴戟天温补肾阳；附子、肉桂温补真元，摄纳浮阳；麦冬、石斛、五味子、白芍甘寒滋阴，兼治肉桂、附子之燥热；石菖蒲、郁金、远志、茯苓化痰开窍。由于患者主要表现为肾精不足，肢体萎弱不遂，故二诊时，加补益肝肾之牛膝、狗脊。可见，治疗任何疾病，只要辨证准确，药证相符，自能得心应手。

本例所用方剂为"地黄饮子"加减。"地黄饮子"出自金代刘完素《宣明论方》，主治："内夺而厥，舌喑而不能言，二足废不为用。肾脉虚弱，其气厥不至，舌不仁。经云喑痱足不履用，声音不出者。"药物组成：熟地黄、麦冬、石斛、五味子、山萸肉、巴戟天、肉苁蓉、制附子、肉桂、茯苓、远志、菖蒲，具有滋肾阴，补肾阳，开窍化痰的功效。主治下元虚衰，痰浊上犯之证。此方标本兼顾，上下并调，而以治下、治本为主。我们将此方应用于"脑梗死、脑萎缩（血管性痴呆）、脊髓空洞症、晚期高血压、格林巴列综合征"等治疗，均获效满意。

第二部分

临证医论精选

第一章　肝病的辨证论治

一、肝气郁滞与疏肝理气

肝为五脏之一，性喜条达，而恶抑郁，与胆相合，互为表里，藏血而主疏泄。“疏泄”即是疏通畅泄之意，所谓：“木性条达”，就是肝胆具有疏泄功能的概括。根据五脏相关理论，一旦发生肝气郁滞，疏泄失常，不仅肝（胆）本身产生病变，还可能影响到其他脏腑，而产生诸多疾病，涉及消化、呼吸、心血管、神经精神和内分泌等系统的疾患。

（一）肝

肝位于右胁下，其经脉络于胆，与胆相表里，开窍于目。巅顶、两胁、小腹和外生殖器等部位均属肝经分布之处，如若情志不畅，郁而不伸，意欲不遂，这些因素经常起作用或较强烈，即可引起肝气郁结。气机失调，升降不利，由气郁而直接导致气滞。郁于肝的本经则表现为胁痛，尤以右胁为多见，呈隐痛、胀痛或窜痛。横窜络脉则胸痛、乳房胀痛，甚则可引及肩、背、上臂等部位。如肝气郁聚之时，可表现为胸膈如阻，脘闷不食，在腹部可时而有气聚成瘕之状，患者可诉：腹部“有一团气块”，一会儿聚而按之有形，但一会儿又气散，按之柔软无形。少数病人肝气郁于颈脉，成为"气瘿"，病理因素主要是气郁而局部可呈微肿而有形。

（二）肝与脾（胃）

脾胃功能正常，有赖于肝胆的疏泄畅通，借以腐熟、磨化水谷，运化精微，以生气血。

肝气郁滞则脾胃运化受其影响。肝气犯胃则胃脘胀痛、隐痛、呕恶、吞酸、嘈杂；克脾则腹胀、便溏、腹痛而辄欲大便。这些都是"木郁克土"的常见症状。《金匮要略》："见肝之病，知肝传脾，当先实脾"的论述。既指明了肝与脾在病机上的密切联系，并提出"实脾"以治"未病"的重要原则。而叶天士则明确提出："肝为起病之源，胃为传病之所"，就是指肝气郁结容易导致胃病，欲疗胃疾，不忘治肝，实乃至理名言。

（三）肝与心、肺

《素问》有："肝受气于心"的论述，意即：肝脏功能正常，有赖于心脏气血的流通濡养，反之，肝气郁滞，疏泄失常，则可导致心的病变。在病理状态下，精神情志因素对内脏的影响最显著的是肝和心。因情志不畅可以导致心肝气郁，两脏俱病。心主血脉，脉宜通，肝气郁滞，有可能间接地引起心脉不通，心络瘀阻的病证。《素问·气厥论》曰："肝移热于心则死"和《灵枢·厥病》曰："肝心痛……与背相控"的论述，都是古人对肝与心在病理方面的相互影响而致病的重要描述，在临床上常可遇到因情志不畅，肝气郁滞导致或诱发心绞痛者，此时，配合应用疏肝解郁方药治疗，可明显缓解临床症状，增加疗效。此外，肝气郁滞，疏泄失常，也可影响肺的功能。一则肝气郁滞后可以化生肝火，木火刑金，肺金清肃失司，肺阴受损，甚则可以伤络，络伤血溢，而致出血（咯血）。二则肝经气郁，间接地使肺之通调失职，水液代谢和排泄发生障碍。而足厥阴肝经"其支者，复从肝，别贯膈，上注肺"（《灵枢·经脉》），也说明：肝肺密切相关，因此，临床上肝肺互为影响的病证颇为多见。

（四）肝与肾

肾藏精，司开阖，为调节、排泄水液，维持水液平衡的主要脏器。肾之开阖功能，有赖于肾的气化。肾的气化，也与肝的疏泄功能有关。朱丹溪在《格致余论·阳有余阴不足论》中归纳肝肾生理病理的联系谓："主闭藏者肾也，司疏泄者肝也"。疏泄不及，可引起小溲少、浮肿。肝气郁滞还可以影响肾主封藏的功能，导致妇女月经异常、男子遗泄等多种疾患。

（五）肝与腑

胆、胃、小肠、大肠、膀胱等均以疏通下降为顺，古人概括为："六腑宜通"。其生理活动无不与肝之疏泄有关。肝气郁滞可以导致诸腑多种病症。《黄帝内经》有云："是肝所生病者，胸闷、呕逆、飧泄、狐疝、遗溺、癃闭"，其中也有不少腑病。肝气郁滞可以导致六腑通降、传化失常。胆附于肝，同具疏泄功能，为清净之腑，以通降为顺。《太平圣惠方》曾曰："肝气有余则胆热"，若肝气郁滞，肝郁化火，或肝胆湿热蕴结，疏泄失常，影响胆液的正常运行和排泄，可引起胁痛、黄疸等症。湿热郁久不化，胆液凝聚，有结成砂石（胆道结石或胆囊结石）的可能。《素问·痿论》谓："肝气热则胆泄"。阐述了肝病及胆，胆液外泄，不循常道，可引起黄疸。

（六）肝与五体、窍络

肝病后，受其影响最显著者为筋与目。肝血不足，血不养筋，可引起筋急挛搐或痿，临床常见。若肝气郁滞，疏泄失常，精微不能充养于筋，同样也可以产生筋脉拘急、挛搐等症。肝主筋，筋主运动，肝病则筋易疲，痿软无力，故有"肝者罢极之本"之说。临床因情志不畅，突发抑郁而致抽搐拘挛，或疲乏无力之例并非罕见，即可说明肝与筋的密切关系，特别是肝气郁滞可以引起筋急或弛的病理改变。《灵枢·脉度》曰："肝气通于目，肝和则目能辨五色"。若肝气郁滞，失于疏泄，则可导致视力或辨色力异常。心肝之气郁结，肝气上逆，可致气厥、目珠浮动之症。也有患者气郁后呈现头痛、耳聋不聪、咬牙、头摇等症。有的肝郁病症则表现为巅顶痛、发胀、甚则不任按，项脉不利，脊强掣痛等症。此乃足厥阴肝与督脉会于巅顶之故。由此可见，肝病症状表现多端，必须认真探求病因，分析病机，才能作出正确的诊断。

（七）肝气郁滞的病机演变

肝气郁滞，其病在气，但随着病情的发展，其病机可发生演变。"气有余，便是火"，这是古人对肝气容易化火生热的概括。火炼津液，可成痰浊，气郁不达，津液停聚，亦可酿痰。气火上亢，阳气升张，可致肝风。所以，肝气、肝火、肝风三者密切联系，肝气郁滞是先导，是病理上的原发因素。此外，气病及血，可致血瘀。由此可见，肝气郁滞这一病理改变，可演变成痰和血瘀，化火而可发展为肝风，从而产生种种病症。所以，应重视精神情志的调摄，以维护肝脏正常的疏泄功能，勿使肝气郁结，以防诸病发生。既病之后，应尽早诊治，疏调气机，解其郁滞，以免病情发展或加重。

（八）疏肝理气法的应用

《景岳全书》之柴胡疏肝散是疏肝理气的常用代表方剂。此方以张仲景四逆散（柴胡、枳壳、白芍、甘草）为基础，加香附、川芎，本方疏肝理气而兼和胃，辛散酸甘，擅于行气解郁去滞，兼可理血。且不损胃、不破气、不滋腻。临床应用时，还应如法炮制，如柴胡用醋炒，枳壳、川芎需炒用等。

柴胡按其性状不同，分别称"北柴胡"与"南柴胡"。味苦辛平微寒，入心、肝、脾三经。气薄主升，味辛主泄，气升为阳，主阳气下陷，能引清气上行，善于治疗气虚清阳不升之眩晕、头痛。辛行苦泄，性善条达肝气，疏肝解郁，擅长治疗气滞不畅之胸痹胁胀。《滇南本草》谓其能"除肝家邪热，痨热，行肝经逆结之气……"，柴胡治疗肝气郁滞所致之此类病证尤为其长。气滞主要由于情志内郁，或痰湿、食积、瘀血等阻滞，影响气之流通，形成局部或全身的气机不畅或阻滞，凡此类病机而致病者，皆可用柴胡疏泄气机。古人常以柴胡配白芍，柔肝与疏肝同用，复肝生理之常，渊出"四逆散、逍遥散"也用之。治肝郁气滞、土弱血虚所致心悸，每用而效验。若气滞日久，血流不畅之脉络瘀滞，发为胸痹等症，采用王清任"血府逐瘀汤"加减。方用柴胡，有人谓其性升，多舍不用；其实柴胡与桔梗之升，与牛膝、枳壳之降，巧为配伍，能调畅气机，开通胸阳，有行气活血之妙。

临床常与郁金、香附配伍，用治肝气郁结所致的精神抑郁、情绪不宁、女子月事不调、经前乳胀、脘腹胀痛、吞酸嗳气、不思饮食、大便不调、舌红苔薄腻、脉弦等症。如与枳壳、桔梗、红花、丹参等配伍，用治气机郁结所致的心悸胸闷、情志抑郁、两胁作痛、咽喉堵塞、月经不调、乳房胀痛、舌红苔薄、脉弦细结代等。与川芎、当归、赤芍、桔梗、牛膝同用，治由情志所伤，气滞血郁所致的心脉瘀阻、胸痹胸闷。用于肝气郁滞而致的头晕目眩、心烦易怒、面红目赤、舌红苔薄，常配赤白芍、当归、苍白术、茯苓、枳壳、桔梗，如逍遥散。还可用于气虚清阳不升的眩晕，伴见神疲乏力、少气懒言、舌淡红、边有齿印、脉细，常配升麻、黄芪、人参，如补中益气汤。

大医精诚万世师表

柴胡解表退热宜生用，且用量宜稍重，疏肝解郁宜醋炙，升阳可生用或酒炙，其用量均宜稍轻。柴胡其性升散，古人有："柴胡劫肝阴"之说，阴虚阳亢、肝风内动、阴虚火旺及气机上逆者忌用或慎用。

二、急性肝炎的辨证论治

急性肝炎即指传染性肝炎，又称病毒性肝炎（现代医学分甲、乙、丙、丁、戊五型），以下只从中医方面进行阐述。其分为：急性黄疸型肝炎和无黄疸型肝炎两类。黄疸型肝炎，属于中医学的"黄疸"范围，以目黄、身黄、小便黄为特征，《黄帝内经》有："溺黄赤……目黄者，曰黄疸"之说。无黄疸型肝炎，与中医学的"胁痛、郁症、肝胃气痛"等相类似，以右胁下疼痛，脘腹胀闷，身体倦怠等为特征。

（一）病因病机

饮食不节，脾失健运，积湿生热，湿热熏蒸肝胆，疏泄不利，胆汁外越发为黄疸；湿阻中焦，肝失条达，肝脾不和，湿阻气滞。所谓："湿"，"湿"为长夏之气（大暑至白露），但一年四季都有，如长期阴雨、住处潮湿、水中作业，都可以成为湿邪而致病。湿的特性：湿为阴邪，黏腻淹滞，不易渗化，得温则化，得阳则宣。

为什么饮食不节则脾失健运？脾的功能是主运化升清，主肌肉四肢，统血，开窍于口。所谓：主运化，是指脾能运化水谷与水湿。如果脾胃素弱，加上饮食不节，影响脾胃的运化功能，自然就脾失健运，湿从内生（湿分内湿和外湿），积湿可以生热，湿热郁蒸，阻碍肝胆疏泄功能，迫使胆汁外越（血分和皮肤），侵入肌肤而发为黄疸。《金匮要略》曰："黄家所得，从湿得之。"如果感受病邪严重（包括内因和外因），热毒炽盛，内陷营血、心包，则成为"急黄（急性重症肝炎）"，为阳黄之重症。

什么叫"阳黄、阴黄"？大家知道，黄疸包括多种疾病。这里顺便提一下中医对黄疸的分类，黄疸分类始见于《金匮要略》，《金匮要略》黄疸篇有：黄疸、谷疸、酒疸、女劳疸、黑疸之分，后人统称《金匮要略》五疸。中医是从症状上来区分的，到了隋朝，巢元方根据黄疸发病情况和所出现的不同症状，区分为二十八候。宋《圣济总录》分为九疾三十六黄（当然，这种分类有很多不属肝病），由于黄疸分类过于繁复，临床上难以掌握，元代罗天益按照黄疸的性质将其分为"阳黄、阴黄"二大类。什么叫"阳黄、阴黄"？黄如橘子色，发热、口渴、便秘、脉数等为阳黄；黄色晦暗如烟熏（有人形容如桃李枝色），身倦畏寒，脉沉迟或细，舌苔薄白或质淡为阴黄。阳黄是湿热熏蒸，浸渍肌肤；阴黄是寒湿阻遏，脾阳不振（多数是由阳黄迁延而来），以致湿从寒化，寒湿内郁。据临床所见：阴黄大多见于肝、胰头癌、化脓性梗阻性胆管炎、淤胆型肝炎等。

（二）治疗原则

阳黄以清热利湿为主，阴黄以健脾温化为主。这样对辨证施治可以执简驭繁，所以，临床上一般把黄疸分为阳黄和阴黄。

为什么湿阻中焦，则肝失条达？中焦包括脾胃。肝喜条达，如果湿困脾胃，则可以阻遏肝之疏泄条达作用，形成肝脾不和湿阻气滞证候。

总之，黄疸型、无黄疸型肝炎的病因病机是：始而湿热蕴脾，继及于肝，以致肝脾不和，而后再由肝及脾（肝病传脾），形成肝脾两伤（此时，既可形成气阴两伤，亦可形成肝阴不足）。渐而气滞血瘀（由气及血，肝藏血也），湿瘀化水，气血水互相搏结，而形成癥积、臌胀（相当于现代医学之：肝硬化，肝癌，肝腹水）。这是肝病整个过程，所以，中医对肝炎的分型不是今天所讲的几型，下面只讲急性黄疸型和无黄疸型。

（三）辨证施治

1. 急性黄疸型肝炎

面目一身尽黄，其色鲜明如橘，右胁下隐痛不适，胸膺痞闷，食欲不振，口泛苦味，大便自调，小溲浑黄，脉濡数，舌苔薄黄。湿热熏蒸，脾失健运，肝失疏泄，胆汁外越。治当疏肝运脾，渗利湿热。茵陈四苓散加味：

西茵陈30克	炒苍术10克	炒白术10克	福泽泻10克
车前子12克(包)	陈橘皮5克	制香附10克	黄郁金12克
广木香5克	炒枳壳6克	玉米须12克	猪茯苓各10克

【证候分析】湿热熏蒸，胆汁外溢于肌肤，故身目发黄

似橘；肝气失于疏泄，右胁下隐痛；湿困脾胃，运化失司，所以，胸膺痞闷，食欲不振；肝胆之热上升故口苦；湿热下注膀胱，故小溲浑黄；脉濡数属湿、属热；舌苔薄黄是湿热内蕴之象。所以，病机为湿热熏蒸，脾失健运，肝失疏泄，胆汁外越。按此型属湿热并重型。因此，治法是：疏肝运脾，渗利湿热。

【方药分析】茵陈清热利湿，苦燥湿，寒胜热，入太阳膀胱经，渗利太阴、阳明之湿热，为治黄疸之君药。苍术、白术健脾燥湿；泽泻、猪苓、茯苓、车前子、玉米须渗利湿热。《金匮要略》有："诸病黄家，当利其小便"。后人有："治疸不利小便，非其治也，小便利白，其黄自退"之说。所以，渗利湿热，为治疗黄疸必用之品。陈皮和胃理气，香附、木香、枳壳、郁金疏肝理气止痛，其中香附能行血中之气，郁金并能解郁破瘀，这样肝脾湿热都照顾到了，而且是渗利湿热为主。

【加减】①胸闷呕吐，舌苔白腻为湿重于热，原方去白术、玉米须，减轻茵陈剂量（茵陈苦寒，重用则阴与阴合，前面讲过"湿"是得温则化，得阳则宣），加姜川朴 10 克（下气宽胸）、姜半夏 10 克（和胃燥湿）；两药都辛温，能泻湿满（指川朴）；②发热口渴，便秘，脉弦数，舌苔黄腻为热重于湿，原方去苍术、白术，加大黄 10 克、山栀 6 克、板蓝根 30 克，大黄能泻血分实热，山栀能清郁热，板蓝根能清热解毒，现在药理研究认为其具有抗病毒作用；③病程迁延日久，黄色晦暗，胸闷腹胀便溏，畏寒身倦，脉沉细或沉迟，舌苔白滑或质淡（阳虚寒湿不化），是脾阳不振寒湿内郁发黄，治宜茵陈四逆汤加味。阴黄不宜过利小便，太过则可引起肾水枯竭，面目黧黑。

2. 重症肝炎、亚急性重症肝炎（又称：亚急性黄色肝萎缩）

始而恶寒发热，继之全身黄染，口渴烦躁，神昏谵语，甚则衄血、便血，皮肤出现斑疹，脉弦数，舌苔黄燥。热毒内陷，深入营血。治当清热解毒，凉血开窍。犀角地黄汤加味。

犀　角 2.4 克　鲜生地 60 克　京赤芍 12 克　粉丹皮 12 克

上川连 3 克　黑山栀 12 克　西茵陈 30 克　黄郁金 12 克

石菖蒲 15 克　板蓝根 30 克

另：安宫牛黄丸、至宝丹各 1 粒研末，分 2 次随药汁下。

【证候分析】时邪诱发，故初起恶寒发热，由于感邪严重，所以随即热毒炽盛，内扰肝胆，胆汁外溢，故全身黄染；热灼津液，故口渴，舌质红，苔黄燥；热邪上扰心包，故烦躁神昏、谵语；热入营血，可见斑疹；血热妄行，故衄血、便血；脉弦为肝旺，数属热。所以，综合病机为热毒内陷，深入营血。

所谓"营血"，卫气营血分证，是中医对温病（指热性病）的辨证纲领，是根据叶天士"在卫汗之可也，到气才可清气，入营犹可透热转气，入血就恐耗血动血，直须凉血散血"来的。把"温病"的各种证候划分为"卫、气、营、血"四个类型，便于临床辨证施治。

【方药分析】犀角地黄汤是清热解毒、凉血止血，黄连、山栀、茵陈、板蓝根清热利胆解毒，郁金、菖蒲解郁开窍。

安宫牛黄丸（吴鞠通方，由牛黄、犀角、郁金、黄连、山栀、朱砂、雄黄、黄芩、珍珠、麝香）功用清热解毒，开窍安神（清热优于至宝丹），至宝丹（出自《和剂局方》，由犀角、玳瑁、琥珀、朱砂、雄黄、冰片、麝香、牛黄、安息香），功用祛痰开窍，辟秽解毒（开窍优于安宫牛黄丸）。

3. 无黄疸型肝炎

右胁下隐痛，胸膺痞闷作恶，食欲不振，疲劳肢倦，大便自调，小溲淡黄，脉沉弦舌苔薄腻。湿困脾胃，肝郁气滞。治当疏肝理气，运脾化湿。柴胡疏肝散加减：

炒柴胡 15克　京赤芍 10克　大白芍 10克　川楝子 10克

延胡索 10克　炒苍术 10克　炒白术 10克　姜半夏 10克

炒枳壳 6克　制香附 10克　黄郁金 10克　广木香 6克

玉米须 12克　陈橘皮 6克

【证候分析】肝脉布于两胁，右胁为肝之所居，肝气郁滞，疏泄失司，故右胁下胁痛；脾主运化水谷与水湿，脾运不健，湿困中焦，故胸膺痞闷作恶，食欲不振；脾主四肢，脾受湿困，故疲劳肢倦。小溲淡黄为湿热下注，脉沉属里，弦为肝脉，苔薄腻为湿阻现象，所以，病机为湿困脾胃，肝郁气滞。

【方药分析】柴胡、郁金疏肝（和血）解郁；赤芍、白芍活血柔肝止痛；香附、木香、川楝子、元胡索理气止痛；苍术、白术健运脾胃；半夏、陈皮、枳壳和胃燥湿理气；玉米须渗利湿热，合而为疏肝理气，运脾化湿。

无黄疸型肝炎的治疗问题，有许多单方、验方：如垂盆草、茵陈、板蓝根、夏枯草、蒲公英、石打穿、糯稻草、车前草、芦蒿等，均可任选一至二种煎服，还有五味子降酶，据临床观察有效，但要注意脾胃症状。关于慢性迁延型肝炎，中医学中属于：肝病传脾，肝脾两伤，肝阴不足，气滞血瘀，湿瘀搏结化水等型，书中其他相关章节将有介绍。

三、慢性肝病的辨证论治

（一）对慢性肝病的认识

在祖国医学文献中无"慢性肝病"之病名，根据其临床症状特点，属于中医"胁痛、黄疸、臌胀、癥瘕"之范畴。现代医学所谓的慢性肝病，是指病程超过 6 个月以上，肝组织病理学呈实质性改变的一类疾病。乃指一类疾病的总称，其中包括：慢性肝炎、酒精性肝病、脂肪肝、寄生虫性肝病、肝硬化、原发性肝癌、代谢性肝病等一系列疾病。其中慢性肝病包括：慢性病毒性肝炎、慢性自身免疫性肝炎、慢性药物性肝炎等；酒精性肝病有慢性酒精性肝炎、酒精性肝硬化、酒精性脂肪肝等；肝硬化有肝炎后肝硬化、血吸虫性肝硬化、胆汁性肝硬化之区别；寄生虫性肝病有血吸虫、华支睾吸虫等不同；代谢性肝病的种类繁多，以肝豆状核变性（某些微量元素缺乏所致）、药物性肝损害、血色病相对多见；此外，一些其他脏器的慢性疾病引起的肝脏慢性损害，也列入本病范围。

中医所说的肝，不仅是解剖概念，更重要的是一个功能活动系统。肝居胁下，胆附于其中，肝脏功能广泛，"主疏泄、藏血、主筋、开窍于目，其华在爪，其性刚强，喜条达而恶抑郁"。血液贮藏与调节，筋骨关节之屈伸，脾胃之气的升降出入，精神情志之调畅，目之视物明暗等，均与肝之生理功能密切相关。所谓肝病，是指肝脏（包括胆囊）的生理功能及肝胆经络病理变化所表现出的一切病症之总称。而缠绵不休、久治难愈者则属于慢性肝病。

中医对慢性肝病的认识已进入了一个崭新的时期，现代中医学不仅继承和发掘了传统的祖国医学理论，而且摆脱了某些传统医学的束缚，引进了现代科学技术，将传统的中医药理论与现代医学知识有机地结合起来，如采用中医辨证与西医辨病相结合、微观辨证与宏观辨证相结合，重视对肝病证型的研究、药物作用机制的研究、治疗方法学的研究，从而形成了肝病的中医治疗特色。

（二）病因病机

慢性肝病涉及面广，病变也较为复杂，从中医角度看，肝病的病因包括内因、外因两大方面，外因多由感受湿热疫毒之邪，饮食不节所致，内因多与素体虚弱，内伤、不足有关。《灵枢·百病始生第六十六》指出："风雨寒热，不得虚，邪不能独伤人。猝然逢疾风暴雨而不病者，盖无虚，故邪不能独伤人。此必因虚邪之风，与其身形，两虚相得，乃客其形……。"说明了正气盛衰与发病的密切关系。

1. 湿热郁结

湿热之邪郁结肝胆，主要是指黄疸中阳黄的病因病机，古代医家在临床实践中认识到：黄疸之成与胆汁外泄有关，故将其归入肝、胆病范畴。阳黄之证，以外感湿热为主，《素问·六元正纪大论》谓："湿热相交，民当病瘅，瘅者黄也。"湿热交蒸，肝胆失于疏泄，而成黄疸。阳黄之证以黄色鲜明如橘皮为特点，多伴有发热证候。孙思邈把黄疸列为时行热之列，说："凡遇时行热病，必多内瘀着黄。"可见，其所指与现代临床之急性黄疸型病毒性肝炎相同，如湿热外感，郁结日久，又得寒气外来，伤及正气则成慢性肝病。因此，湿热之邪为引起慢性肝病的主要成因，并始终贯穿慢性肝病的全过程。

2. 情志内伤

人的精神情志活动过度，可伤及有关脏腑而发病。肝主疏泄，有调畅气机的功能，而气机调畅，气血畅达关系到人的精神状态舒畅开朗，故肝与情志活动关系尤为密切。在病理情况下，由于情志致病，都会导致气机紊乱，影响血液运行，因此，情志过度均可伤及肝之疏泄功能。因情志内伤引起肝病的主要表现为：一是情志过亢而导致肝的疏泄太过，肝气有余，肝火上逆，而成气血逆乱之证；二是忧思抑郁，导致肝的疏泄不利，气机阻滞形成肝气郁结，表现为各种郁证；三是悲哀、思虑过度可损伤肝气，导致肝气虚而表现为肝魂不藏、筋相不用或饮气不行诸证。

3. 劳伤虚损

正常劳动和运动，有助于气血流通而增强体质，但过度劳累可损伤正气而引起疾病。导致肝病的过度因素，包括：

劳神过度、劳力过度和房劳过度三方面，此外，大虚久病损伤也是导致肝病的重要因素之一。

4. 饮食失调

过食油腻甘味，是导致肝病的重要因素之一。因为，肥甘厚味则易积滞化热，生湿生疮。湿热困于脾胃，熏蒸肝胆，影响肝之疏泄，可导致脂肪肝等顽疾；过度饮酒，对肝脏损害尤甚，《灵枢·论勇》说："酒者，水谷之精也，其气悍而有大毒，入于胃则酒胀气逆，上逆于胸，内熏于肝胆，故令肝浮胆横，而狂悖变怒，失于常性，故云恶酒也"。可见，古人早就认识到饮酒过量可以致病，即现代医学所谓：酒精性肝病。

5. 病理产物致病因素

（1）痰饮

痰饮的形成，是肺、脾、肾、三焦气化功能失调，水液输布障碍，停于体内，聚浊而成。肝之疏泄不利，水道不畅，气津不化可产生痰饮，而痰饮也是产生和加重肝病的主要因素。

（2）瘀血

肝主疏泄，又主藏血，肝病无不关系气血。气滞血瘀则是其中一个重要的病理变化。与肝病有关的瘀血形成，主要与外伤及其他脏腑病变，以及肝本身疏泄功能失常因素相关。瘀血形成后，一方面可作用于肝，进一步影响肝的疏泄功能；另一方面则可产生并发症。由此可见，痰饮、瘀血之病理产物，其形成过程与肝之疏泄功能失调有关，一旦形成，停滞体内，则可成为肝病的致病因素，进一步影响肝脏的疏泄功能。

6. 药邪致病因素

药邪致病因素对肝病的发生、发展也具有很大影响。古人对此也十分重视，如误补、误泻、过用苦寒或攻伐等。

（三）辨证施治

慢性肝病的病机不外乎正虚邪恋和气血失调两个方面，辨证时应注意：辨清虚实寒热；辨明标本缓急；辨气血失调与否。临床上慢性肝病的常见证型包括：肝气郁结证、肝阴（血）不足证、肝风内动证、肝胆湿热证、肝郁脾虚证、肝胃不和证、寒湿阻遏证、肝胆瘀热证、痰湿瘀结证、肝郁血瘀证、瘀血内阻证、肝肾阴虚证、热盛动血证、阴绝阳脱证等。为了执简驭繁，便于掌握，根据我们临床所见，将慢性肝病分为"肝郁脾虚型、湿热蕴结型、肝肾阴虚型和气滞血瘀型"四个证型[①]。其中以肝郁脾虚型最多，其次是肝肾阴虚型和气滞血瘀型，湿热蕴结型最少。在观察舌苔、脉象时发现：HBsAg持续感染者舌质多为正常，少数病例舌质红，但呈现苔薄白；慢性肝炎中湿热蕴结型为薄黄苔；肝肾阴虚型舌质多较正常或舌质偏红，或边有齿印；肝郁脾虚型或少数肝肾阴虚型以及气滞血瘀型舌质有紫气，或舌边带有紫

---

① 张三川. 慢性肝炎与中医辨证分型的关系. 吉林中医药杂志，1999，（3）.

斑、瘀点，这与病程长、病情反复、脾肿大、门静脉瘀血、血黏稠度增高以及微循环障碍有关。脉搏弦滑者都存在肝痛或有血瘀证象，尤其在慢性肝病中，大多数有肝气郁结、疼痛、血瘀及肝功能损害，这些均为弦脉产生之因素。

1. 肝郁脾虚型

右胁下隐痛，脘腹痞满，胸闷太息，食欲不振，头昏乏力，少气懒言，四肢倦怠，大便溏薄，日行1~2次，午后下肢浮肿，舌边齿痕，苔薄腻，脉细而弦。肝病日久，木郁克土，脾受其制。治当疏肝健脾，理气化湿。逍遥散合香砂六君子汤加减。

炒柴胡6克	炒白术20克	云茯苓12克	川楝子10克
延胡索9克	制香附12克	白扁豆12克	煨木香6克
大腹皮9克	紫丹参15克	炒枳壳10克	谷麦芽各10克

2. 湿热蕴结型

始而寒热，继之面目一身尽黄，口渴心烦，右胁下疼痛，脘腹痞闷，恶心厌食，肢体倦怠，大便溏薄不畅或干结，小溲黄赤，舌苔薄黄或腻，脉弦滑或数。湿热内蕴，熏蒸阳明，胆热液泄。治当清热利湿。茵陈蒿汤合栀子柏皮汤复方加减。

西茵陈15克	炒山栀12克	川黄柏5克	生大黄6克(后下)
炒柴胡10克	川楝子12克	京赤芍9克	猪茯苓各12克
延胡索12克	生薏仁15克	炒白术9克	炒枳壳9克
玉米须15克			

大医精诚万世师表

3. 肝肾阴虚型

胁痛隐隐，头晕目眩，潮热或五心烦热，齿血鼻衄，筋惕肉润，腰膝酸软，男子遗精，女子经少经闭，舌体瘦，舌质红少津，苔花剥或少苔，或光红无苔，脉弦细数无力。肝肾阴虚。治当养血柔肝，滋阴益肾。一贯煎合六味地黄汤加减。

大生地 15克	山萸肉 10克	南沙参 12克	大麦冬 12克
枸杞子 12克	肥知母 10克	大白芍 15克	川黄柏 5克
炙龟板 20克	炙鳖甲 20克	女贞子 12克	炒白术 30克
川楝子 15克	制首乌 15克	陈橘皮 9克	

4. 气滞血瘀型

胁肋刺痛拒按，固定不移，右胁（或左胁）痞块，头昏肢倦，面色晦暗，头颈胸部可见赤缕红丝，手掌红如朱砂，女子经行腹痛，经水色暗有块，舌质紫黯或有紫斑，脉沉细弦涩。肝郁血瘀，脾胃不和。治当活血化瘀，理气健脾。桃红四物汤合鳖甲煎复方加减。

桃仁泥 12克	杜红花 9克	西当归 10克	赤白芍 各10克
大川芎 10克	紫丹参 20克	川楝子 12克	柴胡根 9克
炙鳖甲 20克	延胡索 15克	炒白术 20克	炒枳壳 9克
制香附 10克	云茯苓 15克	陈橘皮 9克	

（四）临诊要点

1. 慢性肝病一般病程较长，病情错综复杂（以上四个证型远不能代表全部，但若能熟练掌握"黄疸、胁痛"章节中相关内容，自能运用自如，得心应手）临床表现很难以某一证型来概括，往往两个或两个以上证型同时存在，如：常见的肝郁脾虚型，每多兼有湿热内蕴或瘀血阻络之证；有时候，甚至可见肝肾阴虚型，可与湿热内恋这一相对矛盾的两种症候同时并见。阴虚型病人未必没有血瘀，血瘀型亦可兼有阴虚见症。更何况，此型治疗时间长了，亦可转为其他证型，如清热利湿过甚则会劫津伤阴，辛燥过度亦会耗气劫津。所以，在整过治疗过程中，若固定处方，一用到底，是不妥当的，亦不符合中医之辨证施治原则（上述证型例方只能作为参考），临证时，应该"观其脉证，随证治之"。必须几个证型合参，有是症用是药，根据临床见症的变化而不断进行调整，使处方与病情更为贴切。这才是中医之精髓，亦是治疗慢性肝病的准则。

2. 肝郁脾虚型是慢性肝病中最多见的证型，所以，疏肝健脾法亦是本病最常用的治疗法则，问题是如何把握肝郁和脾虚这二者之间的关系和轻重。若病位偏于肝，则多见肝气、肝火甚至肝风，治当侧重治肝，或疏肝或养肝，随症选用；若病位偏于脾，则为脾虚湿困，中气下陷，脾阳不振诸症，治宜侧重在脾，如健脾运湿、补中益气、温中补中等。

3. 脾胃为后天之本，升降出入之枢纽，既能运化水谷精微以营养全身，又可运化水湿而不致潴留。据临床所见，绝大部分慢性肝病患者（包括乙肝病毒持续感染者）都有一系列的脾虚症状存在，如乏力、易疲劳、不胜劳累等。所以，调治脾胃在治疗慢性肝病中占有极其重要的地位。治脾之要，贵在运脾，脾气得运则诸脏不郁，升降复常、三焦宣达、决渎通行，而郁滞得开。更何况健脾益气可以提高机体免疫功能，调整人体脏腑功能，有利于抑制病毒复制。

4. 湿热之邪胶固难化，缠绵不已，往往贯穿在慢性肝病的全过程中，是导致本病难以骤愈的一个重要因素。若处理不当，又易耗气、劫津、伤阴、瘀阻，变端百出。所以，清除湿热是治疗本病的一个关键环节。其治疗方法颇多，如健脾运湿、清热利湿、苦温燥湿、苦降辛开、芳香化湿、淡渗利湿、理气化湿、温阳化湿、甚至滋阴渗湿等，临床上随证选用。但是，当注意两点：一是祛湿务尽，以防复燃；二是利湿不能太过，以免伤阴。正确掌握分寸，中病即止，极为重要。

5. 黄疸之深浅在慢性肝病中往往可以预示疾病的轻重和预后。黄疸深重者病情较重，预后较差；黄疸轻浅病情较轻，预后良好；若黄疸日趋加深，预示着疾病的进一步发展，极有可能发生肝性昏迷或出血，预后极差；若黄疸迁延日久难消，必损伤脾胃阳气，渐致湿浊瘀阻而发生癥块。黄疸的发生，张仲景概括为"热、瘀"两个字，临床所见亦确实与此二者关系极大（阳虚之阴黄在临床中所占比例极小）。所以，治黄疸之法大多从"热、瘀"两字着手，茵陈蒿汤、栀子柏皮汤是两张经常使用的名方。若黄疸较深难愈者，可在辨证处方中加赤芍、丹参、半枝莲等，往往能使黄疸逐渐消退，此乃"治黄必治血，血行黄自却"是也。

6. 胁痛是慢性肝病病程中一个比较多见的症状，若通过辨证施治，其他症状明显改善，而胁痛未除者，则应考虑为肝络瘀阻所致，非一般理气舒肝之剂能效。宜选用：四逆散（柴胡、枳实、白芍、甘草）合瓜蒌散（全瓜蒌、红花、甘草）加当归、泽兰、旋覆花、延胡索、黄郁金等，往往能获得满意的疗效。

7. 慢性肝病期间，其血瘀情况常易被忽视，有医认为必见癥积方有瘀阻。其实不然，早在《金匮要略》中就有"瘀热于里，身必发黄"之训，可见即使是急性肝炎，亦存在瘀血现象。同时，久病入络，这是任何疾病的必然转化，肝病亦不例外。所以，临诊时宜在辨证的同时，适当配合活血通络之法，根据血瘀程度，或行血活血或破气逐瘀，以达到祛瘀治病之目的。具体法则有：清热祛瘀、疏肝祛瘀、化痰祛瘀、化湿祛瘀、养阴祛瘀、温阳祛瘀、益气祛瘀、养血祛瘀、消癥祛瘀诸法，随证选用。注意中病即止，以免过剂伤正。

8. 肝藏血，体阴而用阳，故肝病伤阴者极多。特别是慢性肝病，常常由于湿热毒邪久蕴伤阴，或在治疗过程中过用理气、渗湿、破瘀药耗气劫津。可以说，慢性肝病每多是阴虚邪恋之候，阴越伤则病越重，甚至引起肝性昏迷、出血。所以，临床用药必须牢记这一原则，做到清热务尽、理气不伤阴、利湿不过剂、破瘀必顾正。对于肝阴不足者，治宜柔润，贵在守方缓图，常可取得较好的效果。

9. 阴虚湿困是慢性肝病中比较麻烦的一个证型。据临床所见，既有困倦乏力、纳少便溏、腹胀或腹水、苔腻等湿困症状，又有口干咽燥、五心烦热或午后低热、盗汗失眠、腰膝酸软、鼻衄齿血、舌红绛少津等阴虚现象。欲化其湿，恐更伤其阴；欲滋其阴，则又碍祛湿，治疗颇为棘手。此时，当根据其湿困与阴虚的轻重程度，分别采用：或先治其湿后滋其阴；或先养其阴后祛其湿；或祛湿养阴同治，但用药不宜太重，轻剂缓图，日久图功。

10. 肝阳不足，在慢性肝病中并不常见，但也不应该遗忘。肝阳不足，机能减退，肝病难以恢复。治应温润，养肝补虚，以助正气生发，盖阳气一升，则生化机能得复，疾病自能康复矣。

第二章　临证论文精选

一、中西医结合治疗急性病毒
　　性肝炎 57 例体会

在临床工作中，我们随机采用"中西医结合"治疗急性病毒性肝炎 57 例，同时用单纯西药治疗 25 例为对照组，观察结果：二组在改善临床症状、降酶、降浊度和治愈率方面。治疗组明显优于对照组（$P<0.01$）。

（一）临床资料

治疗组 57 例，男 37 例，女 20 例，年龄 3 个月~70 岁。平均 17.5 岁（中位数法）。对照 25 例，男 16 例，女 9 例，年龄 3 个月~38 岁，平均 20.3 岁。本组病例的诊断标准与分型按 1990 年全国病毒性肝炎专题学术会（上海）会议标准。

两组病例中计急性黄疸型 61 例：急性无黄疸型 21 例：HBsAg 阳性 7 例，阴性 75 例。治疗组 57 例中，辨证属阳黄热重于湿者 28 例；湿重于热者 16 例：无黄疸型则属肝郁脾虚型 13 例。

两组临床症状，治疗组和对照组分别为：纳减 55 例、25 例；乏力 46 例、25 例；恶心呕吐 30 例、6 例；肝区肿痛

15 例、10 例；发热 28 例、5 例；尿黄 51 例、24 例；黄疸 44 例、18 例；肝区叩痛 39 例、7 例；肝肿大 40 例、15 例；脾肿大 6 例、2 例。治疗组和对照组分别为最长 20 天（1 例、3 例），最短 4 天（15 例、2 例）；平均 7.5 天，经统计学处理差异显著（$P<0.05$）。每 15 天为 l 疗程。其肝功能恢复情况治疗组和对照组别分为：15 天 8 例、0 例；30 天 36 例、10 例；45 天 11 例、10 例；60 天 2 例、5 例，治疗组恢复较快。

（二）治疗方法

对照组：单纯予以肝太乐，西利丙胺，维生素 C 等西药治疗。治疗组在上述西治疗基础上予以中医药辨证治疗：

1. 阳黄热重于湿型：以黄疸、发热口渴，便秘溲黄，脉弦滑，苔黄腻等为主症。治以清热利湿。茵陈蒿汤加减：基本方为：西茵陈 30 克，焦山楂、云茯苓、福泽泻、车前子、黄郁金各 10 克，丹参 30 克、广木香、炒枳壳、炒柴胡各 6 克，板蓝根、大黄各 15 克。如药后热退便通，原方山楂、大黄各减为 5 克或随证加减。

2. 阳黄湿重于热型：以黄疸，色如橘子，四肢倦怠，胸闷纳呆，恶心呕吐，便糖或秘，肝区叩痛，脉弦滑，苔白腻等症为主。治以运脾燥湿。茵陈四苓散合平胃散为基本方：西茵陈 20 克、炒苍白术（各）、川厚朴、陈橘皮、炒枳壳、广木香各 6 克、姜半夏、黄郁金、云茯苓、福泽泻、延胡索、玉米须各 10 克。

3. 肝郁脾虚型：以右胁痛，胸闷腹胀，纳差溲黄，倦怠乏力，脉弦细、舌苔薄腻等为主。治以疏肝运脾，四逆散合平胃散为基本方：炒柴胡、赤白芍（各）、炒枳壳、炒苍白术（各）、川厚朴、青陈皮各 6 克，黄郁金、福泽泻、车前子、延胡索各 10 克、土茯苓 30 克。

　　患者每天口服中药一付，煎成 500 毫升。分早、晚 2 次口服。若黄疸深，病情重者每天 2 剂。以 15 天为 1 个疗程。超过四个疗程肝功能仍不正常者，作为无效病例。

（三）治疗结果

　　治疗组和对照组分别为：临床治愈 50 例、5 例；好转 5 例；无效 2 例其有效率分别为：96.5%、80%，经统计学处理有显著差异（$P<0.01$）。

（四）临诊体会

　　1. 病毒性肝炎属于中医"黄疸""胁痛"范畴，中医认为：是由于脾虚健运失常，内外湿邪郁结。导致肝胆疏泄失司，气机郁滞所致。所以，我们分别采用清热利湿、运脾渗湿、疏肝运脾运脾等为主要治则。以茵陈蒿汤和茵陈四苓散、平胃散、四逆散等为主方，随证加减，并配合常用护肝药物，使其相辅相成。结果治疗组在改善临床证状，恢复肝功能，缩短疗程方面均明显优于对照组。

　　2. 病毒性肝炎是一个自限性疾病。尤其是急性病例的自然恢复倾向更为明显，所以，用药治疗的目的是以减轻症状，缩短疗程，促进肝功能恢复为主，我们用中西医结合方法探索其治疗效果，观察结果表明，优于西药组。说明中西医结合治疗病毒性肝炎有它一定的优越性。但必须指出：应用中药不能固执一方一药，而应重视辨证施治。其次对药物性能的配伍也是必须注意的一环。

二、四君子汤加减治疗慢性活动型肝炎32例小结

慢性活动型肝炎（简称慢活肝）目前国内外尚无满意的治疗方法。近几年来，我们采用辨病与辨证相结合，相对固定处方，以四君子汤加减为主，西药护肝为辅，治疗慢活肝32例。并设置对照组26例，作了系统观察，兹报告如下：

（一）临床资料

1. 一般资料：全部为住院病例，治疗组32例，男性24例，女性8例，年龄14~50岁。对照组26例，男性17例，女性9例，年龄15~59岁。

2. 诊断标准：本组病例按1984年全国病毒性肝炎专题学术（南宁）会议的诊断标准治疗组32例中，有14例肝活检证实。

（二）治疗方法

对照组单纯予肝泰乐、水飞蓟、维生素C和肝炎灵等四

药治疗。治疗组则在上述基础上加中药治疗。根据慢活肝常见的胸闷纳差、疲劳乏力、肝区隐痛等症状，以四君子汤为基本方，药物组成：炒党参 15 克，炒白术 30 克，云茯苓 10 克，炙甘草 6 克，生黄芪 15 克，五味子 15 克，西当归 10 克，大白芍 10 克，紫丹参 30 克，陈皮 6 克。

加减：①黄疸口苦，胸闷胃呆，脉弦舌苔薄腻者去党参、黄芪、甘草，加炒苍术 10 克、厚川朴 6 克、茵陈 30 克、姜半夏 10 克；②胸痞右胁隐痛，疲劳肢倦，腹胀便溏，脉细弦，舌苔薄者去黄芪、甘草、五味子；加炒柴胡 6 克、炒苍术 10 克、炒枳壳 6 克、黄郁金 10 克、延胡索 10 克；③头昏腰酸、手足心热，疲劳胁痛，口干盗汗，脉细弦而数，舌质红，原方去黄芪、党参易北沙参 15 克；加枸杞子 12 克、女贞子 12 克、大麦冬 12 克、川楝子 10 克；④面色晦暗，右胁疼痛、蜘蛛痣、肝掌、脉弦、舌质或有紫气、苔薄者原方去炙甘草；加杜红花 10 克、京赤芍 10 克、黄郁金 10 克、广木香 6 克。每日一剂，水煎 500 毫升，分二次口服，三个月为一疗程，每 20 天检查肝功能和 HBsAg（或二对半）一次。

（四）疗效标准

参考 1984 年南宁会议标准。

1. 显效；症状及体征明显消退，血清 SGPT 恢复正常（<25u），肝功能明显改善，HBsAg 转阴或滴度下降 3～4 个稀释度者。

2. 有效、症状、体征有所改善，SGPT 降至 75u 以内，

HBsAg 滴度下降 1~2 个稀释度者。

  3. 无效：未达到有效标准者。

（五）结果

本组病例治疗结果见表 1，治疗组显效和有效率，高于对照组，差异显著（$P<0.05$）。

表 1 两组总疗效统计（例）

	例数	显效	有效	无效
治疗组	32	11	13	8
对照组	26	5	9	12

治疗后乏力、纳差、酸胀及肝区隐痛等症状明显好转。

肝功能恢复情况：以降酶效果为明显。治疗组 SGPT 高于正常者 32 例，治疗后 11 例降至正常，占 34.4%，13 例降至 75u 以下。对照组高于正常者 25 例，5 例降至正常，占 19.2%明显低于治疗组，浊度和血浆蛋白改善方面，也以治疗组效果为优。

血清 HBsAg 转阴和滴度下降情况：治疗组优于对照组。但无统计学意义（$P>0.05$）免疫功能测定：治疗组与对照组分别有 13 例、11 例作了 IgG 及 IgA 测定，均值明显增高，其中治疗后有 6 例、3 例恢复正常，表明本方对免疫功能有一定的调节作用。

（六）讨论

慢活肝的病机重点在于脾虚湿热蕴结，肝胆疏泄失司，气机郁滞所致。病情迁延反复则出现气滞血瘀、肝肾阴虚等多种杂病理。属于正虚邪实。《金匮要略》说："见肝之病，知肝传脾，当先实脾"。故益气健脾为本组治疗依据。脾为后天生化之源，脾虚者细胞免疫功能指标明显低下，E-玫瑰花环形成率亦低于正常人。所以，我们在辨证施治基础上，结合辨病，采用益气健脾，和肝活血为主要治则。以四君子汤为主方，随证加减。并配合常用护肝药物使其相辅相成。结果治疗组在改善临床症状、恢复肝功能和有效率方面明显优于对照组。

四君子汤能提高人的 E-玫瑰花环形成率及淋巴细胞转化率，提高机体免疫功能；黄芪、五味子有调节提高免疫功能的双向作用。并能增加网状内皮吞噬功能。当归、丹参、白术、陈皮和肝健脾，合而为益气、健脾、和肝、活血之剂。一俟"正气"来复，后天生化有源湿邪（病毒）即可自行清除，诸证也可随之缓解。

HBsAg 阳性者，有一部分人能自然转阴。有资料统计自然转阴率为 5%~7%，本组病例应用益气扶正法治疗后转阴率为 25%大大超过自然转阴率。显示本方通过扶正，脏腑气血阴阳得以平衡，使病毒失去了在体内持续存在的条件，显示出对乙肝病毒繁殖的抑制作用。从免疫功能测定看，治疗后 IgG、IgA 均值降低，治疗组优于对照组（18.8%、11.5%），故有其实践意义。

大医精诚万世师表

我们认为：应用扶正法治疗慢活肝是一种有效的方法，它在调整机体免疫状态，调动内在的抗病毒能力，具有一定的作用，而且副作用少。

三、中西医结合治疗肝硬化腹水31例小结

肝硬化腹水属于祖国医学"臌胀"范畴。所谓"臌胀"，是以腹部膨胀如鼓而定名，以腹胀大、皮色苍黄、脉络暴露为主症。《灵枢·水胀》篇载："臌胀何如？岐伯曰：腹胀，身皆大，大与肤胀等也，色苍黄，腹筋起，此其候也。"其病机总属：肺、脾、肾三脏。肾主水，肾气不固，气化不及州都，脾失肾之温煦，下元制水乏权，上不能散精于肺，肺失开合，水道闭塞，则二便不通，水气泛滥为胀为满而成臌胀。治疗上禹余粮丸（方）为常用。禹余粮丸（方）为《三因极一病证》方，对脾虚肝旺，土不制水之水气臌胀，脚膝浮肿，上气喘满，小便不利等症，颇有奇效。能暖寒脏，逐水气，利五臌十胀，用之对症，效如桴鼓。临床上对肝硬化腹水病延日久，气阴两伤，重度腹水，水气上凌心肺，喘促不能平卧，舌质红绛，病极危重者，当以"人参、黄芪、白术、甘草"扶其宗气，使正气振奋，鼓动浊气外出，腹水渐消，臌胀见愈。兹将临床总结性文章摘要如下：

我们于1985年1月至1989年1月在辨证施治基础上，以健脾利水、和肝活血中药治疗为主，西药短程间歇利尿为辅，治疗肝硬化腹水31例。

（一）临床资料

本组患者中：男性 27 例，女性 4 例；年龄最小 21 岁，最大 68 岁，平均年龄 46 岁，其中 40～60 岁 19 例，占 61.2%。其中，既住有肝炎病史者 17 例，占 54.8%；有长期饮酒史者 9 例，占 29%；其中首次腹水者 28 例；二次腹水者 2 例，腹水三次以上者 1 例，伴有胸水者 3 例，占 0.96%；腹围最大 116 厘米，最小 89 厘米；巨脾者 5 例。舌质红绛者 12 例，镜面舌 2 例，舌边紫者 4 例，正常舌质 15 例。脉象多见濡滑或弦滑。形成腹水的时间，6 个月至 1 年者 13 例，1 年至 2 年者 11 例；2 年以上者 7 例。31 例中有 8 例腹壁静脉曲张；19 例作了食道钡透，其中 11 例有不同程度的食道静脉曲张。肝功能均有程度不等的异常，ALT 增高者 14 例，TTT 增高者 27 例，血浆白蛋白低于 4 克者 21 例，白蛋白/球蛋白（A/G）倒置者 26 例，总胆红质增高者 14 例，GGT 均有升高。31 例中，29 例作了 HBsAg 检查，其中 25 例阳性。19 例作了体液免疫功能测定，其中 IgG 明显增高者 14 例，最高达 2400mm/dl，有 5 例 IgM 增高，IgA 增高不明显。

（二）诊断依据与辨证分型

本组 31 例中，全部有腹水，均为漏出液。具有肝肿大或缩小，脾肿大，蜘蛛痣，肝掌，面色暗晦、黄疸、腹壁静脉或食道静脉曲张及肝功能异常等门脉高压的临床表现。本组 31 例根据临床所见分为：肝郁脾虚肝 15 例，肝阴不足型

大医精诚万世师表

12 例，气滞血瘀型 4 例。

（三）治疗方法

1. 中医治疗

治疗原则：健脾利水，和肝活血。

方药：炒白术 30 克、生黄芪 15 克、云茯苓、福泽泻、大腹皮、赤白芍各 10 克、青陈皮各 5 克、紫丹参 30 克。

加减：①湿重者去黄芪，加苍术、厚朴各 6 克；②黄疸者，去黄芪，加西茵陈 30 克、土茯苓 15 克；脾虚者加炒党参 15 克、炒白术加至 60 克；③气滞血瘀者加当归、红花各 10 克、广木香 6 克；④肝阴不足者加枸杞子、女贞子、天麦冬、川楝子各 10 克；⑤肝区隐痛者加川楝子、延胡索、黄郁金、广木香各 10 克。

2. 西医治疗

常规予以肝太乐、西利丙胺、维生素 C 等护肝药口服；保钾利尿和排钾利尿药联合间歇利尿法：即双克＋安体舒通；双克＋氨苯喋啶；双克＋安体舒通＋氨苯喋啶三者交替应用，其剂量为常用量；大剂量冲击利尿法：在联合应用口服利尿剂无效情况下，可用速尿 20~200 毫克/次加入高渗葡萄糖中静注，每日 2 次。

（四）疗效统计

本组 31 例中，经治疗后显效 21 例（腹水消退、主要症

状消失、随访半年以上无复发者）；好转 7 例（腹围缩小 15
厘米以上，主要症状消失）；无效 3 例，总有效率为 90%。

（五）典型病例

唐某某，女，54 岁，盱眙县十里营乡农民。

患者乏力纳差、腹胀、尿少半月余，门诊检查肝功能异
常，诊为"肝硬化失偿期"入院。查体：神志清，慢性肝病
面容，颈部见 1~2 枚蜘蛛痣，心、肺听诊（-），肝肋下未
及，脾肋下 2 厘米、质 2 度，移动性浊音（+），腹围 105 厘
米。B 超提示：腹部有 12 厘米液平。入院后即以常规肝太
乐和中药基本方加：西当归、红花各 10 克，治疗半月后，
腹水退其半，原方白术加至 60 克/剂，五天后小便增多，胃
纳增加，腹水很快消退。出院后以中药巩固治疗 2 月停药。
随访至今，身体健康。

（六）临诊体会

1. 肝硬化腹水治疗颇为棘手，近年来外科装置 Leveen
管作腹腔—颈静脉旁路术治疗肝硬化腹水取得了一定疗效，
但最大缺点是腹水中存在的各种物质流人大循环。内科的自
身腹水浓缩后静脉回输，也仅有 52% 的患者腹水消失。而且
这两种疗法对感染性腹水、癌性腹水、肝性脑病和深度黄疸
病例都属禁忌。但中西医结合治疗对上述病例均可使用。中
医各家对肝硬化腹水的治法亦颇不一致，大体可分主攻、主
补及攻补兼施三派。肝硬化腹水病因多端，机理复杂，病变

部位多损及肝、脾、肾三脏，临床表现亦不尽相同，但腹水臌胀则一。探本求源，虚乃病之本，水为病之标。根据本组临床所见，辨证归纳为三型，在治疗上为了便于掌握运用，拟订基本方，以益气健脾为主，和肝活血为佐，在此基础上加减施治，经临床观察，近期总有效率为90%。

2. 中医认为：肝硬化腹水的病机是肝郁血瘀，脾受其制，肝脾失调，湿瘀搏结，水湿泛滥横溢所致。按水惟畏土，其制在脾，脾虚不能制水而反受木克，则水失所制而妄行。故我们采用健脾利水，和肝活血之法为治，其中白术不仅有益气健脾之功，而且有利小便、通水肿、化血结作用；黄芪补气健脾，并能增加肝糖元，保护肝细胞，对免疫功能有双向调节作用；云苓、泽泻健脾利湿，对T淋巴细胞有促进作用；大白芍滋阴柔肝；京赤芍、紫丹参活血化瘀，改善肝脏血循环，促进肝功能恢复。由此可见，治疗肝硬化腹水，关键在于中西医有机结合。根据病情不同阶段，既有西药快速利尿治标，又用中药扶助正气治本，且补中寓利。中西结合取长补短，自能取得满意疗效。

重要白术是我们一得之见。古人对白术的作用早有评价。《本草汇言》曰："白术乃扶植脾胃，散湿除痹，消食除痞之要药也。"《本草正义》谓："白术最富脂膏，故虽苦温能燥，而亦滋津液……万无伤阴之虑。"可见肝硬化腹水属脾湿者可用，肝阴虚者亦可用之。根据不同病情随证选用，舌苔白腻者为湿重，白术宜生用；舌苔淡薄，边有齿印者为脾虚，白术宜炒用；舌质红苔少为阴虚，白术宜灸用。顾氏报告：白术具有升高白蛋白，纠正白/球比例失调的作用，并的持久的抻尿作用，且能促进电解质（尤其是钠）的排出，又有抗凝血和保护肝细胞的作用。由此可见，肝硬化腹水选用白术，非常合拍。因此，我们认为：白术是治疗肝硬化腹水要药。此外，在用量上我们有 12 例患者都是加重白术剂量后而腹水很快消退的。所以，我们还认为：白术必须用到 30～60 克/剂，否则病重药轻达不到治疗目的。

四、简易闭式腹水回输术治疗肝硬化腹水 32 例

简易闭式腹水回输术是通过"连续注射器"将腹水抽出，不经浓缩直接注入患者血循环，达到消除腹水，回收腹水中蛋白质、维持水电解质平衡之目的。几年来，我们对 32 例肝硬化腹水在限钠、限水，使用利尿剂、补充白蛋白等仍不能使腹水消退者，进行闭式腹水回输术治疗，共作了 65 次，取得显著近期效果，现报告如下。

（一）病例选择

1. 肝硬化失代偿期患者。

2. 顽固性腹水，经长期使用中西药利尿剂及白蛋白治疗无效者。

3. 伴大循环严重失水表现者。32 例中，男性 28 例，女性 4 例，年龄 32 岁；首次腹水 29 例，2 次腹水 2 例，腹水 3 次以上者 1 例；伴右胸水者 3 例；腹围 89～116 厘米；脾肿

大者 5 例；轻度黄疸者 1 例；肝肾综合征 3 例；本组患者均存在白蛋白/球蛋白倒置。

（二）治疗方法

1. 术前作腹水常规与培养，确定为漏出液。若常规细胞数 $>0.1 \times 10^9/L$ 但 $<0.4 \times 10^9/L$，依据腹水培养结果选用抗生素，腹水回输前 30 分钟静脉注射氢化可的松琥珀酸钠 200 毫克/次。

2. 具体操作同腹腔穿刺，将带针芯的穿刺针穿入腹腔，取出针芯，接上"连续注射器"吸入端，抽至 20 毫升时，助手将"连续注射器"注入端与静脉穿刺针相连，将腹水推入静脉，如此周而复始。每次回输 1500~3000 毫升。

3. 术后常规予以速尿 40~80 毫克静脉注射，以促进排尿防止肺水肿或心衰。

（三）疗效标准与结果

显效：腹水消退，主要症状消失，半年内无复发。好转：腹围缩小 12 厘米以上，主要症状消失。无效：未达到好转标准者。结果显示：显效 19 例；好转 10 例；无效 3 例。近期有效率为：90.6%。

（四）讨论

1. 简易闭式腹水回输术所用"连续注射器"（见 175 页

插图），为 20 毫升针筒，其乳头部分带活塞的三通装置，抽取腹水时，注入端活塞阻止静脉血回流；推注时吸入端活塞自动关闭，注入端开放，故可周而复始推注，每小时可以回输 800~1200 毫升。

2. 简易闭式腹水回输术的优点

（1）避免放腹水引起白蛋白和电解质丢失，以免引发肝性脑病。

（2）解决大循环不足，增加肾血流量，使尿钠和尿量排出增加，腹水迅速消退，症状缓解，并提高患者对中药利尿剂的敏感性。

（3）在血制品紧张、价格昂贵的市场状况下，更具经济价值。

（4）可为门静脉高压、脾肿大者行手术治疗创造条件。

（5）对稀释性低血钠和肝性脑病不能用利尿剂者，更适合该法治疗。

（6）肝硬化以外腹水者，如肝静脉阻塞综合征、肾病综合征大量腹水者也适用。

（7）其设备简单、易于掌握、避免污染、安全有效，作为肝硬化腹水的一种治疗方法，值得在基层医院推广。

（8）本组回输过程中，有 4 例发生一过性畏寒、低热、心慌，按输液反应处理立即改善。

因此，术中应严格执行操作规程和加强监护，防止并发症发生。

五、自拟中药方配合闭式腹水回输治疗肝硬化腹水 56 例

（一）一般资料

全部病例为 1993 年 1 月～1999 年 6 月住院患者，随机分为两组，其中治疗组、对照组分别为 56、30 例；男 52、27 例，女 4、3 例；年龄 32～80 岁，36～70 岁；首次腹水 52、28 例，二次腹水 2、2 例，腹水 3 次以上 1、0 例；伴右侧胸腔积液 3、0 例；腹围 80～116 厘米、80～110 厘米；脾肿大者 8、2 例；轻度黄疸者 1、0 例；肝肾综合征 3、0 例；两组病例均有白蛋白/球蛋白倒置。从年龄、病情、病程 3 方面统计学处理，无显著差异（$P>0.05$），具有可比性。

诊断标准：参照 1995 年 5 月北京全国传染病学术会议诊断标准。根据临床所见，治疗组 56 例中肝郁脾虚型 28 例，肝阴不足型 12 例，气滞血瘀型 16 例。

（二）治疗方法

1. 治疗组

（1）中药治疗以健脾利水、和肝活血为治则。基本方：炒白术 30 克，生黄芪 15 克，茯苓、泽泻、大腹皮、赤芍、白芍各 10 克，紫丹参 30 克，陈皮 6 克。加减：湿重者去黄芪，加苍术、厚朴各 6 克；黄疸者去黄芪，加茵陈 30 克，

炒山栀 10 克；脾虚者加党参 12 克，山药 10 克；气滞血瘀者加当归 10 克，红花 10 克，木香 6 克；肝阴不足者加枸杞子、女贞子、大麦冬、川楝子各 10 克。

（2）闭式腹水回输术。术前作腹水常现与培养，确定为漏出液。若腹水常规细胞数 $>0.1 \times 10^9/L$，而 $<0.4 \times 10^9/L$ 时，依据腹水培养结果选用抗生素。回输前 30 分钟，静注氢化可的松琥珀酸钠 100 毫克/次。具体操作同腹腔穿刺，将带针芯的穿刺针穿入腹腔，取出针芯，接上"连续注射器"吸入端，抽至 20 毫升时，助手将注入端与静脉穿刺针相连，将腹水推入静脉，如此周而复始。每次回输 1500～3000 左右，术后常规静脉注射速尿 40~80 毫克，以促进排尿，防止肺水肿和心衰。

2. 对照组

予以肝太乐 0.2 克，1 日 3 次；安体舒通 40 毫克，1 日 3 次；双克 50 毫克，1 日 3 次；对严重腹水者加速尿片 20 毫克，1 日 3 次；白蛋白低于 30g/L 者，给予人血白蛋白 10 克，1~2 次/周。两组均以 28 天为 1 个疗程。

（三）结果

疗效标准：显效，腹水退净，症状消失，B 超及肝功能正常，随访半年无复发；好转，腹围缩小 12 厘米以上，症状基本消失，B 超及肝功能有所改善；无效，未达到好转标准。结果见表 1。

大医精诚万世师表

表1 两组疗效比较

	例数	显效	有效	无效	有效率（%）
治疗组	56	32	19	5	91.07
对照组	30	8	12	10	66.67
P 值					<0.05

（四）讨论

肝硬化腹水属于祖国医学膨胀范畴。其病因不一，缠绵反复，变化多端，病变部位多损及肝、脾、肾三脏。其病机为肝郁血瘀，脾受其制，肝脾失调，湿瘀搏结，水湿泛滥横溢所致。按水唯畏土，其制在脾，脾虚不能制水而反被木克，则水失所制而妄行。可见臌胀一发生，就实中有虚，虚实夹杂。故择方用药勿求速效，切记中病即止，不可攻伐太过，而应扶助正气，控制腹水，改善肝功能，提高白蛋白含量，以治其本，故我们以健脾利水、和肝活血之法为治。其中白术不仅有益气健脾之功，而且有利小便，退水肿，化血结。升高白蛋白，纠正白/球比例倒置的作用，有持久的利尿作用和抗凝、保护肝细胞功能；黄芪补气健脾利水，并能增加肝糖原，促进肝细胞再生，对免疫功能有双向调节作用；茯苓、泽泻、大腹皮、陈皮健脾利湿；白芍滋阴柔肝；赤芍、丹参活血化瘀，改善肝脏血循环，抗肝纤维化，促进肝损害之修复。

闭式腹水回输术所用"连续注射器"（见下页插图）为20毫升针筒，其乳头部分为带活塞的三通装置，抽取腹水时，注入端活塞阻止静脉血回流；推注时吸入端活塞自动关闭，注入端开放，故可周而复始推注。其优点为避免放腹水引起白蛋白和电解质丢失，引发肝性脑病；解决大循环容量不足，增加肾血流量，提高患者对中药及利尿剂的敏感性，使尿量排出增加，腹水迅速消退，症状缓解；腹水中大量白蛋白（每1000毫升腹水中含白蛋白10克）被吸收利用，节约输用外源白蛋白的昂贵医药费；为门脉高压脾肿大者行手术治疗创造条件；对肝性脑病、低血钠症忌用利尿剂者，更适合本疗法；肝硬化以外的腹水，如肝静脉阻塞综合征，肾病综合征大量腹水时，也可用该法消退腹水；其设备简单，易于掌握，安全有效，作为肝硬化腹水的一种治标之法值，得在基层医院推广应用。

连续注射器图

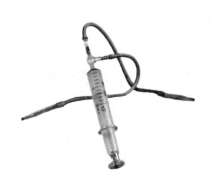

成果	登 记 号	
登记	批准日期	

科学技术成果鉴定证书

宁科鉴字[2001]第 058 号

成 果 名 称: 中药加闭式腹水回输术治疗肝硬化腹水

完 成 单 位: 建邺区中医院

鉴 定 形 式: 会议鉴定
组织鉴定单位: 南京市科学技术委员会
鉴 定 日 期: 二〇〇一年六月十四日
鉴定批准日期: 二〇〇一年六月十六日

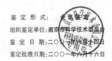

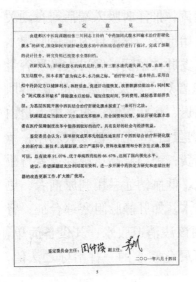

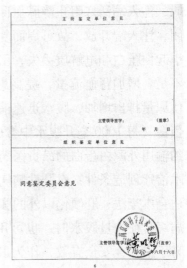

本文对中西医结合治疗肝硬化腹水作了探索，认为关键在于中西医有机结合，根据病情不同阶段，既有现代技术的"闭式腹水回输"治标；又有中药扶助正气治本。且补中寓利，中西结合，取长补短，自能取得满意疗效。但必须注意：治疗过程中，不可腹水一消即中断治疗，必须坚持服中药 3~6 月以巩固治疗。

六、扶正为主治疗慢性活动型肝炎 52 例

慢性活动型肝炎（简称慢活肝）目前国内外尚无满意的治疗方法。近几年，笔者采用辨病与辨证相结合，以扶正方药为主，西药护肝、免疫调节为辅，治疗慢活肝 52 例，并设对照组 26 例，经系统观察，两组比较差异显著（$P<$

0.05），兹报道如下：

（一）临床资料

1. 一般资料全部病例均为住院患者。治疗组 52 例中，男 41 例，女 11 例；年龄 14 岁~56 岁。对照组 26 例中，男 17 例，女 9 例；年龄 15 岁~59 岁。

2. 诊断标准本组病例按 1990 年全国病毒性肝炎（上海）会议诊断标准。治疗组 52 例中，有 14 例肝活检证实。

（二）治疗及观察方法

对照组单纯予以肝太乐、水飞蓟、维生素 C 和强力宁等西药治疗。治疗组则在上述基础上加中药治疗，根据慢活肝常见的胸闷、纳差、疲劳乏力、肝区隐痛等症状，以扶正方药四君子汤为基本方。药物组成：

炒党参 15 克　　炒白术 30 克　　云茯苓 10 克　　炙甘草 6 克

炙黄芪 15 克　　五味子 15 克　　西当归 10 克　　大白芍 10 克

紫丹参 30 克　　陈橘皮 6 克

加减：①黄疸口苦，胸闷胃呆，脉弦，舌苔薄腻去党参、黄芪、甘草，加苍术 10 克、川厚朴 6 克、西茵陈 30 克、姜半夏 10 克；②胸痞右胁隐痛，疲劳肢倦，腹胀便溏，脉细弦，舌苔薄，去黄芪、甘草、五味子，加柴胡 6 克、炒枳壳 10 克、黄郁金 10 克、延胡索 10 克；③头晕腰疼，手足心热，疲劳胁痛，口干盗汗，脉细弦，舌质红，去黄芪，党参易沙参 15 克、加枸杞子、女贞子、大麦冬各 12 克、川楝子 10 克；④面色晦暗，右胁疼痛，肝星（蜘蛛痣）肝掌，脉弦涩，舌质有紫气，苔薄，原方去甘草，加杜红花、京赤芍、黄郁金各 10 克、广木香 6 克。每日 1 剂，水煎 500 毫升，分 2 次口服。2 个月为 1 个疗程，每 20 天检查肝功能和 HBsAg（或二对半）1 次。

（三）治疗结果

1. 疗效标准参考 1990 年上海会议的有关标准。显效：症状及体征明显消退，血清 ALT 恢复正常（<25u），肝功能明显改善，HBsAg 转阴或滴度下降 3~4 个稀释度者；有效：症状、体征有所改善，ALT 降至 75u 以内，HBsAg 转阴或滴度下降 1~2 个稀释度者；无效：未达到有效标准者。

2. 本组病例治疗结果治疗组与对照组分别为：显效 19/5 例（36.5%，19.2%）；有效 23/9 例（44.2%，34.6%）；无效 10/12 例（19.2%，46.2%）。两组比较差异显著（$P<0.05$）。

3. 症状及体征恢复情况乏力、纳差、腹胀及肝区隐痛，治疗组和对照组治疗后恢复正常者分别为：50/21 例（96.1%，80.7%）；48/20 例（92.3%，76.9%）；46/19 例（88.4%，73.1%）；51/3 例（98%，50%）。肝肿大、脾肿大治疗组、对照组治疗后恢复正常者分别为：23/4 例（44.2%，15.4%）；8/2 例（34.6%7.6%）。

4. 肝功能恢复情况以降酶效果最为明显。治疗组 ALT 高于正常者 52 例，治疗后 37 例降至正常，占 71.2%，13 例降至 75u 以下。对照组高于正常者 25 例，仅 5 例降至正常，占 19.2%，明显低于治疗组，浊度和血浆蛋白改善方面，以治疗组为优。

5. 血清 HBsAg 转阴和滴度下降情况治疗组和对照组分别为 17/3 例（326%，11.5%）；22/7 例（42.3%，26.9%），治疗组优于对照组。但无统计学意义（$P>0.05$）。

6. 免疫功能测定治疗组和对照组有 33/11 例作了 IgG、IgA 测定，均值明显增高，治疗后有 16/3 例（30.8%，11%）恢复正常，显示本方对免疫功能有一定的调节作用。

七、32 例肝硬化病人空腹血糖变化分析

肝硬化病人，特别是肝功能失代偿期，由于糖元合成减少，胰岛素代谢异常，可发生低血糖，同时由于胰高血糖素作用及胰岛索受体减少，亦有发生高血糖、肝原性糖尿病的。其结果决定上述因素的综合。本文将我们收治的肝硬化病人中发生空腹低血糖 32 例分析如下：

（一）临床资料

1. 一般资料 32 例中，男 28 例，女 4 例；年龄 32～80 岁，平均年龄 44 岁。

2. 诊断依据对照 1900 年 5 月上海全国第六次病毒性肝炎学术会议诊断标准。

3. 肝病病程 6 月至 1 年者 4 例，1 至 2 年 11 例；2 年以上 17 例。血糖水平与病程无平行关系。

4. 症状与体征 32 例均有乏力、腹胀、纳差、肝区不适，肝掌、蜘蛛痣，腹水征等肝病症状，合并上消化道出血 3 例，原发性腹膜炎 5 例，肝性脑病 2 例。

5. 肝功能均有不同程度异常，ALT 增高者 14 例；白蛋白低于 35g/L 者 21 例；白蛋白/球蛋白倒置 26 例；总胆红素增高者 14 例；γ-GT 均有升高。

6. 血糖测定采用美国强生公司血糖仪清晨空腹检测，本院正常值为 3.9~6.2mmol/L，32 例中 2.9~3.9mmol/L 者 23 例；<2.9mmol/L 者 7 例；其中有 2 例<2.0mmol/L。

7. 治疗与转归均予以高碳水化合物饮食、护肝、中药、利尿、补充白蛋白、维持水电解质平衡、控制内源性感染及防止并发症。32 例中肝硬化失代偿症状好转者 29 例，恶化死亡 3 例。好转 29 例中治疗后血糖均较入院时升高而稳定在正常水平，恶化死亡者无 1 例血糖升高或恢复正常水平者。

（二）讨论

1. 肝硬化常见高血糖现象，空腹低血糖在肝硬化时罕见。本组 32 例均为肝硬化失代偿期。由此可见，晚期肝硬化空腹低血糖问题，值得临床医生注意。探讨其发生机理有以下几种可能：①晚期肝硬化肝组织广泛破坏，可能引起肝糖原的储备严重不足，或糖原异生能力减弱，以致肝的代偿能力下降，在空腹时出现血糖降低；②有关糖原代谢的酶系功能不全或异常，如肝内葡萄糖 6-磷酸酶明显缺乏，糖原分解作用障碍，而使血糖降低；③对胰高血糖素反应不足，肝葡萄糖生成减少；④肝病时可发生高胰岛素血症。

2. 临床表现与诊断：①以肝硬化失代偿期症状和体征为主；②肝功能损害程度与低血帮程度不成正比；③低血糖多发生在空腹。就其诊断而言，一般认为低血糖伴肝功能损害者合并下列 1 或 2 项即可诊断。即①摄入葡萄糖后血糖呈持续性升高；②口服葡萄糖耐量试验时表现出的血糖曲线呈高平波峰；③注射胰高血糖素并不出现高血糖反应；④对亮氨酸试验呈正常反应。

3. 治疗及预后：治疗关键是针对肝病以保肝及改善肝功能为主。同时予以高碳水化合物饮食，餐间及睡前加餐，有利于防止空腹低血糖的发生。从临床观察，随血糖的升高或恢复，则肝功能和临床症状、体征亦随之改善。因此认为：血糖对肝硬化病人的预后影响极大，值得临床医师注意。

八、微量元素与慢性肝炎扶正治疗

随着光谱技术的发展，证实人体内人有铁、锌、锰、镍、钼、硒、氟、钴、镉、锡、矽、矾、铬、碘等 14 种微量元素。为探索某些微量元素与慢性病毒性肝炎（以下简称慢性肝炎）扶正治疗之间的关系，参考有关文献，结合临床总结性论文，简述如下：

（一）微量元素与扶正中药

通过对扶正中药进行微量元素测试，发现补益类中药人参、当归、黄芪、黄精、党参、五味子、白术等锌、锰、铁含量高于理气类中药；补肾药肉苁蓉、熟地，菟丝了、山萸肉、仙茅、枸杞了、仙灵脾、补骨脂、杜仲、锁阳、川断、首乌、女贞子等富含锌。

　　临床研究认为：补益药物的治疗作用与其所含某些微量元素有密切关系，应用补益药物不单是微量元素的补充，而是通过其复杂的化学成分，从多种环节增强机体对锌等微量元素利用不足的调节。朱氏通过多种中药某些微量元素定性、定量分析发现：补益中药的药理作用与其所含微量元素对丘脑—垂体—靶腺轴多环节的生理作用相关。认为补益药物的药理基础物质是微量元素。它具有扶正固本的多种药理作用。

（二）微量元素与慢性肝炎"证"的关系

　　现代医学研究证实，某些微量元素与慢性肝炎的发生、发展及治疗效果有密切关系。血清锌以慢性肝炎（尤其是慢活肝）和重症肝炎较淤胆型肝炎和急性肝炎降低更为明显，提示锌与肝脏病变严重程度有一定关系。锌/铜比值降低以淤胆型肝炎和慢活肝为显著。有学者从微量元素方面对各类虚证进行了多种研究，结果证明血清锌、锌/铜比值降低是一致的。并认为：其变化可能是虚证的物质基础之一。根据我们临床观察，慢性肝炎的发生、发展、转归，与病毒持续存在和机体细胞免疫功能减退、体液免疫亢进及自身免疫现象相关。从中医角度分析，慢性肝炎的发病过程明显的反映出正邪互相斗争的过程。如临床常见的肢体倦怠、食欲不振、头昏、神疲、肝区隐痛、脉细等即是正虚的表现；黄疸、口苦、尿黄、恶心、肝脾肿大、苔腻则是邪实的反映。虽然中医所指的"湿邪"不等于"病毒"，"正气"不等于"免疫功能"，但是，在慢性肝炎的病程中正气虚弱与免疫功能低下，湿邪留恋与病毒持续存在有许多相同之处。因此，我们认为：在分析慢性肝炎病机，确定治疗方案时，应当重点观察正气的盛衰，做到祛邪不忘扶正以更有利于祛邪，将扶正作为一种主要的、有效的治疗手段。由于扶正中药能增强机体非特异性免疫功能，对机体器官和机能具有双向调节作用。其微量元素锌可能是双向调节的物质基础之一。所以，微量元素谱形变化不仅可以作为慢性肝炎虚证的客观标准，而且可以辅助诊断与指导临床治疗。

（三）微量元素与慢性肝炎扶正治疗

在慢性肝炎治疗中，扶正治疗的目的在于提高患者自身免疫功能和抗病能力。药理研究证实：扶正药以补气、补肾中药为主。其中，补气药有调节提高免疫功能的双向作用，并能增强网状内皮吞噬功能；补肾药滋肾生髓，补先天之不足，且能调节激素酶系统，改善机体代谢和直接抗癌、抑癌作用。这些药物都富含锌等微量元素，而锌是 90 多种酶发挥生物活性的必需元素，它参与 DNA 和 RNA 聚合酶的合成，直接影响酶及蛋白质合成，具有免疫调节和抗纤维化、抗衰老作用。所以，我们认为：锌是扶正的药理物质基础。在补益方的研究中，龚氏报导：四君子汤富含铁、锌、锰微量元素，其含量较八珍汤、四物汤为高，而且其煎剂能提高人的 E-玫瑰花结形成率及淋巴细胞转化率，提高机体免疫功能。我们曾应用"四君子汤加减治疗慢性活动性肝炎32例"。结果：治疗组在改善临床症状，恢复肝功能和有效率方面明显优于单纯西药组（$P < 0.05$）（《南京中医学院学报》，1991年第7卷第2期）。说明慢性肝炎选用扶正中药治疗，可以提高机体免疫功能，使各种症状随之缓解。

慢性肝炎的锌缺乏，虚证的低锌倾向，补益药物之富集锌及锌的生物活性等诸方面都提示：测试微量元素锌等，可以作为慢性肝炎虚证辨证和扶正治疗选方用药的客观指标之一。因此，我们认为：对慢性肝炎的治疗，应在中医理论指导下采取现代科学方法，分析全血微量元素谱形变化，从微观上对慢性肝炎病因学和发病学进行探讨，开发新的有效药物，提高治疗效果，促进中西医结合。

九、"肝病及胆"初探

近年来，对病毒性肝炎（尤其是乙型病毒性肝炎，以下简称"肝炎"）并发胆系损害者屡见报道。其发病率为5.42%~73.2%不等。我们对近五年肝炎并发胆系损害的临床表现进行了较为系统的观察，发现其有与一般胆系病变显著不同的若干临床特点，兹简要小结如下。

（一）临床资料

病例选择：本组108例肝炎患者均符合1990年会国病

毒性肝炎（上海）会议诊断标准。其中急性黄疸型肝炎 7
例；急性无黄疸型肝炎 4 例；慢性迁延型肝炎 29 例；慢性
活动型肝炎 32 例；肝炎肝硬化 31 例；淤胆型肝炎 5 例。男
性 80 例，女性 28 例。

　　取 1987 至 1994 年诊断为肝炎住院患者中有胆囊 B 超检
查的 108 例，其中 86 例（79.6%）一次或多次有胆系异常，
其表现有胆囊壁增厚、水肿（双环影）、毛粗、透声差、含
物浑浊、结石、胆囊增大或变小、胆囊不充盈等变化。对上
述病例均采血检测血清胆红素、谷丙转氨酶、谷酰转肽酶、
碱性磷酸酶、白蛋白/球蛋白、乙肝表面抗原（部分患者作
了 HBV 血清五项病原学标志检测）和末梢血白细胞计数及
分类。对各项结果进行统计、综合、分析、探讨其特点。

（二）结果

　　1. 一般情况：肝炎并发胆系损害者，男性 60 例、女性
26 例，男/女为 2.3/1，均不肥胖。女性中 40 岁以上 5 例，
占 19%，40 岁以下 21 例，占 80.7%，与生育无关。

　　2. 症状、体征：本组病例以肝炎本身症状和体征为主，
均无明显寒热、腹痛、黄疸的急骤升降。

　　3. 实验室检查：①白细胞总数及分类：肝炎并发胆系
损害 86 例中，79 例白细胞总数<10×10^{9}/L（占 91.9%）；全
部病例分类正常；②白蛋白/球蛋白比：乙肝并发胆系损害
组 39/85（占 45.9%），与胆系正常组 3/23（占 13%），两组
相比，$P<0.01$，有非常显著性差异。

　　4. HBV 血清学五项标志物检：胆系损害组 61/85

（71.8%）阳性与胆系正常组 9/23（39%）比较，$P<0.05$，有显著差异。

5. 肝炎分型：乙肝并发胆系损害中，慢性肝炎发生率 68/92（73.9%）与急性肝炎发生率 5/11（45%）相比，$P<0.01$，有非常显著性差异。而慢性迁延型肝炎与慢性活动性肝炎之间相比，无显著性差异。

（三）讨论与体会

1. 祖国医学对肝胆关系早有论述："胆附于肝，肝胆互为表里，同主疏泄"。"胆附于肝"，这是肝与胆在解剖上的关系。胆汁是"借肝之余气，溢入于胆，积聚而成"，这是肝与胆在分泌和贮藏方面的关系。肝经属肝络胆，胆经属胆络肝，这是肝与胆在经络上的联系。在病理变化上，肝胆湿热常同时存在。这些关系与联系综合起来称为"肝胆互为表里"。肝胆相连，"肝病及胆，胆病必及肝"。胆汁来源于肝，肝脏疏泄失常，则影响胆汁的正常分泌，而胆汁分泌失常，反过来亦会影响肝之功能，造成黄疸、消化不良等症，故治疗时需肝胆同治。祖国医学对肝胆之间的密切关系早已明确认识，这一观点和我们今天发现乙肝并发胆系损害的规律完全一致。

2. 导致乙肝并发胆系损害的因素

（1）病程：慢性肝炎并发胆系损害明显多于急性肝炎，与病程呈正相关。而慢性迁延型肝炎与慢性活动型肝炎累及胆系者相似。说明凡病程超过半年以上者，均有可能累及胆系患病。

（2）乙肝并发胆系损害白/球异常与胆系正常白/球异常者相比，有显著性差异，提示白/球比例异常是胆系损害发生与发展的重要因素。

（3）HBV 标志物：凡血清 HBV 标志物阳性者，胆系损害者明显多于阴性者，说明 HBV 感染后侵犯胆系的可能显著多于其他类型的肝炎病毒。

3. 乙肝并发胆系损害的临床特点

（1）不具有"4F"特点：以往认为，胆系疾病患者多具有"4F"（40 岁以上、肥胖、多育、女性）的特点。本文统计资料表明：男性多于女性（2.3/1）；均不肥胖；女性中，40 岁以上仅 5 例（占 19%），与生育无关，而与乙肝本身患病的年龄、性别相一致，乙肝并发胆系损害者与非肝源性胆系损害者明显不同，患肝炎者，尤其是慢性乙肝，男性多于女性，任何年龄均可罹患，以年轻人较多，患病后有纳差、厌油等，故多不肥胖。

（2）乙肝并发胆系损害的临床症状非常隐匿。本组无一例以胆绞痛、寒战发热为主诉就诊者。发病迟，多于慢性肝炎中发生。进展慢，症状轻缓，无剧烈的胆绞痛，具有"迟、慢、轻、隐"四个字特点，易致漏诊和误诊。据我们临床观察，慢性乙肝病情反复不愈，是合并胆系损害的重要因素之一。因此，对慢性乙肝在常规护肝、免疫调节、或抗病毒等综合治疗基础上，加用疏肝利胆中药，可促进乙肝早日恢复甚至治愈。

4. 乙肝并发胆系损害的机理探讨

（1）病毒直接侵犯胆系：乙肝病毒侵犯胆汁输出系统，肝炎和肝管炎可沿淋巴管传导致胆囊、胆道系统，造成胆囊、胆管的非细菌性炎症。[①] 张氏报告：已从胆管上皮细胞中检出 HBV-DNA，证实 HBV 可在胆管上皮细胞复制，引起胆囊病变。[②] 并发现：乙肝并发胆系损害者的胆囊超声图象异常，为非器质性病变，与细菌性炎症无关，属于病毒性肝炎特发性的胆囊异常，并认为：这种胆囊炎和病毒性肝炎有密切关系，提出"病毒性胆囊炎"之名称。由此可以说明：这种胆系损害与乙肝病毒密切相关。本文在乙肝并发胆系损害组中，HBV 血清标志物的比较亦符合这一观点。

（2）免疫损害

① 乙肝免疫复合物除沉积于肝细胞外，还沉积于胆道引起损伤，易导致继发性感染。

② 乙肝感染后，具有重要免疫功能的"肝枯否氏细胞"功能障碍，其吞噬能力减退，更易引起胆系继发感染。

③ 乙肝导致肝内毛细胆管内压力升高或胆管纤维性狭窄、胆汁分泌、排出、流速发生改变，肝内胆管引流障碍，易合并感染。

④ 白蛋白/球蛋白异常：低蛋白血症、白蛋白/球蛋白倒置等异常可导致胆囊壁增厚、水肿，这种特征性胆囊增厚与胆囊炎、胆石症所致的胆囊壁增厚有明显地声学差异。胆盐对胆囊壁有损害作用，胆汁酸可引起胆管发炎，胆管上皮细胞增生，且易诱发胆汁酸结石。正常情况下，胆汁酸的毒性可被白蛋白中和，患乙肝后，肝细胞粗面内质网受损，白

---

① 曲志善. 56 例慢活肝十二指肠引流结果临床分析与探讨. 新医学, 1986, （1）：54.

② 张学峰. 乙肝病毒 DNA 在人体内存在状态的研究现状. 临床肝胆病杂志, 1988, （1）：10.

蛋白合成障碍，因此，乙肝严重程度与胆系损害发生率呈正相关，本组资料充分证明了这一点。

5. 过去学者对乙肝并发胆系损害的认识以感染为主，并强调细菌感染。近年来，由于对乙肝病毒的深入研究，对乙肝并发胆系损害的认识也更加深入。本组观察发现，此类患者不具备一般胆囊炎、胆石症的"4F"特点，也无典型的症状和体征，而呈"迟、慢、轻、隐"之特征。其发病机理与白蛋白/球蛋白比例异常有关。这些均与以往学者们的感染论点有明显不同。我们认为：乙肝并发胆系损害以HBV直接侵犯或免疫复合物沉积于胆系引起损伤是主要、始动的原发因素。这种病变若发于急性肝炎尚可随肝炎的好转而好转，甚至痊愈。若发生于慢性肝炎，此种损害将持久而顽固，并与白蛋白/球蛋白比例异常有关。乙肝虽然可以时好时坏，而胆系病变却不易修复。因此，乙肝患者常规作B超检查，根据其声象图改变，对区分病情恢复或向慢性化发展，具有重要意义。同时，对及时发现胆系疾患，及时治疗，缩短病程，促进乙肝康复，具有积极意义。

十、肝性胸水的临床诊断与治疗

（附：30例分析）

　　肝硬化合并单侧或双侧胸腔积液称肝性胸水（Hepatic hydrothorax）。自1978～2001年我们共收治肝硬化（失代偿期）患者1200例，其中合并胸水者30例（2.5%）。兹对其诊断和治疗方法进行分析讨论。

（一）临床资料

1. 一般情况：30 例肝性胸水中，男 22 例，女 8 例。胸水发生于肝硬化后的平均时间为 3.4 年。其中 24 例有慢性乙肝病史，4 例有慢性酒精中毒史，2 例无明显病因。

2. 胸水发生部位及定量：胸水发生在右侧胸腔者 21 例（70%），双侧者 7 例（23.3%），左侧者 2 例（6.7%）。B 超检查及胸部摄片确定水量。胸片显示液平段在第七前肋间隙以上者为大量胸水，本组 19 例（63%）；液平段在第八前肋间隙以上者为中量胸水，本组 9 例（30%）；仅肋膈角变钝为少量胸水，本组 2 例（6%）。

3. 症状与体征：所有患者均有胸闷症状。低热（38.5℃以下）11 例。具有胸腔积液征者 24 例，其中 14 例大量胸腔积液者伴有气管移位。

4. 实验室检查：①血清总蛋白<60g/L 者 22 例。白蛋白<30g/L 者 20 例，球蛋白>30g/L 者 21 例。②ALT 增高者 23 例。③HBV 血清学标志物阳性者 19 例。④30 例胸水常规检查均为漏出液，胸水培养、脱落细胞检查均为阴性。⑤AFP 正常 21 例，轻度增高 9 例。

（二）讨论

1. 肝性胸水的发生机理

1938 年 Morrow 首次描述了肝硬化合并胸水，并命名为"肝性胸水"。其发病率为 0.4%～3.0%。本组资料为 2.5%，与国外报道相符。右侧占 70%，双侧占 23.3%，左侧占 6.7%，右侧胸水发生率与文献报告相一致。

以往认为肝性胸水的发生机理与肝硬化腹水的形成机制类似。近年来，国外学者的研究结果证明，多数患者横膈存在解剖上的异常，尤其是右侧横膈。其证据有两点：

（1）Serena Rubinstein 均报道右侧胸腔积液而无腹水的临床特征，常规检查均未发现致胸水的原因，当将^{99m}Tc 标志物注入腹腔，同时行胸、腹腔闪烁照相则发现胸腔内有放射性标志物，证明横膈存在缺陷。

（2）肝硬化患者人工气腹后，很快出现气胸的 X 线征，说明横膈存在裂孔。产生横膈裂孔的原因是由于腹水存在，腹腔内压力增高，导致横膈膜变得菲薄，腹膜向上反折形成大泡（Bled），腹压继续增高则大泡破裂，腹水进入胸腔形成胸水。

2. 肝性胸水的诊断和鉴别诊断

肝性胸水的诊断要点：①经 X 线检查及胸腔穿刺证实。②胸水为漏出液并与腹水性质相一致。③压缩的肺可随体位改变。④排除其他疾病所引起的胸水。

鉴别诊断基于以下：肝性胸水往往存在肝脏病变的症状、体征与实验室检查证据。胸水形成多比较缓慢，除胸闷、气急外，无其他呼吸道症状，以此可与肺结核及其他心、肾疾病引起者鉴别。

3. 肝性胸水的治疗

治疗肝性胸水方法有多种，其目的是以消除胸水为主。具体方法为综合性治疗措施：

（1）血浆白蛋白制品、支链氨基酸等，以改善低蛋白血症和维持氨基酸平衡。

（2）限制水、钠的摄入及利尿剂的应用，但需注意血容量减少，而胸水量减少不明显，不宜大量应用利尿剂。

（3）胸腔穿刺放液可以减少胸水，但大量、反复放液可引起白蛋白丢失，体液和电解质失衡，应慎用。

（4）肝性胸水从中医辨证角度而言，当属"悬饮"范畴，根据患者刻症进行辨证施治，往往可以避免上述之缺陷，常用方：五苓散合葶苈大枣泻肺汤复方加减。

（5）由于肝性胸水系漏出液，也可采用"简易闭式腹水回输术"治疗。"简易闭式腹水回输术"是利用一种带活塞三通装置的注射器，抽取腹水时，注入端活塞阻止静脉血回流；推注时吸入端活塞自动关闭，注入端开放，故可周而复始推注，每小时可以回输 800~1200 毫升。其优点为：避免抽胸水引起白蛋白和电解质丢失；解决大循环不足，增加肾血流量，并提高患者对中药利尿剂的敏感性；对肝硬化腹水者、肝静脉阻塞综合征、肾病综合征大量腹水者也适用。

十一、107 例成人乙型肝炎发病诱因分析

乙型病毒性肝炎是流行广，危害最大的内科（传染）疾病。感染 HBV 后多在青壮年期发病，多数是慢性病人，少数发展为肝硬化或原发性肝癌。调查了解乙型肝炎发病前的诱因有助于减少发病，防止病情进展及进一步阐明 HBV 感染的自然史。

（一）临床资料

1. 无选择性地调查了解 1989 年 1 月至 1994 年 6 月住院成人乙肝 107 例的发病诱因。其诊断标准按 1990 年（上海）全国病毒性肝炎学术会议规定。其中急性肝炎 11 例；慢性迁延型肝炎 29 例；慢性活动型肝炎 32 例；肝炎肝硬化 31 例；急性重症肝炎 2 例；亚急性重症肝炎 1 例；慢性重症肝炎 1 例。

2. 诱因分类：将诱因分为明确、不肯定和无诱因三类。

所谓明确诱因是指：①诱因具有一定强度，患者自己能清楚地感到其存在；②诱因必须是近期内出现的，而不是长期（超过 3 个月）存在的；③发病必须是在诱因持续过程中或诱因结束后 1 周内。

不肯定诱因是指：有诱因，但不完全符合上述 3 条标准者。经反复询问，其结果阴性者为无诱因。

（二）结果

107 例成人乙肝中，有明显诱因者 40 例（37.3%）；不肯定诱因 13 例（12.03%）；无诱因 54 例（51.9%）。其诱因分布情况见表 1。

岐黄之术自有传承

常，呈"胆-酶"、"疸-胆"分离现象，肝脏进行性缩小，于病程第 10 天病情恶化死亡，说明复合诱因比单一诱因后果更严重。

睡眠不足占诱因第三位，计 12 例次（12.5%），如：陈某某，男，28 岁，工人，住院号 90-5829。因长期失眠多梦半年，体检发现肝功能异常，HBsAg 阳性，予以护肝、降酶、中药"柔肝养血，宁心安神"治疗后，失眠得已改善，肝功能随之亦恢复正常，此例说明：其病情好转与睡眠相关。

第四位诱因是感染，因感染而发病者，最常见为腹泻。如庄某某，男，45 岁，干部。住院号 94-34678。慢性肝炎病史 6 年，HBsAg、HBeAg、抗-HBc 一直阳性。本次因长途出差，途中患"急性胃肠炎"，继而出现乏力、纳差、尿黄伴肝功能异常而入院。入院后 2 天相继出现"胆-酶"、"疸-胆"分离、腹水等，住院期间作了甲肝、丙肝、乙肝等相关血清学指标检测，证实为：乙肝合并甲肝。予以护肝、降酶、退黄、免疫调节、中医中药等综合治疗后。2 月后病情恢复。

精神负担作为诱因者 6 例次（6.25%），其中忧伤者 4 例次。争吵生气 2 例。如颜某某，男，22 岁，工人，住院号 90-40126。1990 年元月因慢性活动型肝炎住院好转出院，因医药费报销和工作安排等与单位领导争吵后，在家闷闷不乐，所谈对象又"告吹"，10 天再次发病住院，经各项指标检查，证实为：慢性活动型肝炎。经中医中药和心理疏导等综合治疗后 2 月好转出院。

因结婚旅游而发病者在本组统计中病例不多，如郑某某，男，28 岁，工人，住院号 890642。患者为 HBV 持续感染者。因结婚，赴外地旅游度蜜月后，第 20 天出现乏力、纳差、尿黄，查体颈项部散在有蜘蛛痣，肝脾肿大。血检肝功能异常，二对半示"大三阳"，肝活检证实为：慢性活动型肝炎。经中医中药和护肝、降酶治疗 2 月好转出院。

（三）讨论

我国乙肝多数受染于"母—婴"传播和家庭聚集，通常以慢性无症状携带者（俗称：HBV 持续感染者）或亚临床肝炎形式进行病理性变化，呈渐进性。少数亦有自然缓解可能，当肝脏炎症加重时，则表现为临床发病。反复多次发病，提示病变进展，预后不良。反之，若能防止发病，减轻HBV 复制程度，这对迄今为止尚无特效药物治疗的乙肝而言，无疑具有重要意义。据本文统计，成人乙肝发病前37.3%具有明确诱因，而以复合诱因占大多数，诱因统计表明，大部分属于个人防护不良。因此，我们认为：对 HBV持续感染者，或既往经历过乙肝发病者，应该了解、掌握防止乙肝发病的相关知识。

诱因在乙肝发病中的确切机理不详，根据本文统计，我们认为可以归纳为两方面：

1. 体力过度、饮酒（饮食不节）、感染、孕产等可加速肝内糖元消耗和乳酸堆积，或导致肝细胞缺血、缺氧，对肝细胞的代谢系统等均有损害作用，因而，使携带者潜在的肝损害加重而发病。

2. 睡眠不足、精神负担过重、出差或旅游、房事不节等则可能通过"精神-神经-内分泌-效应器"途径，使肝内循环调节障碍，机体免疫失控，导致机体由免疫耐受转化为免疫攻击，引起临床发病或病情加重或恶化。

十二、慢性乙型肝炎从瘀辨治

几年来，我们对慢性乙型肝炎从瘀辨治，疗效满意，兹介绍如下。

（一）病因病机

1. 慢性乙肝属于祖国医学"黄疸""胁痛"范畴，究其病因病机前贤虽有论述，但对瘀血致病者论述不多。就笔者所见有《素问·举痛论》曰："寒气客于厥阴之脉，厥阴之脉者，络阴器系于肝，寒气客于脉中则血流脉急，故胁肋与少腹相引痛矣。"说明寒客于肝脉，致血流瘀阻而痛。《素问·生气通天论》曰："大怒则形气绝，而血菀于上，使人薄厥"，"血之与气并走于上，则为大厥，厥则暴死，气复反则生，不反则死"（《素问·调经论》）。此言怒伤肝，气机上逆致菀（同郁），血瘀于上而为厥证，若气机得疏，则气上行而下，血菀则解，可由死转生。由此可见，肝失疏泄，则恶血留于肝或肝经。《内经》已奠定了瘀血与肝相关的理论。《血证论》曰："肝属木，木气冲和条达，不致遏郁，则血脉得畅"，若肝气失疏，则气机郁滞，"瘀血在肝则肝主之"。并提出以血府逐瘀汤治疗。但对致瘀的缘由及辨瘀论治尚嫌不详。

2. 笔者认为肝藏血，脾统血，肝之疏泄直接作用于气血运行，并协助心、肝、脾等脏器对血运发挥其功能，间接地维持和促进血液的正常运行，方药中在《辨证论治研究七讲脏象论》中指出："人体的气血能得到畅通，废物不致瘀阻而能得到正常的排泄。这就是因为人体中有疏泄作用的原因，这个作用中医划属于"肝"。由此可见，瘀血与肝密切相关。而慢性乙肝患者临床表现为多虑、多愁、多疑、少欢，易致气机郁滞，疏泄失司，则气血不畅，血流障碍而瘀阻。因此认为：气机郁滞是导致瘀血的最主要因素之一。疏泄有余，则升发太过，常为出血之因，离经之血，溢于脏腑内外及肌肤之间留而不去，并为瘀血，肝病日久，势必耗伤气血而致气血虚损，血为气母，气为血帅，气虚又易出现血虚或血瘀。所以笔者认为：瘀血是慢性乙肝发病或迁延不愈的主要病理机制。

（二）辨瘀施治

对慢性乙肝的辨治，笔者根据临床所见将本病分为：气滞血瘀型、瘀热互结型、瘀血内阻型、气虚血瘀型、血虚血瘀型、阴虚血瘀型阳虚血瘀型。并根据各型不同的临床表现辨瘀施治，疗效满意，兹介绍为下。

1. 气滞血瘀型

症见胸闷不舒胁胁胀痛烦躁易怒，舌淡有紫色，脉弦等证。治宜理气活血，所谓"气为血帅，气行血行"。方选柴胡疏肝散加金铃子散，药用醋柴胡、枳壳、赤白芍、延胡莐、川楝子、陈皮、川芎、当归、郁金等。

2. 瘀热互结型

症见身目发黄，口干口苦，厌食乏力，脘胁肱痛，尿赤便秘，舌红暗紫，脉濡数，治宜清泄化瘀，方用茵陈蒿汤合犀角地黄汤加减。药用茵陈、山栀、枳实、水牛角片、赤芍、生地、丹皮、虎杖、茯苓、川朴等。本法使用时当同时注意：清热勿过于苦寒，除湿慎过温燥，掌握湿、热、瘀之主次而调之。

3. 瘀血内阻型

症见肝脾肿大，两胁癥块攻痛，或大坚满，腹壁青筋显露，面色晦暗，眼眶青黑，头、颈、胸、臂赤纹血痣，唇紫、舌紫红有瘀点脉弦涩。瘀血内阻，结而成非，唯破血不能消瘀，非软坚不能化积，方选膈下逐瘀汤加味以破血软坚，药用：桃仁、红花、赤芍、川芎、莪术、三棱、制乳术、地鳖虫、昆布、龙骨、牡蛎等。但痛深势重，破血场为峻猛之剂，注意"中病即止"，以免动血而有出血之虞。

4. 气虚血瘀型

此型在慢性乙肝病程较长时尤为多见，表现为食少纳差，肢倦乏力，便溏，舌淡而胖，或有紫气，脉弦细无力，肝功能检查中白蛋白降低。治当补气以助活血行血。方选四君子汤合四物汤，当归补血汤加减。药用：党参、白术、茯苓、甘草、赤芍、川芎、当归、黄芪、丹参、生山楂等。注意益气不能过猛，以免助热伤阴，也可酌加清疏之品，为川楝虎杖等以寒热相制。

5. 血虚血瘀型

症见面白无华，肝区隐痛，头昏乏力，心悸，舌淡暗紫或有瘀斑，脉细涩，治当补血养血以通血脉，方选归脾汤合四物汤加减。药用：当归、赤芍、熟地、党参、阿胶、郁金、丹参、鸡血藤等。

6. 阴虚血瘀型

此型在慢性乙肝或早期肝硬化者多见，症见肝区灼热刺痛，口干，心烦，手掌殷红，大便干结，尿黄而赤，舌红少苔，或见暗紫，脉弦细数。治当养阴滋液顾其本，活血行血治其标，宜一贯煎加味，药用：沙参、枸杞、麦冬、当归、丹参、丹皮、郁金、川芎、石斛等。注意用药不宜过腻，以免碍脾助湿，活血不能峻猛破血，以免耗伤正气。

7. 阳虚血瘀型

此型见于慢性乙肝后期和肝硬化。肝病日久，病及脾肾，脾肾阳虚，不能温煦推动血脉，瘀血内阻。症见形寒肢冷，食少纳差，夜间尿频，腰膝酸软，舌淡有紫斑，脉涩。治当温阳益气、活血行血，方用金匮肾气丸酌加仙茅、仙灵脾、巴戟天、女贞子、当归等药。

（三）辨证体会

1. 在慢性乙肝辨治中，首先应抓住"胸闷不舒，胸胁胀痛，或两胁癥块攻痛（肝脾肿大），或肝区灼热、刺痛，脉弦或细涩，舌质有紫气或紫斑"等瘀血之症。同时应认真询问病史，详细体格检查和做肝动能、乙肝血清标志物等检查以明确原发病属性，以助中医辨证，我们认为：瘀血为慢性乙肝发生发展的主要病理基础，而致瘀之因，除与气滞、湿热相关外，病久气阴亏损、阴液不足也是致瘀重要原因之一。因此，治疗本病既不能破瘀太过，又不能蛮补。而应疏补，一方面视其亏虚的属性而进以益气，温阳、滋阴；另一方面宜疏肝理气，清热利湿，活血化瘀。在使用活血化瘀药时，应根据瘀滞程度或和血，用赤芍、丹参、当归；或活血用生蒲英、桃仁、红花；若化瘀则用炮山甲、水蛭。在选方用药中还应根据虚实的孰重而不断调整用药。特别是阳虚血瘀，脉涩，应用温阳之品时，只能轻用，不宜久服，使用中应配黄芪、补骨脂、冬虫夏草等益气补阳及山萸肉、熟地等敛阴之品，以求阴生阳长，并防壮火食气。

2. 肝为藏血之脏，而活血化瘀药又多归经于肝，据南京中医药大学系列教材《中药学》录入的 32 味活血化瘀药，均入肝经，口味兼入心经，说明活血化瘀的药效主要作用于肝。现代药理研究则表明活血化瘀药能抑制肝纤维化，改善肝脏微循环，促进肝细胞再生，同时也能调节机体免疫功能，抗病毒、抗炎。因此，我们认为慢性乙肝从瘀辨治应做到：①要在慢性肝病初期，及时考虑配合之化瘀；②要掌握活血化瘀与其他治法之配合，灵活辨证用药；③要活血慎防出血，避免不良变证出现。

十三、扶正培本法在慢性乙肝治疗中的作用

扶正培本法是通过扶助正气，培植本元的作用来增强免疫功能，调节人体阴阳气血、脏腑经络的生理功能而达到提高患者免疫力和抑制（清除）病毒能力，是慢性乙肝治疗

与康复的有效法则之一。

1. 健脾益气

该法是治疗慢性乙肝以气虚为主要表现的基本方法之一，临床常用代表方剂为四君子汤，该方是补气健脾祖方，药理研究表明四君子汤在 500 微克/毫升的浓度下可活化巨噬细胞，促进其产生前列腺素 E 及白细胞介素 I，并可改善蛋白代谢，提高白蛋白。方中黄芪有多方面的细胞免疫促进作用，对淋巴细胞的增殖及分裂效应有明显地促进作用，消除抑制性 T 细胞的活性，提高 B 淋巴细胞的免疫功能。我们曾用"四君子汤加减治疗慢性乙肝 32 例"，结果：治疗组在改善症状、恢复肝功能和有效率方面均明显优于单纯西药组（$P<0.05$）。（注：本文发表于《南京中医药大学学报》，1991 年第 2 期）

2. 补益气血法

慢性乙肝患者大多有头晕目眩，少气懒言，乏力自汗，面色苍白或萎黄，心悸失眠，舌淡脉细无力等气血两虚证状。临床观察发现：慢性乙肝病程中"正气虚弱"与"免疫功能低下"，"湿邪留恋"与"病毒持续存在"有许多类同之处。因此治疗中常以八珍汤为代表方。据报道，其煎剂能提高人的 E-玫瑰花结形成率及淋巴细胞转化率，提高机体免疫功能。由此可见，采用该法治疗后，一俟"正气"来复，后天生化有源，湿邪（病毒）即可自行清除，诸症也随之缓解。

3. 养阴生津法

适用于慢性乙肝伴体倦、口渴、咽燥、多汗、盗汗、尿赤等阴虚津伤症。常用代表方剂生脉饮，该方除有养阴生津止渴作用外，据研究发现能显著增强 LAK 细胞的活性，并能显著提高特殊免疫活性 TG 细胞（IgGFC 受体）数，从而达到抑制或清除病毒的作用。

4. 健脾益肾法

脾肾两虚证的慢性乙肝患者中常有畏寒肢冷、恶心呕吐、乏力便溏等临床表现。中国中医研究院自拟健脾益肾方治疗该型病人取得了较好疗效。

5. 滋补肝肾法

慢性乙肝或肝硬化代偿期者常有头昏目眩、腰膝酸软、咽干耳鸣等肝肾阴虚症候，治疗代表方六味地黄汤对此有较好的疗效，并可提高免疫功能。由此可见，临床实践表明，扶正培本法不仅具有改善临床症状和促进肝功能恢复，而且能提高免疫功能，抑制或清除病毒。在扶正培本治疗中，重用白术是笔者一得之见。古人对白术早有评价，《药性论》谓："白术治水肿胀满。"《本草汇言》曰："白术乃扶植脾胃，散湿除痹，消食除痞之要药也。"《本草正义》谓："白术最富脂膏，故虽苦温能燥，而亦滋津液……方无伤阴之虑。"现代研究认为：白术具有升高白蛋白，纠正白蛋白/球蛋白比例失调的作用，并有持久的利尿、抗凝血和保护肝细胞及调节免疫功能的作用。因此，我们认为：慢性乙肝扶正培本治疗中选用白术非常合拍，无伤阴之弊，且必须用到 30~60 克/剂，否则达不到治疗目的。

十四、慢性乙型肝炎治疗心得

慢性乙型肝炎常见的临床症状有：胁痛、腹胀、纳差、倦怠、便溏、尿黄、低热等。病变在肝，或肝胆同病，或肝脾同病，或肝肾同病。其基本病理为：湿邪（病毒）未净，肝气郁结，气滞血瘀，肝脾肾亏损。往往是虚实并见，治疗难执一法。

（一）常用治法

1. 祛邪法

（1）清热利湿法：适用于湿热未清，病情明显活动者。症见胁痛、腹胀、肢倦、乏力、口苦、心烦、便秘、尿黄，舌苔黄腻，脉弦滑。部分患者可见巩膜、皮肤黄染。常用药物：西茵陈、炒山栀、炒黄芩、车前子、福泽泻、猪苓、云茯苓、生薏仁、川厚朴、垂盆草、山豆根、龙胆草。若见胁痛腹胀，肢体倦怠，口干而不渴，大便溏薄，舌苔白腻，脉濡滑，多属湿重热轻，治当燥湿健脾，茵陈平胃散加减。

（2）疏肝解郁法：适用于肝郁气滞者。症见胁胀胁痛，情志抑郁，口苦腹胀，纳谷不馨，苔薄白，脉弦。代表方剂：四逆散。常用药物：炒柴胡、炒枳实（壳）、大白芍、黄郁金、制香附、西当归、紫丹参、山豆根、垂盆草。若兼见便溏、倦怠，脉弦缓，此乃肝郁脾虚，治当疏肝健脾，方选逍遥散加减。

（3）活血化瘀法：适用于肝郁血瘀证者。症见右胁刺痛，痛处固定，面色晦暗，齿衄，鼻衄，赤缕红丝，朱砂掌，胁下痞块，舌质黯红，脉涩。代表方剂：血府逐瘀汤、鳖甲煎丸。常用药物：炒柴胡、西当归、黄郁金、桃仁泥、杜红花、京赤芍、紫丹参、生鳖甲、生牡蛎、穿山甲。

2. 扶正法

（1）益气健脾法：适用于脾虚者。症见腹胀便溏，肢体困倦，苔白，舌质淡有齿痕，脉细弱。代表方剂：四君子汤。常用药物：炒党参、炙黄芪、炒白术、云茯苓、淮山药、白扁豆、炒薏仁、大枣、炙甘草。

（2）滋补肝肾法：适用于肝肾阴虚者。症见头晕目眩，腰酸腿软，五心烦热，面色晦暗，舌红少苔，脉细数。代表方剂：一贯煎。常用药物：大生地、南（北）沙参、枸杞子、大麦冬、西当归、川楝子、制首乌、生鳖甲、生龟板等。

3. 活血化瘀药物的应用

慢性病毒性肝炎，常伴有肝、或肝脾肿大，常见面色晦暗，多数有血瘀指征。据现代药理研究，活血化瘀药物对改善肝功能、血液黏稠度，增加肝脏血流量，以及缓解临床症状等方面，均有一定的作用。但是，活血化瘀药物易耗气伤阴，故久用宜配以扶正药物。

4. 合理饮食和适当休息

饮食和休息易致慢性病毒性肝炎迁延不愈，因此，合理饮食和适当休息非常重要。慢性病毒性肝炎活动期，肝功能异常者，饮食宜清淡，忌油腻辛辣刺激之品，以防助湿化热。病情稳定，肝功能恢复后，宜适当增加营养，补充蛋白质和各种维生素，但以维持正常营养和体重为原则。湿邪余热未尽者，可常服薏仁、茯苓、红枣以健脾利湿。肝肾阴虚者，可常服黑木耳、枸杞子以滋补肝肾。并提倡适当活动，以活动后不感到疲劳为原则，尽量避免长期卧床，给患者增加精神负担，使之思虑过度，伤及心脾，引起失眠、食欲不振等症状。

（二）治疗体会

1. 根据正邪虚实，权衡缓急轻重

慢性病毒性肝炎往往病情复杂。湿邪久困，多见脾虚之证；肝气郁结，每有化热、瘀、阴伤之变；肝肾阴虚与络滞血瘀常相伴出现；脾胃气虚与痰湿阻中多兼挟存在。故治疗时，或数法合用，标本兼顾；或寓补于攻；或寓攻于补。一旦辨证明确，施治守方为要。

在具体用药时，应注意：化湿不宜燥烈太过，以免劫阴；清热不宜苦寒太过，以防伤脾；补脾不宜壅滞太过，恐妨脾之健运；养阴不宜滋腻太过，应谨防碍中。临证中，每见用药攻伐太过，正虚邪恋，病久不愈者，当以扶正为先，此乃扶正即所以祛邪也。我们在临床上遵张仲景："见肝之病，知肝传脾，当先实脾"之明训。对慢性病毒性肝炎症情复杂，久治不愈者，采用益气健脾法，每使多年沉疴重获生机。若见肝肾亏虚者，又当滋补肝肾为先。

2. 中医辨证与西医辨病相结合

慢性病毒性肝炎除根据临床症状辨证施治外，还必须结合其一系列实验室指标明确诊断。一旦病情确诊，可以结合患者实验室检查指标，在辨证处方中加用 1~3 味经验用药，如：谷丙转氨酶升高者，用垂盆草、山豆根、五味子；白蛋白降低或白蛋白/球蛋白比例倒置者，加人参、炒党参、炙黄芪、淮山药、制黄精等；HBV 血清学指标呈持续大三阳者，加用六月雪、半枝莲、白花蛇舌草等。

十五、以慢性肠炎为主要临床表现的原发性肝癌 2 例报告

原发性肝癌是临床上常见的恶性肿瘤之一。临床表现以右上腹肿块或疼痛，进行性消瘦、黄疸等为主要临床表现。我们曾遇见 2 例以腹痛、腹泻为主要临床表现，颇为罕见，兹汇报如下。

例 1　孟某某，女，46 岁，农民。

患者于 1987 年 10 月 9 日出现右下腹胀痛不适，伴腹泻水样便，日 3~5 次不等，无里急后重，无红白黏胶，诊断为"慢性肠炎"，予以多种抗生素治疗无效，放弃治疗，逾 1 月渐自愈。1988 年 1 月再次出现腹泻、低热、肠鸣音亢进，大便呈湖状，日 10 次不等，查体：神志清，慢性病容，心肺（-），腹软，肝肋下 2.5 厘米，质 2°，触痛（-），脾未及。大便常规镜检：脓细胞 10~20，大便培养（-），肝功能正常，HBV 血清学指标呈"小三阳"，AFP 2000μg/L，B 超提示：肝右叶占位。临床诊断：原发性肝癌。予以：营养支持、化疗、中医中药及对症治疗，于同年 6 月因肝性脑病死亡。

例2 商某某，男，37岁，工人。

患者 1988 年 3 月出现腹泻，日 2~3 次，经多种抗生素治疗后无明显好转。且便次日渐增多至日 10 余次不等，并伴里急后重，肠鸣音活跃，于病后半年收住入院检查。查体：神志清，面色晦暗，心肺（－），腹软，肝肋下未及，剑突下 5~6 厘米，质 2°，触痛阴性，脾未及，大便常夫镜检示：脓细胞 15~20，HBV 血清学指标为"小三阳"，肝功能正常，AFP 1000μg/L，B 超示：肝左叶占位（巨块型）。经营养支持、化疗、对症治疗，于 2 月后因全身衰竭死亡。

【讨论】

原发性肝癌常合并肝硬化，临床可见肝硬化常伴有消化、吸收不良性腹泻，这种腹泻次数不多，大便含有未消化的食物残渣。但原发性肝癌以大量腹泻为主要临床表现，不能以肝硬化来解释，其可能因素为：

1. 门静脉癌栓，原发性肝癌的癌细胞脱落，造成门静脉栓塞，导致肠壁瘀血、水肿、蠕动加快，消化吸收和分泌功能紊乱。

2. 肝癌细胞分泌异位激素（1986 年，Sabon Steiner 报道一例具有内泌功能的原发性肝癌病例，肝癌细胞分泌的前列腺素、血管活性肠肽等激素）促使小肠大量分泌和蠕动活跃，抑制肠道水和电解的吸收，以致大量腹泻。例一患者曾一度出现腹泻自愈，临床未见类似报道，这可能是门静脉癌栓脱落或侧支循环建立，肠道瘀血、水肿一度减轻，肠功能得以暂时恢复所致。为此，我们认为：临床上凡遇到右上腹胀痛、腹泻、抗生素治疗效果不佳者，且又是 HBV 持续感染者，应作与原发性肝癌相关性检查，以免误诊或漏诊。

十六、HBV 感染与原发性肝癌的关系

HBV 感染与原发性肝癌具有一定的关系。《临床荟萃》2003 年 14 期报道：①"幼年母－婴传播感染者原发性肝癌（PHC）发生率高，水平传播或后天成人感染者发生率低"。②原发性肝癌是我国常见的恶性肿瘤之一，病死率已由 10 大恶性肿瘤的第三位上升到第二位；③原发性肝癌与 HBV 感染有一定的相关性，研究发现：原发性肝癌患者的乙肝表面抗原阳性率为 84.75%；而乙肝表面抗原阴性的原发性肝癌仅占 1.26%；④研究同时发现：HbeAg 阴性而 HBV－DNA 发生变异的乙肝病毒感染者中易发生原发性肝癌。因此不能认为：e-抗原的阴转是病毒复制终止，而不注重保健，对此类患者应结合临床，若病情加重有活动表现，要考虑存在乙肝发病或基因发生突变，有诱发肝癌可能；⑤HBV 感染时间与原发性肝癌发生时间也有相关性，HBV 感染越早，癌变发生年龄越早，因此，杜绝母一婴传播十分重要。

十七、肝硬化腹水患者休息与钠盐摄入问题

肝硬化腹水属祖国医学"臌胀"范畴。从理论上讲，应针对肝硬化本身进行治疗，然而，肝硬化是不可逆的。至今尚无药物对已经形成的纤维化有肯定的效果。因此，对肝硬化的治疗主要是对腹水因素进行治疗。包括卧床休息、限制

水钠摄取、适当给予利尿剂、补充血制品（白蛋白）、中医中药以及腹水回输等。我们在长期的临床实践中体会到，肝硬化腹水患者卧床休息与钠盐摄入是最基本的治疗措施之一。兹简述于下：

（一）肝硬化腹水与卧床休息

肝硬化腹水伴感染、出血的患者，在控制治疗并发症期间，适当卧床休息是必要的。但对病程较长，经卧床休息和配合用药治疗无效的病例，则应当减少卧床，适当活动，使肠蠕动增加，促进排便排气，以增加毒性物质的排出，改善消化吸收功能。适当活动还可以使全身肌肉收缩，增加血管紧张度，使回心血量增多，肝、肾动脉血流充足，又可促使肝功能改善，肾小球滤过率增加。我们对 31 例肝硬化腹水患者在辨证施治基础上，以健脾利水，和肝活血中药为主，西药短程间歇利尿为辅，食盐摄入以可口度，每日早晚散步（活动）2 次，以不感觉疲劳为度。结果显示：21 例（腹水退净，主要症状消失，随访半年以无复发）；好转 7 例（腹围缩小 15 厘米以上，主要症状消失）；总有效率为 90%。盖肝硬化腹水的病机是肝郁血瘀，脾受其制，肝脾失调，湿瘀搏结化水，泛滥横溢所致。水唯畏土，其制在脾，脾虚不能制水，而反受木克，则水失所制而妄行。因此，治疗上采用健脾利水，和肝活血之法为主，西药短程间歇利尿，并配合力能所及的适度活动，达到了症消水退，肝功能改善之目的。此乃"动则变，变则通，通则不病"是也。由此可见：肝硬化患者卧床休息与否应根据其病情而定。

（二）肝硬化腹水与钠盐摄入问题

在肝硬化腹水的治疗中，限制患者的钠盐摄入，对水钠潴留、周围浮肿以及早期肝硬化腹水患者也确有减轻作用。但是，临床观察发现：只有当血钠>135mmol/L 时，限制钠摄入才能产生自发性利尿效应，若血钠<135mmol/L 时，即使限钠，也不产生自发性利尿效应。由此可见，体内钠的高低与腹水的顽固性有一定的关系。

肝硬化腹水病人纳呆、食少，即使不限制钠盐摄入，体内钠也相对减少。应用利尿剂又使钠排出增多，所以，肝硬化腹水患者体内钠必定减少，在这种状况下，肾脏保钠排钾作用自然加强，为维护血钾水平，细胞外钾与细胞内钠置换，导致细胞内钠增高。

钠盐是体内重要的无机盐，正常人长期限制钠盐摄取也可出现乏、食欲下降，若肝硬化腹水患者长期处于低钠状态，容易并发生不同程的脑水肿，甚至诱发肝性脑病。低钠血症的临床表现：乏力、恶心、呕吐、肌痉挛、眩晕、昏厥、血容量不足、循环衰竭综合征、皮肤弹性差、脉压小、甚则木僵、昏迷等。临床上把低钠血症分为三度。轻度：血钠<135mmol/L；中度：血钠<120mmol/L；重度：血钠<110mmol/L；当患者出现表现淡漠、嗜睡、甚至昏迷等称为"低渗性脑病"。则提示预后不良。根据我们临床观察发现：肝硬化腹水伴低血钠而死亡占大多数。与有关资料报导相一致。肝硬化腹水患者限钠与否，涉及到腹水的主要治疗原则。我们认为：肝硬化腹水的直接原因是肝脏纤维化，肝硬

大医精诚万世师表

变所造成的肝组织结构紊乱，导致肝微循环障碍而引起门静脉高压，胃肠道瘀血、水肿、淋巴液外漏、肝功能障碍，血浆白蛋白水平下降等一系列病理变化。我们所治的31例肝硬化腹水患者，采用健脾利水、和肝化瘀之法，就有改善肝脏微循环，促进肝功能恢复，补气健脾，利小便，退水肿，化血结和升高血浆白蛋白，纠正白蛋白与球蛋白比例失调，并有持久的利尿作用。因此，我们在临床上一般不限制钠盐摄入（以可口为度），临床观察疗效满意。

钠是血浆中主要的碱基，氯为主要的酸基，长期缺钠、氯，使多种缓冲系统发生紊乱，酸碱平衡失调，晶体渗透压发生改变，以致影响肌肉、神经各脏器组织的正常生理功能。因此，我们认为：肝硬化腹水病人一概限钠，利小弊多。并建议：在应用利尿剂消退腹水的全过程中，除补充白蛋白维持血浆胶体渗透压和进行其他对症治疗外，还应及时注意补充电解质。这样不仅能使利尿剂持续发挥利尿作用，而且也可因为补钠提高了细胞外液渗透压，使细胞内"蓄积"的水移至细胞外，细胞代谢功能正常化，从而预防电解质紊乱发生。同时也弥补了有效循环血量不足，使尿钠排出增加。

十八、大黄在传染病方面的应用体会

大黄，其性苦寒，擅长泻下攻积、解毒化瘀。《药品化义》曰："大黄气味重浊，直降下行，走而不守，有斩关夺门之功，故号为将军。"《本经》谓大黄"下瘀血，血闭塞热，破癥瘕积聚，留饮宿食，荡涤肠胃，推陈致新，通利水谷，调中化食，安和五脏"。清代唐容川谓："大黄一味，既是气药，又是血药，止血不留瘀，尤为妙药……今人不敢用，惜哉！惜哉！"大黄具有"推陈出新"之功。"陈"乃指病邪，热毒壅滞，燥屎宿食，瘀血癥瘕等，在辨证施治处方中配大黄治疗，能获得较好的效果。现将某些传染病应用大黄治疗的体会，讨论如下。

（一）细菌性痢疾

"痢疾初起，理无止法"。这是中医治疗本病的原则。故病初按通因通用之法则，用仲景三承气汤或白头翁汤等利湿导滞，痢下即可自止。我个人体会：在辨证处方上加用大黄一味通导后，转为慢性者较为罕见。盖大黄不仅有抑菌和杀菌作用，而且能泻下通便，使肠道得以清理，从而减少了后患。所以，吴又可曰："承气本为逐邪，而非为结粪而设，'邪毒'得大黄而下之，实为开门祛贼之法。"可见，对急性菌痢患者，在辨证施治处方基础上佐以大黄一味以通积导滞，非常合拍。

（二）伤寒

古人有"温病下不嫌早，伤寒下不嫌迟"的论述。伤寒病灶在肠，最怕肠出血和肠穿孔，治疗中自始止终都不主张用可能刺激肠壁、增加肠蠕动的通便药物，对大黄一类药品，当然就视为蛇蝎了。但是，我在临床上，则继承老师用药习惯，在伤寒治疗上，却采取"下不嫌早"的治则。当患者高热而尚无明显表证，而大便闭结或不畅者，则给小承气汤之类以通导。一般连用3天，以清理其肠道。经多年临床应用证实，采用以大黄为主之通导方法，不仅没有诱发肠出血、肠穿孔等并发症，而且清除了肠中积毒，正是减少或防止此类并发症的积极措施，何况大黄本身具有止血、杀菌作用呢。由于其导泻作用，使伤寒杆菌和毒素由肠道排出，杜绝其死灰复燃（伤寒复发）的根源，因此，临床上治疗伤寒，在辨证施治中药处方中配合大黄通导，其疗效优于单纯抗生素治疗者。

（三）急性病毒性肝炎

中医治疗急性病毒性肝炎（阳黄）时，常用方茵陈蒿汤、栀子大黄汤等方剂中，均有大黄。茵陈为退黄之要药，大黄有清热解毒的作用，二者相配则退黄效果更为明显。大黄除有清热、解毒、缓下、退黄作用外，并有止血、消瘀、化癥之功。所以，我们在临床上，不仅治疗急性病毒性（黄疸型）肝炎时用大黄，而且在治疗慢性肝炎及肝硬化时亦常在处方中配上大黄，但必须根据其病情分别予以酒制、或炙炭使用。曾治一例肝炎肝硬化失偿期患者，就诊时症见纳少无味，口干欲饮，肢倦乏力，面色晦暗，视力减退，腹胀如鼓，大便干结，时有齿衄，小溲黄赤，舌苔黄腻，脉细弦，肝功能异常。辨证为：肝阴不足，脾气虚弱，瘀热湿浊内阻，三焦气化失司，本虚标实，治属棘手。予以茵陈蒿汤合平胃散、二至丸以清热解毒，燥湿健脾，佐以利水止血，且每剂均配合大黄 10～15 克，经两月治疗，临床症状得以改善。故张锡纯曰：大黄"能入血分，破一切瘀血，为其气香故兼入气分，少用之亦能调气，治气郁作疼"。还曰：大黄"力虽猛，然有病则病当之，恒有多用不妨者"。该患者病情迁延日久，有正虚的一面，但瘀热湿浊邪势仍盛，所以，祛邪法而获效，即所谓"祛邪即可安正"是也。

（四）流行性乙型脑炎

流行性乙型脑炎（以下简称：乙脑）系"特殊温邪病毒"所引起。目前尚无特效治疗方法，病死率达 10% 以上。本病初起即见高热、烦渴等里热亢盛的气分证候，或气营两燔和热陷营血的证候，治疗关键是控制高热。我们在临床上根据"不治已病治未病，不治已乱治未乱"的原则，抓住乙脑高热、昏迷、惊厥三大主症之病机热、痰、风，将白虎汤、犀角地黄汤、止痉散有机组合，并加入大黄组成"乙脑合剂"。这样使本方具有显著的清热泻火，通腑化瘀，豁痰开窍，定惊熄风之功效。曾治乙脑 38 例与单纯西药治疗组治疗的 96 例作对比，在控制"三症"方面明显优于单纯西药治疗组。（见 216 页乙脑总结性文章）

（五）肺结核咯血

本症治疗一般都主用参三七粉吞服，再配合其他清肺、润肺、止血药物治疗。《金匮要略》曰："心气不足，吐血、衄血，泻心汤主之。"泻心汤大黄量倍于黄连，当为主药。

凡壮火食气而致心气不足，邪火有余，迫血妄行者，用之效果显著。对于咯血患者，我们常以生大黄粉 1.5～3.0 克吞服治之，经临床实践证明，其止血效果不亚于参三七粉，且止血效果更快、更明显。其原因：大黄不仅与三七粉一样，有祛瘀作用，而且还有引血下行与含有鞣酸的收敛作用有关。临床上对"木火刑金"之咯血，投以泻心汤加味，则能较快控制病情。可见，大黄不仅可泻心火而止吐血，对肝火犯肺之咯血也同样有显效。

十九、中药直肠点滴配合西药治疗乙脑
38 例疗效观察（附：96 例对照组）

摘要：本文就我科运用中药直肠点滴法治疗乙脑 38 例作了分析，并与以往 3 年单纯使用西药治疗的 96 例作对比。结果：中西医结合治疗在控制高热、抽搐和昏迷方面，明显优于单纯西药治疗组（$P<0.01$）。它的优点表现在：有效而稳定地控制高热关，防止抽搐，从而达到预防呼衰的发生。并减少了恢复期症候群和后遗症，降低了病死率。据文献记载：乙脑病死率达 10% 以上。而本文总结的 38 例，病死率 5.3%，中药直肠点滴法给药，为昏迷患儿采用中西医结合治疗开拓了一条新的途径。

我科自拟"乙脑合剂"，采用直肠点滴法给药，治疗乙脑 38 例，并与以往 3 年单纯使用西药治疗的 96 例作对比。结果：中西医结合治疗组，在控制高热、抽搐和昏迷等方面，明显优于单纯西药治疗组（$P<0.01$）。兹报告于下：

岐黄之术自有传承

（一）临床资料

1. 一般资料：诊疗组 38 例，男性 23 例，女性 15 例，年龄最大 10 岁，最小 8 个月，平均年龄 2.8 岁；对照组 96 例，男性 58 例，女性 38 例，年龄最大 12 岁，最小 10 个月，平均年龄 3.1 岁。

2. 诊断标准与分型：参照王季午主编《传染病学》的诊断标准和分型。两组病例分型情况见表 1。各型所占比例无显著差异（$P>0.05$）。

表 1　两组病例分型

组　别	例数	轻型	中型	重型
治疗组	38	10	22	6
对照组	96	18	59	19

（二）治疗方法

1. 中药直肠点滴：乙脑属于中医温病范围，传统治疗按卫气营血辨证施治。我们根据乙脑临床普遍出现的高热、昏迷、惊厥三大主症的病机——热、痰、风。在西医综合治疗的基础上予以中药治疗，将白虎汤、犀角地黄汤、止痉散有机结合组成"乙脑合剂"，方药如下：

生石膏 120 克　　肥知母 10 克　　大生地 15 克　　京赤芍 10 克

粉丹皮 10 克　　双钩藤 12 克　　炙僵蚕 15 克　　炙全蝎 3 克

九节菖蒲 10 克　　生　军 10 克 (后下)

将每剂浓煎成 500 毫升装入灭菌空瓶内，并加入 10 毫升混合防腐剂，置于冰箱或冰库内备用。

用法：开放式输液法，将针头换成导尿管即可。3 岁以上病儿每日一剂（3 岁以下酌减），均分二次直肠点滴。（重型者一日二剂，分 3～4 次滴入）患儿取左侧卧位，双膝稍屈曲，臀部稍垫高。液体石蜡油润滑导尿管后，插入肛门 15～20 厘米，胶布交叉固定，调节滴速在 30～50 滴/分。点滴完毕后适当更换体位，使药液充分吸收。

2. 西医治疗，主要把好"三关"，即控制高热、惊厥和呼衰。控制高热，以物理降温为主，如酒精、温水擦浴、头部置冰袋，电风扇吹等，同时配合应用安乃近、激素、亚冬眠和支持疗法。制止抽搐和呼衰，视病情区别对待，如有脑水肿指征者快速输入足量脱水剂，抽搐频繁者加安定、水合氯醛、鲁米那和亚冬眠等；呼吸困难和呼吸衰竭者则保持呼吸道畅通，插管加压给氧、危急时气管切开，并联合应用呼吸兴奋剂、东莨菪碱等抢救。

（三）治疗结果

本组 38 例在降温、止痉和昏迷控制方面与对照组相比较有显著差异（$P<0.01$），见表 2。

发生呼吸衰竭者治疗组 4 例，对照组 17 例，两组相比无显著差异（$P>0.05$）。治疗结果：痊愈 32 例，未愈（留恢复期症状）4 例，死亡 2 例，与对照组相比，无显著差异（$P>0.05$），见表 3。

表2　两组控制"三症"对照

组　别	例数	发热（天）$\overline{X} \pm SD$	抽搐（天）$\overline{X} \pm SD$	昏迷（天）$\overline{X} \pm SD$
治疗组	38	0.96 ± 0.70	1.25 ± 1.27	0.82 ± 1.50
对照组	96	1.74 ± 1.54	2.15 ± 1.48	1.5 ± 2.52
P 值		<0.01	<0.01	<0.01

表3　治疗结果

组　别	例数	治愈		未愈		死亡	
		例数	%	例数	%	例数	%
治疗组	38	32	84.2	4	10.5	2	5.3
对照组	96	62	64.6	19	19.8	15	15.6

（四）讨论与体会

1. 大家知道，乙脑系"特殊温邪病毒"所引起，属祖国医学暑温之范畴。目前尚无特效治疗方法，病死率达10%以上，合并呼衰者病死率更高。本病初起即见高热、烦渴等里热亢盛的气分症状，或气营两燔和热陷营血的症候，热盛则熬液成痰。耗伤阴液而动风。热、痰、风互相交织，风火相煽，外炽肌肤，内灼脏腑，壅滞经络，蒙蔽清窍，而致乙脑从起病到极期普遍出现高热、昏迷、惊厥三大主症。抓住三大主症病机——热、痰、风，再参照卫气营血进行辨证施治较为切合实际。实践证明，只要有效地控制高热，即可减轻和杜绝惊厥，从而达到预防呼吸衰竭发生，使症情缓解而转危为安。所以，我们根据中医"不治已病治未病，不治已乱治未乱"的原则，将白虎汤、犀角地黄汤、止痉散有机结合组成乙脑合剂。其方义是：清热泻火，通腑化瘀，豁痰开窍，定惊熄风。由于抽痉是本病发展的必然结果，因此对于暂无抽搐的患儿也可同样使用，以防患于未然。

2. 重用石膏是治疗本病的关键。开始治疗时我们将乙脑合剂中主药石膏分 60 克/剂为 1 号方，120 克/剂为 2 号方。结果 2 号方清热泻火作用明显优于 1 号。因此，我们体会到：控制高热，方中石膏，必须用到 120 克，否则病重药轻，达不到预期效果。

3. 中药直肠点滴虽然配合应用了一些西药，但与单纯运用西药对症治疗相比，可有以下优点：亚冬眠应用不当，可抑制呼吸，增加气道阻力，加重外周呼衰；东莨菪碱能抑制大脑皮质，降低氧耗，对中枢性呼衰有效，但需达到莨菪化方能维持疗效，并引起痰液干涸，不易排出，加重外周性呼衰；安定、水合氯醛有镇静止痉作用，但能抑制呼吸，致病情加重。而乙脑合剂无以上缺点，且作用时间长，控制高热、惊厥，持久而稳定，大大减少了呼吸衰竭的发生。遗留恢复期症状亦很少。临床统计发现，治疗组用药后，高热、抽搐、昏迷持续天数明显较对照组短（$P < 0.01$）。说明乙脑合剂有较好的降温止痉作用。并能有效地控制高热，从而阻断惊厥和呼吸衰竭之间的恶性循环。

4. 乙脑患儿多为学龄儿童，而且入院时均处于高热、抽搐或昏迷状态，口服中药困难较大，胃管鼻饲也有一定难度，并会导致抽搐频繁。所以，我们将口服中药改为直肠点滴。本法具有设备简单，操作容易，便于推广，不受剂型限制等特点。而且无创伤性，药液不受胃酸影响，并能刺激肠壁，促进肠蠕动，增加排便，从而达到泻火降温之目的。

二十、白蛋白在 7 例重症乙脑抢救中的应用体会（附：2 例报告）

重症乙型脑炎多死于呼吸衰竭或循环衰竭，即使抢救成功也多留有严重的后遗症。今年，我们对 7 例重型乙脑患儿，在传统治疗基础上加用了 20%白蛋白，结果病情恢复迅速，全部治愈，兹举 2 例报告如下：

例 1　患儿，男，3 岁，住院号 883528。

诊断：流行性乙型脑炎（重型）。因发热 4 天频繁抽搐 1 天于 1988 年 7 月 31 日入院。查体：T：39℃，P：120 次/分，R：26 次/分，浅昏迷，双侧瞳孔等大等圆，对光反射迟钝，球结膜水肿，颈有抵抗，心、肺无异常，肝脾肋下未及。腹壁、提睾反射消失，四肢腱反射未引出，克氏征、布氏征均阴性，巴氏征阳性。实验室检查：白细跑：$1.9 \times 10^9/L$，中性：82%，淋巴：18%，脑脊液：清，潘氏试验（+），蛋白定量：160mg/L，糖半定量＞50mmol/L，细胞数：$6.8 \times 10^6/L$，入院后予以物理降温、安乃近、脱水、补液和止惊等治疗，急儿昏迷逐渐加深，口唇发绀，四肢末端发凉，球结膜水肿加重，瞳孔对光反射消失，呼吸不规则呈潮式呼吸，并伴频繁抽搐。加强脱水，应用糖皮质激素、东莨菪碱等药物后，病情无改善，遂于入院第 3 日按 2ml/kg/次给予 20%白蛋白 28 毫升静注一次，次日，患儿呼吸改善，神志转清，球结膜水肿消失，瞳孔对光反射恢复，腹壁、提睾反射恢复，抽痉次数显著减少，四散转暖，于 8 月 26 日病愈出院。

例2　患儿，女，2 岁，住院号 883606。

诊断：流行性乙型脑炎（重型）。患者因高热 3 天抽搐 10 余次伴神志不清于 1988 年 8 月 2 日入院。查体：T：40.2℃，P：130 次/分，R：30 次/分，昏睡，面色苍白，双侧孔等大等圆，对光反射灵敏，颈有抵抗，心、肺无异常，肝肋下 1.5 厘米，剑下 3.0 厘米，克氏征、巴氏征均阳性，四肢湿冷。实验室检查：白细胞：1.5×10^9/L，中性：78%，淋巴：22%；脑脊液：无色，微浑，细胞数：3.6×10^6/L，潘氏试验（+），蛋白定量：156mg/L，糖半定量>50mmol/L。入院后予以安乃近、物理降温、补液、甘露醇脱水、止惊等治疗，次日，患儿出现昏迷日渐加深，抽痉频繁，口唇发绀，四肢发凉，皮肤呈花纹状，颤抖，球结膜水肿明显。加强脱水后，病情继续恶化，8 月 5 日出现呼吸浅表，节律不齐，两肺满布痰鸣音，8 月 6 日使用 20% 白蛋白 25 毫升，每 12 小时静注一次，共用 2 次，次日，神志转清，球结膜水肿消失，呼吸趋于平稳，两肺痰鸣音显著减少，四肢转暖，周围循环障碍纠正。9 月 8 日病愈出院。

【讨论】

重症乙脑患者的重要死亡原因之一是呼吸衰竭，大多由进行性脑水肿所致。因此，降低乙脑患儿病死率的关键在于消除脑水肿，止痉和纠正呼吸衰竭。甘露醇、高渗脱水剂，降低颅内压疗效确切，但减轻脑间质水肿效果相对较差，维持时间短，且易引起反跳，使用不当尚可加重病情，引起周围循环衰竭。今年我们在抢救重型乙脑患儿过程中，加用

20%白蛋白（2ml/kg/次）静注，结果发现：患儿使用1～2次后病情显著改善，呼吸衰竭纠正，抽搐次数减少。分析其机理可能是：短期内迅速提高胶体渗透后，促进脑间质和肺间质水分进入血管内，减轻脑水肿及肺水肿，改善脑供氧，从而达到纠正外周性呼衰和中枢性呼衰的目的，促进清醒，减少抽搐。

循环衰竭则是重症乙脑常见的并发症之一，临床观察表明，一旦出现寒战皮色苍白或呈花纹，四肢湿冷，唇指（趾）发绀等低血容量现象，在强心、补液、纠酸基础上及时加用白蛋白提高血容量，增加组织器官的血液灌流量，可迅速纠正循不衰竭，否则将加重脑病变。甚至导致死亡。

重症乙脑引起呼吸衰竭和周围循环衰竭的原因是多种的，中枢性呼吸衰竭和微循环障碍除脑水肿外，尚有炎症直接损伤所致，白蛋白应用主要对前者有效。本文7例在常规把："三关"措施下加用了白蛋白抢救成功，但因例数较少，尚需进一步积累经验。

二十一、慢性支气管炎与血瘀

近年来，随着中医基础研究和临床实践的深入，已经认识到，血瘀在慢性支气管炎（以下简称"慢支"）发病中的重要意义，从而为临床治疗提供了新的思路。兹就管见所及，将慢支与血瘀的关系简述如下。

（一）慢支血瘀形成的基本原因

《素问》云："正气存内，邪不可干"，"邪之所凑，其气必虚"。慢支的形成，根本原因在于机体正气虚弱，主要与肺、脾、肾虚密切相关。其诱因为邪气盛，六淫之邪趁虚侵袭引发致病。倘若治不及时或治而不当，以致病久不愈，而渐成本病。加之生活环境的影响，如烟、酒及有害气体等因素的刺激，或起居失调，情志不畅则更易致病。慢支的形成，是一个缓慢的过程，一旦形成，常反复发作，迁延难愈。由此可见，慢支的特点，一是体质虚，二是病程长，三是病邪实。

我们于2008年1月~2010年1月收治住院的68例慢支病例中，病程最长为40年，最短为4年，平均为15.75年。久病多虚，因而常有阴、阳、气、血诸虚，尤以气虚为多。而血是人体生命活动不可缺少的物质，与气关系十分密切。《诸病源候论》说："血之化身，随气而行，常无停积。"气为血帅，血为气母，气行则血行。气虚无力推动血液的运行，使血流迟缓，滞塞壅遏，凝成瘀血。可见，气虚是导致慢支血瘀证的主要原因。

本组病例年龄均偏大，最大为85岁，最小为55岁，平均为72.45岁。年老体弱、气血衰少是慢支血瘀产生的又一原因。老年之体，脏腑功能衰退，气血精液亏耗，血运乏力而易成瘀。其次，外感六淫，内伤七情，均可致病成瘀。慢支常由外感诱发，尤以受寒（凉）为多。《诸病源候论》曰："血性得寒则凝，得冷则结成瘀。""严冬二月，触冒风雪寒毒……血气凝涩。"寒郁化热，则发热动血，或见痰中带血，乃伤寒病。若热搏过久，瘀则发热。因此，在慢支过程中，年老、体虚、久病、邪实均可导致血瘀的产生和存在，从而造成气血津液三者生理平衡关系的破坏，随之出现各种病理变化，使瘀加剧，形成恶性循环。

（二）慢支难愈的病理基础

慢支形成在于正虚与邪实，其反复发作常以外感病邪为诱因，而慢支迁延难愈则与痰瘀壅塞气道密切相关。痰瘀阻滞，肺失宣肃，是慢支久病难愈的基本病理。痰和瘀都是病理产物，又是致病因素。血为中焦之汁，奉心化赤而成，瘀本乎血；痰为津液及血液的败浊物，痰本乎津。津血同源，两者均属阴，在病理上互相影响，互为病变，互为因果，易于胶结，协同致病，使病情加剧而难愈。

前贤对血瘀生痰的论述甚多。隋代巢元方指出："诸痰者，皆由血脉壅塞，饮水积聚而不消除，故成痰也。"张景岳说："痰涎本皆血气，若化失其正则脏腑病，津液败而血气即成痰涎。"唐容川《血证论》指出："内有瘀血，则阻碍气道，不得升降。气壅则水壅，水壅则为痰饮。"均说明血瘀内积日久，阻碍气机的升降出入功能，致津液停聚成痰，成为慢支反复发作，迁延不愈的宿根。反之，痰浊停聚久留，阻碍肺气的宣发。肺气郁滞，治节不利，痰阻气滞，可致血瘀。由此可见，痰能转化为瘀，瘀能转化为痰。其转化条件，与痰瘀形成的时间和空间有关。在病程上，痰阻日久可致血瘀，血积日久可化为痰饮；在空间上，痰居细络，易使血分瘀阻，瘀血则在心肺，最易转化为痰水。这是由于肺主通调治节，与心主血脉有着密不可分的关系。所以，慢支迁延不愈，乃痰瘀互结，壅塞肺气之故。

（三）慢支血瘀的临床特征

慢支的临床表现，以咳嗽、咯痰、喘促为主证。由于痰瘀阻肺始终贯穿慢支整个过程，所以，慢支血瘀除上述症状外，尚有肺瘀特征性表现。如胸闷痞痛，甲紫唇绀或白睛赤缕（球结膜充血），或痰中带血，暮热，口燥不饮，手足掌心烦热，舌质暗红，唇紫，瘀点、瘀斑，血黏度增高和甲皱微循环异常。我们治疗、观察的 68 例患者中，上述症状发生率为：咳嗽和咯痰 100%，气喘为 80.0%，胸闷为 90.0%，胸痛为 73%，唇紫为 53.2%，发热为 42.5%，舌暗、唇紫或瘀斑点为 66.0%，血黏度增高或甲皱微循环异常为 82.0%。盖肺主气，朝百脉，助心调节血液循环。外邪犯肺，病久伤肺，肺气失调，宗气不足，血运无力，气血瘀滞则胸闷痞痛，舌青唇紫，咳嗽极甚；肺络受损，血液蕴结，络伤血溢，则痰中带血，白睛赤缕；瘀血在里，阻碍气血，则入暮发热，手足心热，口干欲漱，水不欲饮。所以，《诸病源候论》有"痰瘀积聚在于胸府，遇冷热之相博，结实不消，故令人心气痞满，气急不安，头眩目暗……胸闷口干，口燥不渴，唾如浆状"之论述。

（四）慢支急性期的治疗原则

慢支的发生固然由正虚与邪实两端，但在其急性期，表现为明显加剧的咳、痰、喘、炎、热和瘀。这是因为痰瘀阻滞气道，肺气宣肃不利之故，以邪气盛为主要病理变化。治疗以清肺化痰、活血化瘀为基本大法。因此，对慢支急性期的治疗，重在化痰行瘀，解毒祛瘀，体现了中医"急则治标"的治疗原则。其基本方有：麻黄射干汤、麻杏石干汤、三子养亲汤等，基本药物为：麻黄、射干、葶苈子、苏子、桑白皮、瓜蒌皮、黄芩、百部、蚤休、贝母、紫菀、款冬花、桃仁、丹参、当归等。以上药物对慢支急性发作期常见的细菌、或病毒具有良好抑制作用，且治痰兼以活血，可获"痰随瘀消"之功；活血化瘀可以增进肺泡毛细血管网的气体弥散，改善血液循环和肺的排泄功能，使痰液更易排出。所以对慢支发作期，恰当地运用活血化瘀，可以加快病情控制，对改善症状、恢复体力、缩短病程具有积极的作用。

（五）慢支缓解期的治疗原则

慢支缓解期，临床症状不明显，仅有轻微的咳嗽、咯痰，或活动后气短，胸痞不适，精神欠佳，纳食乏味，面色少华，唇暗舌淡，脉沉细无力。表现为肺、脾、肾气虚。气血衰少为病变主要矛盾。中医治疗宗"缓则治本"之原则，重在补肺健脾、益气温肾、扶正固本、活血化瘀、调畅气机，防止或减少复发。基本方为：参蛤散、生脉散等，常用药物有：人参、黄芪、白术、茯苓、熟地、紫河车、蛤蚧、仙灵脾、丹参、丹皮、半夏、陈皮等。益气法具有兴奋呼吸中枢，增强肌肉收缩力，改善机体营养状况，提高机体免疫功能和心功能的作用；活血化瘀可以增加细胞的吞噬功能，影响毛细血管的通透性，以减少炎性渗出，改善局部血循环，以促进炎性渗出的吸收，并能抑制炎性肉芽肿的形成，增强机体非特异性免疫功能，达到抗炎的目的。所以，我们认为：慢支缓解期，积极地运用益气活血药扶正固本（膏方调理），对提高机体的抗病能力和应激能力，耐低温，抗高温，抗疲劳，预防疾病的复发，防止或延缓疾病的发展，具有十分重要的作用。

（六）典型病例

王某，男，67 岁，退休工人，患慢性支气管炎、阻塞性肺气肿、肺源性心脏病 10 余年，每逢冬季复发，发则喘促不能平卧，口唇发绀，指（趾）端发紫，喉间痰鸣漉漉，必吐出大量白沫痰液而后已。近因感受寒邪引动宿患，咳嗽气喘，痰多泡沫，微觉恶寒，肩背怯冷，胸闷痞痛，四肢微厥，甲紫唇绀，舌质暗红，唇紫，苔薄腻，脉小滑微数无力。其标在肺，其本在肾，本虚标实，法当先治其标。三子养亲汤合麻黄射干汤复方加减：

炙苏子 12 克	白芥子 10 克	法半夏 10 克	光杏仁 10 克
炙麻黄 3 克	川桂枝 1.5 克	陈橘皮 1.5 克	射 干 6 克
淡干姜 6 克	细 辛 2.5 克	五味子 4.5 克	赤白芍各 10 克
大贝母 10 克	紫丹参 30 克	西当归 10 克	参三七 10 克

二诊：10 剂后，喘咳未发，畏寒形冷已退，甲紫唇绀也见改善，精神较振，胃纳睡眠尚可，脉缓尺细，舌质（唇紫已退）暗红，苔欠润，根部略薄白。"肺胀"一证，乃属

肺肾两亏，气不摄纳，发则治肺，缓则治肾，此时，治当补肺纳肾培元为主。

红　参 30克（另煎汁冲入）　　炒党参 150克　　炒白术 100克

沉香粉 12克（拌炒熟地 150克）　淮山药 120克　　制黄精 150克

云茯苓 100克　　肥玉竹 150克　　枸杞子 120克　　巴戟天 120克

鹿角片 120克　　紫丹参 300克　　桃仁泥 100克　　法半夏 100克

山萸肉 90克　　五味子 90克　　核桃仁 90克　　补骨脂 100克

紫河车 100克　　炙黄芪 150克　　陈　皮 50克　　鸡内金 90克

津红枣 240克　　清阿胶 150克　　白　糖 2斤

注：先将药物用冷水浸泡一夜，次日浓煎 3 次，去渣存汁，文火缓缓煎熬，俟药汁渐浓，再将阿胶和白糖加入收膏。待冷凝后，用瓷罐盛贮，每日早晚各取 1 匙，开水冲服。

二十二、古方加减在老年心悸中的应用

（一）病因病机

1. 心悸一证，前贤早有阐述，如《素问·痹论篇》"心痹者，脉不通，烦则心下鼓"。清代王清任对瘀血导致本病又作了补充，在《医林改错·血府逐瘀汤所治症目》中指出："心跳心忙，用归脾安神等方不效，用此方百发百中。"但是，对老年人因瘀血致心悸者论述较少。

2. 临床现实：老年心悸的病因与以下因素相关，人到老年，性格固执，多虑少欢，气机郁滞，阻碍血流畅行而形成瘀血。老年人气血阴阳暗耗，有因气虚帅血无权，血流缓慢而致瘀者；有因阳气匮乏阴寒内生，血失温煦而凝滞脉中致瘀者；有因阴血亏乏，脉络空虚，血行涩滞及阴虚火旺灼血致瘀者。人到老年，脏腑功能失健，脾肾亏虚，水湿痰饮内蕴，影响血液正常循行而致瘀。凡此种种，均可导致瘀血痹阻心之脉络，妨碍气血阴液之精华畅达心脏。日久心失所养，出现心悸乱颤，脉来促、结、代，甚则心神不宁，五脏六腑皆摇而见神昏、肢厥、汗出、雀啄、鱼跃等怪脉蜂起。结合临床，老年心悸患者除了有上述诸症外，常伴有心前区憋闷疼痛，并多见颜面四肢老人斑，肌肤甲错，唇舌紫暗，舌下脉络瘀紫，此皆血脉瘀阻与心悸伴发症。从现代医学认证，多在冠心病、心肌梗塞、肺源性心脏病、高血压心脏病、病态窦房结综合征、房室传导阻滞等多种老年性疾病中出现心悸，这些病证多以动脉硬化为其病理基础，并伴有血脂，血液黏稠度偏高等病理因素存在。凡此均可说明瘀血是老年心悸发病的主要病理机制。

（二）辨证论治

在临床实践中，我们将老年心悸分为痰瘀互结型、气滞血瘀型、气虚血瘀型、阴虚血瘀型、阳虚血瘀型，并予以豁痰化瘀、行气化瘀、补气化瘀、滋阴化瘀和温阳益气化瘀法治之。

1. 痰瘀互结型：症见心悸怔忡，头眩胸闷，表情呆滞，痰多食少，泛恶欲呕，面色晦滞，眼睑可见黄斑，目胞浮肿，形体肥胖，苔腻质紫或紫斑，脉弦滑、参差不调。治宜活血化瘀、豁痰宁心。方选温胆汤合桃仁红花煎加减。常用枳实、法半夏、辰云苓、陈皮、远志、郁金、桃仁、红花、川芎、紫丹参、生山楂。对痰瘀化热，兼见烦躁寐差，面部烘热，口苦咽干，苔黄腻，脉数促者，加苦参、黄连、制南星、荷叶等；若痰浊内蕴兼咳嗽痰多，胸闷气促，食少，脉滑者，加苏子、葶苈子、川朴、橘红。

2. 气滞血瘀型：症见心悸怔忡，善呔息，胸肋胀痛，每因情志不遂而加重，性格固执，易于郁怒，嗳气泛恶，舌苔薄白质有紫斑，脉弦参差不调。治宜行气活血，化瘀通脉。方选丹参饮加味，常用紫丹参、砂仁、檀香、川芎、黄郁金、甘松、制香附。若气郁犯胃兼胸脘痞闷，食欲不振，嗳气频作，加枳壳、青陈皮、生山楂；若气郁化火，兼易烦躁，口干口苦，脉促数者，加黄连、山栀。

3. 气虚血瘀型：症见心悸怔忡，稍劳则症状加重，性格喜静懒动，心前区隐痛，气短乏力，纳少口淡，颜面萎黄，有老人斑，舌苔薄白质淡紫，脉濡缓结代。治宜补气活血，化瘀止悸。方选五味子汤合桃红四物汤加减。常用黄芪、当归、五味子、党参、炙甘草、赤白芍、川芎、麦门冬、桃仁、红花、地黄等。气虚明显，兼胸旷空虚，自觉心悬，可重用黄芪、炙甘草，加黄精、白术；若气虚下陷，自觉胸中大气下陷者，加桔梗、升麻；兼见阳气虚弱，畏寒怯冷，脉缓结者，加桂枝、细辛、茯苓、附子等。

4. 阴虚血瘀型：症见心悸怔忡，心烦少寐，性格兴奋多言，头昏目涩，肌肤甲错，舌苔薄黄，舌体瘦小暗红，脉细数促。治宜滋阴活血，化瘀宁心。方选养心润燥汤加减。常用天门冬、生地黄、柏子仁、紫丹参、当归、五味子、玉竹、酸枣仁、粉葛根、磁石等。若肝肾亏虚,见耳鸣,腰酸甚者,加首乌、枸杞子、山萸肉;若阴虚火旺见口干口苦,五心烦热,加黄连、苦参、知母。

5. 阳虚血瘀型:症见心悸怔忡,心前区刺痛阵作,夜间发作为甚。心中恐惧,畏寒肢冷,面色晦暗,唇甲青紫,舌苔薄白满布,舌质紫暗,脉沉细缓结代。治宜温阳益气,活血化瘀复脉。方选乐令建中汤加减。常用黄芪、党参、桂枝、当归、熟附片、赤芍、细辛、补骨脂、炙甘草。若阳虚水湿内停中焦,兼恶心呕吐,脘闷不舒者,加陈皮、法半夏;若阳虚水泛,凌心射肺兼咳嗽喘息不能平卧,小便不利,浮肿者,加北五加皮、肉桂、白术、猪茯苓、葶苈子;若阳虚欲脱兼肢冷汗出,面青唇绀,喘不续息,甚至神志不清者,急以参附注射液静脉滴注,并重用人参、五味子、煅龙牡,必要时结合西医抢救。

(三)体会

1. 我们认为:老年心悸在辨证中,首先要抓主症:瘀致心悸,除心悸外,多伴有胸闷心痛,舌唇紫或青紫,颜面四肢老人斑,肌肤甲错,血液黏稠度增高等临床表现。若见心悸而兼肢厥神昏冷汗,或收缩期血压低于80mmHg者预示病情危笃,应及时注意病情变化。同时要详细询问病史,并作心脏听诊,测血压,测血糖、血脂、血液黏稠度,摄全胸片、心电图等实验检查。若为肺源性心脏病者,多见痰瘀互结型、气虚血瘀型及阳虚血瘀型;若为冠心病、心肌梗塞及病态窦房结综合征者,多由气虚血瘀、阳虚血瘀及气滞血瘀所致；若为高血压心脏病、糖尿病者，多为阴虚血瘀型。其次要掌握心悸怔忡发作或加重的原因及伴有症，以明确证型虚实及兼挟因素；心悸兼胸闷、表情呆滞者多为痰瘀交阻；心悸兼胸脘痞胀，性格固执，因情志不遂而症状加重者多为气滞血瘀；心悸兼神萎气短，喜静懒动，稍劳则作或加重者多为气虚血瘀；心悸兼心烦目涩，情绪兴奋者多为阴虚血瘀；心悸兼畏寒怯冷，夜间发作较甚，有恐惧感者多为阳虚血瘀。再要辨其舌苔脉象：若苔腻质紫，脉滑参伍不调多为痰瘀互结；苔薄白质紫斑，紫气，脉弦参伍不调多为气郁血瘀；苔薄白质淡紫，脉濡结代者多为气虚血瘀；苔薄黄舌体瘦，暗红，脉细数促多为阴虚血瘀；苔薄白唇舌青紫，脉沉缓结代多为阳虚血瘀。

2. 瘀血为老年心悸发生、发展的主要病理基础，而致瘀之因又以气阴亏损、阴液不足为主。因此，治疗本病既不能蛮补，又不宜破瘀太过，而宜疏补。一方面视其亏虚的属性而进以益气、温阳、滋阴；另一方面宜疏气滞、理痰浊，活血化瘀。在使用活血化瘀药时，应根据瘀滞程度，或和血用赤芍、丹参、当归；或活血用生蒲黄、桃仁、红花，若化瘀用炮山甲、水蛭。在选方用药中还须根据虚实的孰轻孰重而不断调整用药。特别是阳虚血瘀、脉迟缓结代而选用麻黄、附子、细辛时，要注意：这类辛热之品，只有通阳之效，而无补阳之功，只能暂用不宜久服。使用时应配黄芪、补骨脂、冬虫夏草等益气补阳及山萸肉、熟地等阴敛之品，以求阴生阳长，并防壮火食气。

3. 现代药理研究证实，有不少中药及中成药有抗心律失常治疗心悸作用。我们认为：使用时必须以辨证为前提，在辨证方中适当加用才能事半功倍，如痰瘀互结者，常选加常山、远志、山楂及化痰活血为主的心通口服液效佳，气滞血瘀者选加甘松、苏罗子、青皮及疏肝解郁和血之逍遥丸合拍。

二十三、老年人自发性气胸的临床特点分析

自发性气胸（以下简称：气胸）是临床上常见的急症，须及时处理，尤其是老年人。本文对 40 例老年人气胸患者，以及同期小于 60 岁的气胸患者进行对照，着重探讨其病因、临床表现、治疗等不同特点。

（一）临床资料

1. 一般资料：本文病例系作者在盱眙医院传染科工作时与同事收集、整理。1987 年 3 月至 1999 年 12 月住院病人，共 97 例。老年组 40 例，平均年龄 64 岁，对照组 57 例，平均年龄 30 岁。

2. 起病方式及诱因：老年组 40%（16/40）的患者是缓慢起病，而对照组仅 15.8%（9/57）。以剧烈咳嗽为诱因的老年组 65%（26/40），对照组 38.6%（22/57）。经统计学处理 $P<0.01$。

3. 临床表现：详见表 1。

表 1　老年自发性气胸临床症状统计

	老年组病例	对照组病例	P 值
呼吸困难	40（100%）	35（61.4%）	<0.01
胸　　痛	27（67.5%）	53（92.9%）	<0.01
咳嗽咳痰	28（70%）	29（50.8%）	<0.05

4. 原发病及并发症：老年组 95%（38/40）的患者肺部都有原发病，其中 62.5%（25/40）患有肺气肿，27.5%（11/40）患有肺结核。而对照组肺部有原发病的仅 58.6%。老年组患者 50%（20/40）有并发症，而对照组有并发症者仅 22.8%（13/57）。

5. 气胸类型：老年组 45%（18/40）的患者是张力型气胸，而对照组张力型气胸仅有 26.3%（15/57）。

（二）治疗方法

全组病例均人工气胸器测压后抽气和闭式引流两种方法为主。老年组患者 55%（22/40）进行闭式引流，而对照组只有 26.3%（15/57）行闭式引流。老年组还辅以抗感染等对症治疗。

（三）讨论

1. 老年患者气胸的特点，肺部多有原发病，本组病例中 95% 的患者肺部有原发病，以肺气肿最为多见，发生率为 62.5%，其次为肺结核等。老年组有 45% 为张力型气胸，明显高于对照组的 26.3%（$P<0.05$），这因为老年人气胸多有肺气肿。肺气肿病人由于肺泡壁进行性破坏和咳嗽时肺泡内压的增高，易产生肺大泡和弥漫性肺泡，破裂后可引起气胸，并且破裂后的裂口不易因肺萎缩而关闭，易形成活瓣，而成为张力型气胸。呼吸困难和咳嗽多见。老年人气胸肺部多有原发病，因此，其咳嗽也就多见。在肺部有原发病基础上发生气胸，即使肺被压缩仅 10%，也可以发生严重呼吸困难。其并发症多，主要是以皮下气肿、呼吸衰竭和胸腔积液多见，且高于对照组。这是因为老年人气胸肺部多有原发病和张力型气胸所致。胸痛相对少见，老年组发生胸痛的为 67.5%，非常显著低于对照组 92.9%。因此，对老年出现进行性呼吸困难、伴咳嗽者，即使没有胸痛存在，也要警惕气胸的发生。剧烈咳嗽主要诱因：老年组有 65%的患者在发病前发生剧烈咳嗽，且非常显著地高于对照组 38.6%（$P<0.01$）。而对照组则以剧烈运动后发病多见。老年人多有肺气肿，肺气肿患者肺泡明显膨胀，肺泡壁弹性减弱，剧烈咳嗽时，肺泡内压力明显增高，引起肺泡破裂，从而发生气胸。

2. 老年人气胸的治疗，应给予人工气胸器抽气，并且在抽气前后一定要各测一次胸膜腔压力，若发现张力型气胸，应立即给予水封瓶闭式引流。若为非张力型气胸，在抽气两次后仍无效者，也应给予闭式引流，心要时加用负压吸引。

二十四、四君子汤加减治疗化疗反应一得

在恶性肿瘤的治疗方面，除手术、放疗而外，化疗亦是重要的手段之一。但化疗药物在正常细胞和癌细胞之间缺乏选择性，所以，在抑制肿瘤细胞的同时，对机体增殖旺盛的正常细胞，往往也有一定的影响和损伤，最常见的是消化道障碍与骨髓抑制，尤其是白细胞下降常使患者被迫中途停药，影响化疗整过程的进行。

近几年来，我们用四君子汤加减治疗化疗引起的消化道障碍与骨髓抑制取得了比较满意的效果，兹择录病例一则于下。

李某某，男，42岁，盱眙县党校职工。

1979年11月因进行进食梗阻，经钡餐检查示：食管下段前后壁不规则充盈缺损，病灶6厘米以上，后又经胃镜检查病理报告为：鳞状细胞癌。行手术切除，术中发现幽门淋巴结转移。术后用"5-氟脲嘧啶"作化疗后，相继出现面少华色，胸闷作胀，频频呕恶，嗳气不爽，不思饮食，头昏肢倦，大便溏薄，查白细胞2.5×10^9/L，脉濡细，舌苔薄腻，辨证为：气血不足，脾胃受损，运化不健，治当益气健脾，四君子汤加减。

太子参15克　　苍白术各9克　云茯苓9克　　姜半夏9克
陈橘皮6克　　　煨木香6克　　大砂仁3克(杵)补骨脂12克
炒枳壳6克　　　鹿角片12克　　姜　汁3滴(冲服)

注：上方服用五剂，胸闷舒，呕恶止，食欲好转，便溏亦实，复查血常规，白细胞3.0×10^9/L。原方去苍术、枳壳，加炙

黄芪30克、西当归6克续服，一周后诸症均退，胃纳增加，复查血白细胞4.5×10^9/L，继续化疗，血白细胞未降，消化道障碍症状减轻。以后用上方配合化疗至疗程结束，屡查血像正常。为巩固疗效，原方去姜汁，加石打穿30克、红枣5枚，每月服15剂，连续半年，每年随访，情况良好。

【按】化疗反应的临床症状，非常复杂，就常见的而论，一般以消化道与造血系统反应为多见。如症见面少华色，头昏肢倦，或气短懒言，胸闷作恶，胃呆便溏，白细胞减少，脉细，苔少或薄腻或质淡等。从中医辨证来看，是属于气血不足，脾胃虚弱之候。盖化疗药物对机体的刺激，能使人体气血阴阳失调，脾胃运化功能失常，进而导致后天生化之源匮乏。由于气血的生成来源于水谷之精气，水谷则有赖于脾胃功能之运化，故用四君子汤益气健脾为主，佐以二陈香砂和胃理气，补骨脂、鹿角片庋补肾生髓。益气可以生血，脾健则生化有源，所以。药后脾胃功能来复，血像回升。据报道：四君子汤煎剂能提高人的E-玫瑰花结形成率及淋巴细胞转化率，并伴有IgG的明显增高，说明四君子汤加减对减轻化疗反应，增强机体免疫功能，间接抑制癌细胞的生长，有一定的良好作用。

有关食养疗法问题。《黄帝内经》曰："大毒治病，十去其六，常毒治病，十去其七，小毒治病，十去其八，无毒治病，十去其九"。还有十分之一、十分之二、十分之三、十分之四怎么办？"食养尽之，无使过之"，说明脾胃乃后天生化之源，任何疾病，必须注意饮食营养以辅助之，何况食管癌的主要矛盾是饮食不得下达，长期不能进食则正气日虚，病邪日甚，后果不堪设想了。化疗药物，属于中医所谓毒药是毫无疑义的。因此，化疗病人，必须嘱咐其注意饮食营养，促使正气来复，以期达到相辅相成的目的。但在食养方面，目前意见不一，有人主张重视患者饮食宜忌者，而且所忌范围很广，甚至连鸡蛋、鸡汤、鱼汤也在禁忌之内，殊觉不敢苟同。我们在临床上，除按照传统的所谓发物，如虾子、螃蟹、鸡头、鸡爪、猪头肉、以及烟酒等作为禁忌外，其余食品，则根据病情对待，如消化道症状突出，则暂时禁食生冷、瓜果、油、甜、腻食品，一俟脾胃症状解除，即以患者喜食者为主。这样处理，并未见有病灶迅速发展之例，所以，我们认为：化疗患者的食谱宜广不宜窄，不宜限制过多，因噎废食。

二十五、养阴清肺汤加减治疗放射性口腔炎45例

放射性口腔炎，在头颈部恶性肿瘤放射治疗的中后期较为常见。笔者自1982年1月～1994年1月应用中药养阴清肺汤加减，治疗重度放射性口腔炎45例，疗效满意，报道如下。

（一）一般资料

45例中，男性27例，女性18例，年龄最小36岁，最大70岁。病种：鼻咽癌36例，恶性淋巴瘤4例，扁桃体癌2例，舌体癌1例，喉癌1例，肺癌1例。病理类型：低分化癌27例，未分化癌23例，分化差鳞癌1例，恶性淋巴瘤4例。

大医精诚万世师表

45 例患者出现放射性口腔炎时，多在原发灶照射治疗之后，统计资料表明最短的经 C60 DT 1360rad/（8 次·10 天）时，最长至放射将要结束时 C60 DT 5600rad/（38 次·10 天）。

（二）治疗方法

以滋阴生津法为主，应用养阴清肺汤加减治疗。药物组成：

大生地 15 克　　黑玄参 12 克　　明天冬 15 克　　北沙参 12 克

川石斛 12 克　　金银花 15 克　　净连翘 15 克　　云茯苓 10 克

生甘草 6 克

注：每日 2 次水煎服，或频频饮用。

随证加减：咽喉红肿疼痛伴溃疡者加山豆根 15 克、板蓝根 15 克；外用珠黄散。伴恶心呕吐，舌苔白滑或黏腻者，原方去生地、玄参、甘草，加藿香、佩兰各 6 克，陈皮 5 克，薏苡仁 30 克。伴咳嗽痰血者加仙鹤草、旱莲草各 12 克。

（三）治疗结果

45 例患者在服药 3~14 天后，口腔炎症及溃疡即可消退。除 3 例中止放疗 1 周外。其余患者均在服药的同时坚持完成放疗。45 例中至今生存者有 26 例。在 19 例死亡病例中，有 3 例生存 5 年以上。

（四）病案举例

邓某某，男，50 岁，因咳嗽痰中带血伴头痛 1 年，于 1986 年 9 月 5 日在上海第一医学院附院五官科经鼻咽部活检为"低分化鳞癌"（病理号 86-2357）。1986 年 10 日来我院就诊，诊断为"鼻咽低分化鳞癌右上颈淋巴结转移"。开始 C60 照射原发灶 DT 30.6yad/（6 次·22 天）后，患者鼻咽肿块，右上颈淋巴结消失，惟口干咽痛，舌体两侧出现溃疡。西药治疗无效，而请中医会诊。初诊症见：口腔黏膜焮红疼痛，饮咽不利，舌体两边见米粒大小溃疡，口干欲饮，舌质红少苔，舌面干燥无津，脉细数。证属热毒灼津，阴液耗损，治当滋阴生津，佐以清热解毒。养阴清肺汤加减。

大生地 15 克　　大麦冬 12 克　　黑玄参 12 克　　北沙参 12 克

京赤芍 6 克　　金银花 15 克　　净连翘 15 克　　山豆根 15 克

生甘草 5 克

另：外用珠黄散，配合放疗。

注：5 剂后口干咽痛减轻，舌边溃疡渐愈。吞咽亦有好转。原方续服至放疗结束。

（五）体会

1. 放射性口腔炎是放射元素产生的毒副作用所引起的，根据临床所见，属热毒灼津，阴液耗损之证。选用养阴清肺汤加减。为生地、麦冬、玄参、石斛、沙参滋阴生津；金银花、连翘生甘草清热解毒；茯苓健脾，顾护胃气，以冀津液渐复，热毒得解，则诸症可减。

2. 咽喉为肺胃门户，脾经连舌本而散舌下，口腔被热毒之邪灼伤，肺脾胃必受其累。肺伤则阴虚，脾胃受损则湿阻因此放射性口腔炎往往出现阴伤于上，湿阻于中的证候。我们在治疗本病的过程中，有 6 例患者在出现口腔红肿破溃，时欲渴饮的热毒伤津之证的同时，又有胸闷作恶，舌苔白滑而腻或黏腻的湿阻中焦之候。笔者于原方中去生地、玄参、甘草，加入芳香化浊之藿香、佩兰，健脾渗湿之薏苡仁，使其滋阴而不碍湿。芳香而不伤阴。经治疗观察，效果亦很理想。说明治疗放射性口腔炎，虽然应以滋阴生津法为主，但亦必须重视辨证治疗。

3. 本病是放疗过程中出现的急性损伤，在放疗结束，口腔炎痊愈后，往往留有口干无津，时欲渴饮之症状，并且长期不解。有的甚至 1~2 年后亦不得恢复，因此坚持中药治疗，方能获得远期效果。

二十六、肾上腺皮质激素在结核病治疗中的应用体会

结核病是由结核杆菌引起的慢性传染病，过去，在没有有效的防治措施以前，发病和病死率很高。近 30 年来，由于采取了有效的防治措施，本病的疫情明显下降，但是，由于我国人口众多，控制病情状况不均衡，有些地区（边缘山区）结核病仍为当前危害人民健康的主要疾病之一。因此，合理治疗对于改善结核病的临床经过和预后十分重要。

关于结核病的治疗，一般医生都知道常规使用连霉素、异烟肼、利福平、吡嗪酰胺等抗结核药物，而忽视了肾上腺皮质激素的应用，或者过分强调了肾上腺皮质激素对结核病不利的一面，因而在使用上顾虑重重，致使部分患者失去了这一有效的辅助治疗。兹我们在临床上，将肾上腺皮质激素应用于结核病治疗的体会加以探讨。

　　肾上腺皮质激素之所以可用来治疗结核病，是因为肾上腺皮质激素能在结核病的病理改变过程中发挥作用。在结核病变早期可以减轻其渗出、水肿、毛细血管扩张、白细胞浸润以及吞噬反应，并能提高机体对抗酸杆菌内毒素的耐受力；在结核病后期可抑制毛细血管和纤维母细胞的增生，延缓肉芽组织生成，防止粘连以及疤痕形成，减轻后遗症。当然，肾上腺皮质激素在发挥其疗效的同时，也存在不利的一面，它有免疫抑制作用，使结核杆菌得以活跃、繁殖，但是，只要能因势利导，加强抗结核化疗，又可以转其"不利为有利"。这是基于结核菌生物特性决定的，即必须在细菌处于活跃、繁殖状态下，抗结核药物方能发挥其化疗作用，其次，活动性肺结核患者，特别是重症肺结核患者往往有内源性肾上腺皮质激素分泌不足现象，应用激素可得以补充。

　　根据我们临床应用体会，下列几种类型结核适合使用肾上腺皮质激素。

　　1. 肺结核合并咯血：肾上腺皮质激素有稳定细胞膜、增加肥大细胞颗粒的稳定性、抑制致炎物质缓激肽、5-羟色胺、前列腺素以及组织胺的生成，并使血管对儿茶酚胺的敏感性升高，使血管收缩，促进局部炎症减轻，毛细血管通透性降低，且肾上腺皮质激素通过导致血中组织胺、肝素水平降低，使凝血时间缩短，故能促使咯血停止。

2. 结核性脑膜炎：临床实践证实，结核性脑膜炎在强有力的抗结核药物应用的同时，合并使用激素，能迅速减轻中毒症状，脑实质以及脑膜炎症反应与脑膜刺激症状，并能减轻脑水肿，降低颅内压，防止脑室诸孔道以及颅底部纤维性粘连，从而改善了结核性脑膜炎的临床经过及其预后。

3. 结核性浆膜炎：合理的抗结核治疗合并使用激素，可改善结核的中毒症状，减少液体渗出，加快液体吸收，减少纤维素的沉着，防止胸膜、心包膜、腹膜的粘连，从而减少对脏器功能的损害，改善其预后。

4. 血行播散性肺结核：强有力的抗结核治疗加肾上腺皮质激素，可改善其中毒症状，促进其病灶吸收，特别是重症病例，可使其呼吸困难等症状迅速减轻。如肾上腺皮质激素应用及时，往往在 2 个月内即可使病灶明显吸收。

关于肾上腺皮质激素的剂量、时间问题，因患者年龄、结核类型、病情而异。成人剂量：我们常用强的松每天 30 毫克，或氢化可的松琥珀酸钠每天 150 毫克，儿童则根据体重计算。总治疗时间，一般不超过半年。应掌握好肾上腺皮质激素减量的时机和方法，以防止减量（或停药）过程中发生"反跳"现象。（根据肾上腺糖皮质激素作用机理，采用"阶梯"模式减量），确保安全。但对结核性脑膜炎患者，肾上腺皮质激素的使用时间需适当延长。关于肾上腺皮质激素引起的不良反应问题：我们从 1989～1994 年对 50 例患者的观察，发生柯兴氏综合征者 14 例；痤疮者 5 例；月经异常者 3 例；精神症状 2 例；低血钾症 4 例。在肾上腺皮质激素逐渐减量、停药后，可以逐渐恢复正常。

总之，在强有力的抗结核药物保护下，同时应用肾上腺皮质激素治疗某些类型的结核病具有一定的疗效，但必须把握好适应症、剂量和用药时间，扬长避短，以达到改善某些类型结核病的临床症状和预后之目的。

二十七、自拟降脂养肝方治疗脂肪肝 36 例临床观察

近年来，随着生活水平的提高，饮食结构改变，脂肪肝的发病率日益增高，为寻求有效的中医药治疗方法，我们根据脂肪肝的发病原因及机制，在临床实践中研究、筛选具有理气化痰消聚、活血化瘀降脂、恢复肝功能的降脂养肝方。治疗脂肪肝 36 例，疗效满意，现小结如下。

（一）资料与方法

1. 病例选择

病例来源于我院 2008 年 1 月至 2010 年 1 月门诊和住院患者，共 36 例，其中男性 15 例，女性 21 例，年龄 41～65 岁，平均年龄 57 岁。其中长期饮酒者 8 例；肝功能损害（ALT 异常）者 26 例；甘油三酯（TG）升高者 12 例；总胆固醇（TC）升高者 15 例；合并高血压者 8 例；合并冠心病者 6 例；肥胖者 9 例；伴有慢性乙型肝炎者 11 例；糖耐量异常者 2 例。所有病例诊断均符合"中华医学会肝病学会脂

肪肝酒精肝病学组，非酒精性脂肪肝肝病诊断标准"①。排除对象：孕妇和哺乳期妇女、药物性肝病、肝硬化、肝癌、自身免疫性肝病、右心衰和未按规定用药或治疗未完成疗程、无法判断疗效及资料不全者。

2. 治疗方法

降脂养肝方基本组成：

炒柴胡10克　　粉葛根10克　　生薏仁20克　　紫丹参30克

制首乌20克　　决明子20克　　炙鳖甲10克　　福泽泻30克

生山楂30克　　陈橘皮9克　　荷　叶30克

随症加减：①肝气郁滞者加黄郁金 12 克、制香附 12 克、台乌药 9 克；②痰湿阻中者加炒苍术 9 克、姜半夏 9 克、川厚朴 9 克、鸡内金 10 克；③气滞血瘀者加桃仁泥 12 克、黄郁金 12 克、延胡索 12 克、杜红花 9 克；④气虚水湿者加生黄芪 9 克、云茯苓 12 克、益母草 12 克。每日 1 剂，水煎分 2 次服。

3. 观察方法

观察主要症状的变化：头昏、肝区疼痛、胸闷、倦怠；开始治疗与疗程结束时均检测丙氨酸氨基转移酶（ALT）、总胆固醇（TC）、甘油三酯（TG）和肝脏彩色 B 超检查；糖耐量下降者，复查血糖；肥胖者每周 2 次于清晨空腹时测体重（Kg）和腰围。

---

① 中华肝脏病学. 中华肝脏病学杂志，2003，11（2）：71-73.

4. 疗效评定标准

治愈：临床症状消失，肝功能正常，血脂恢复正常，肝脏 B 超示：肝脏回声、大小正常，轮廓清晰，肝内光点分布均匀，停药 1 年未复发；显效：症状消失，血脂、肝功能正常，肝脏 B 超示：回声及大小基本正常；有效：症状明显改善，肝功能、血脂指标改善率≥30%，肝脏 B 超示：血管清晰度欠佳，肝内管状结构可见；无效：症状无改善，肝功能、血脂指标无明显改善，肝脏 B 超示：脂肪肝无改善。

（二）结果

临床治愈 16 例，显效 11 例，有效 6 例，无效 3 例。总有效率为 91.6%。治疗 1 个月后全部肝功能（ALT）正常；治疗后主要症状和血脂改善情况分别见表 1 和表 2；另外，合并冠心病 6 例中，4 例心电图得到改善；2 例糖耐量下降者，均恢复正常；9 例肥胖者，有 4 例出现明显的减肥效果。说明本方有明显的降脂和保肝降酶作用，并对与高血脂症相关病症，如糖耐量下降、肥胖症、冠心病有一定治疗作用。

表 1　治疗后主要症状改善情况

	例数	显效	有效	无效	总有效率（%）
头　昏	30	9	15	6	80
胸　闷	15	3	8	4	73.3
肝区疼痛	20	4	12	4	80
倦　怠	34	12	19	3	91

表2 治疗前后血脂比较（$\overline{X}\pm S$，mmol/L）

	例数	治疗前	治疗后
TC	34	7.42 ± 1.33	5.16 ± 0.64
TG	31	2.62 ± 0.93	1.18 ± 0.34
HDL-C	12	0.94 ± 0.22	1.77 ± 0.58

（三）讨论

脂肪肝临床分为：①营养性脂肪肝；②酒精性脂肪肝；③病毒性脂肪肝；④药物性脂肪肝；⑤内分泌性脂肪肝；⑥妊娠性脂肪肝等。酒精、糖尿病、肥胖症等引起的大泡性脂肪肝多为隐匿性起病，因缺乏特异性的临床表现，常在体检或因高血压、冠心病、胆石症等其他疾病就诊时偶然发现。尽管脂肪肝是肝损害的早期表现，倘若掉以轻心，可以发生恶化，出现腹胀不适、右胁胀痛、乏力、食欲下降等症，常伴有高脂血症和肝功能严重损害，临床所见多属此类。

根据脂肪肝的临床表现，当属祖国医学"胁痛""积聚""水湿"等范畴。经多年临床观察，脂肪肝患者常出现头昏、肝区疼痛、肢体困重、胸闷等症，此与"六淫"之湿邪为病之特征相似。《内经》有曰："饮食自倍，脾胃乃伤。"当摄入过多营养，超过脾脏传输能力，则水谷精微不能上归心肺化生气血，反而停聚肠胃，酿生湿浊，郁积体内，形成废料——"脂浊"。由此可见，脂肪肝的基本病机为：痰湿内停，气滞肝郁，瘀血阻络，脂质沉积于肝内。因此，我们采用自拟降脂养肝方调节脾胃升降功能，升脾之清气，降肠胃之浊阴痰湿，以达到理气化痰消聚，活血化瘀降脂，恢复肝功能之目的。方中柴胡、葛根理气升清；决明子、泽泻、薏仁、荷叶分消湿（脂）浊于前后二阴；丹参、首乌、鳖甲活血降脂，软坚散瘀；山楂、陈皮豁痰理气消食。现代医学研究证实：决明子、山楂、荷叶降脂作用显著；泽泻能改善肝脏脂肪代谢，抑制外源性胆固醇吸收和肝内甘油三酯合成；丹参能降低胆固醇合成、抗脂蛋白氧化、增加肝血流量和抗肝纤维化作用；鳖甲固护正气，软坚散结，消除积聚，滋阴潜阳；首乌既能降胆固醇，又能养肝益肾。全方抓住了治疗脂肪肝的关键，降脂养肝，化瘀消积而不致攻伐太过损伤正气。脂肪肝又病因多、兼杂症多，且病程长，"久病必虚、久病必瘀"，往往虚实夹杂，治疗时不能固守一方，必须灵活加减，方能取得满意的疗效。

　　临床观察显示：降脂养肝方具有消积导滞，活血化瘀，清除脂浊，恢复肝功能的作用。只要辨证准确，灵活加减，对脂肪肝的治疗具有较好的临床效果。

第三部分

临 证 琐 记

大
医
精
诚
万
世
师
表

第一章　简述查房

查房制度是医院 18 项核心制度中最重要一项。是医院管理的需要，查房工作是医院基础管理的一部分，查房的质量反映了一个医院和一个科室的管理水平，也直接关系到医疗水平和医疗安全。做好查房工作，既是培养年轻医师的需要，也是年轻医师锻炼和成长的需要。临床医学涉及的知识面很宽，在医学院不可能都学到，比如临床、社会、心理学等知识，往往需要在临床实践工作中才能获得。其书本知识，也还需要通过临床实践，才能转化为实际的医疗工作能力，才能形成临床正确的思维方法。

一、内科查房的临床意义

查房是临床医师深入病房直接了解病人状况，采集病史和作体格检查，掌握第一手资料的过程，查房时，要求医师运用自己知识和经验，根据患者病情的客观资料，作出正确的诊断和恰当的处理。著名教授张孝骞说过："临床上有一套常规诊断方法（包括病历、体格检查和常规实验室检查）可以用来搜集初步资料，为了保证能如实反映病人所患疾病的整体，这些资料应该系统、完整。这项基础医疗工作好像很平凡，但极重要，是医师的基本功，若没有做好，就可能给病人造成误诊、漏诊和其他损失。"可见，内科查房就是这样一种平凡而极其重要的基础医疗工作。

查房也是临床医师和患者面对面的交流沟通，可增进双方的信任和理解，从而获得良好治疗效果的基本条件。每次查房的结果，临床医师必须详细记录在病历（病程录）上，并对其相关异常结果进行分析，这样才能从病历中了解到查房的质量，并且可以评估每位医师的业务水平、能力和工作责任心。

内科查房包括：床位医师查房、上级医师（主治、副主任或主任）查房和教学查房。其中床位医师查房是最常见的形式，每天进行 2 次（早、晚）。上级医师查房视情况而定，每周 1~3 次，目的是解决低年资医师未能解决的医疗问题，提高医疗质量，充分体现卫生部等级医院管理中的三级查房的要求。教学查房是以提高年轻医师业务能力和水平为目的，常选择一些典型病例、疑难病例进行分析讨论，由上级医师提出问题，引导讨论，剖析病情，常可让年轻医师从中得到很大的受益和提高。

二、内科查房与思维能力的培养

我国卫生部制订了住院医师规范化培训和继续医学教育（学分）制度，其主要对象是这些医学院毕业后 10 年的年轻医师，吴英恺教授曾坦言："大学毕业后的 10 年是一个人专业学习的黄金时代"，若"不在这一段实践好学习好，以后的上进提高就十分困难"。所以，必须对年轻医师在专业学习的黄金时代，进行正规的临床训练。所谓"正规的临床训练"，指的是：使接受训练的年轻医师要逐渐形成和掌握正确处理每个患者的严格规范，学会对各种临床资料作系统、客观的评估，并作出全面的分析、归纳和正确的判断，最终得出恰当的临床诊断和治疗。也就是锻炼其自己的临床思维方法，提高临床思维能力。只有这样，将来才能成为一名合格的、优秀的临床医师。

黄峻教授曾语重心长地告诫过我们："医学临床工作，是经过长期经验的积累，经过许多临床专家的积极探索，业已形成一套特有的思维方法，即临床思维方法。其主要特点是要求全面和辨证地分析疾病，作出正确的诊断；要求用发展和变化的观点动态地进行分析，因人而异、因病而异地选择适当的治疗措施。此种临床思维方法正是年轻医师所缺乏的，而又是他们提高业务能力和水平所不可或缺的。这种临床思维方法的形成，既要在长期实践中培养和锻炼，又需要恰当的指导和帮助。查房工作正是年轻医师锻炼临床思维的极好机会。一个内科（全科）医师床边处理病人的熟练程度，其查房的质量，反映了他掌握临床思维方法的能力。年轻医师应充分利用日常查房工作的良好实践，踏实工作，虚心学习，不断探索，逐步培养正确的临床思维方法。"

三、正确对待查房

（一）查房的作用

临床查房，离不开病案，病案是重要的医学信息资源，它客观真实、准确及时、完整规范、可靠自然。病案资料的信息，便是医学文献。陈钟英教授曾坦言："完整的病历书写是医学科学丰硕成果取之不尽的源泉。"遗憾的是，几十年临床查房发现，病案质量并不是随着时间向前而不断提高，而是有所下降，中医病历尤为明显。这是值得重视和亟待解决的问题。提高病案质量取决于：

（1）床位医师要有高度的责任心，一丝不苟，实事求是，按规定、规格写好病历、病程录；

（2）病案管理者，需要有足够的专业水平；

（3）充分利用电脑，贮存完整的病案资料。

临床查房不仅是各科解决疑难病症的好形式，而且也是活跃临床思维、交流各自经验的好方法。做好临床查房工作，可使临床知识结构横向延伸，开阔视野，打破专业的局限和个人经验的不足，在更高层次上认识疾病的真相，起到集体智慧和集体思维的双重效果。陈钟英教授曾说过："只有'一切从病人出发'的医生，才有可能做到'不管周围有无压力，都能把自己的意见提出来'，这样查房才能真正取得双丰收（病人得救，医生提高专业水平）。"

大医精诚万世师表

（二）医无止境，临床医师需不断学习

我国古代医学家孙思邈曰："世有愚者，读方三年，便谓天下无病可治，及治病三年，乃知天下无方可用，故学者必须博极医源，精勤不倦，不得道听途说，而言医道已了，深自误哉。"这意味着工作中方发现所学不足，同时，告诫我们临床医师须有医无止境和不断学习的思想准备。因为，临床医师从学校毕业，只学到了一些医学基础知识，一旦步入社会，进入临床实践，需要把书本知识转化为实际工作能力的过程，经过临床实践以后，又会感到学校所学之书本知识不足，进而需要再次充电和深化扩充自己的知识。这就是毛泽东《实践论》中所谓："实践、认识、再实践、再认识，这种形式，循环往复以至无穷，而实践和认识之每一循环内容，都比较地进入了高一级的程度。"

临床医师在日常工作中应注意收集、积累、总结先辈的经验、体会，对指导自己工作大有俾益。孟河医派马培之再传得意弟子张宗良先生要求学生："为医者要有耐心、学习要有恒心，要做一个有心人。常言道'好记性，不如烂笔头'，平时衣袋中应带上小本子，对先辈一点一滴的经验，或有关医药信息，随即抄录，聚沙成塔，集腋成裘，将来用处很大。"临床医师的服务对象是人，咱们所作的每一项诊断或治疗；每一项操作乃至一言一行都直接关系到患者的身心健康和生命安危。其职业的特殊性要求我们："终身都要勤奋工作，勤奋思考，勤奋学、学习、再学习，竭尽全力提高自己的知识和技能，最大限度地减少失误，尽可能地帮助

患者消除痛"。

　　陈钟英教授还对我们说过："医护工作是一个社会窗口，医护人员能否尽心尽责地为病人服务，会随时随地受到社会的监督。医护人员的服务对象是病人，病人失去了生命就不能复生。"周恩来总理曾说过："医学院的附属医院不能等同于工科学院的附属工厂，不允许出废品。"因此，咱们临床医师最重要的职责是尽心尽力抢救每一个患者的宝贵生命，工作不得有半点虚假、半点马虎和一丝一毫的麻痹大意。

（三）医患关系与抗争意识

　　临床医学最突出的特征是研究人。人是世上万物中最聪明、最能干、最宝贵的，任何金银财宝都不能比人的生命更为重要。而医学是人类情感的一种表达，是维系人类自身价值，并保护其生存、生产能力的重要措施。人在一生中，难免七灾八病，有的人疾病面前消极悲观，忧心忡忡，这种心态对临床医师或患者都极为不利。大量临床实例证明，抗争意识对于人的支持作用是难估计的，而良好的医患关系，对树立患者与疾病抗争意识具有不可估量的作用。科学实验也表明，精神因素与人体内在的免疫系统密切相关，不良的情志（喜怒忧思悲恐惊）信息所造成的紧张刺激，可通过下丘脑及由它控制分泌的激素影响免疫功能，产生胸腺退化，影响 T 淋巴细胞的成熟和 NK 细胞的活性，抑制机体免疫反应，降低巨噬细胞的活动能力，从而降低机体的免疫水平，削弱了对病原微生物、病毒以及体内蜕变的异常细胞的免疫监视，而产生疾病，积极的心理状态（良好的情绪）能增强大脑皮质的功能和整个神经、内分泌系统，并促进其代谢，从而抗病能力大幅度提高。由此可见，良好的抗争意识，是支持和帮助医师与病人战胜病魔的个法宝。

四、临证牢记"八纲"

祖国医学所形成自己独特的、比较完整的系统理论，一直在指导着中医防治疾病的医疗实践，历经数千年不衰。《黄帝内经》《伤寒论》《金匮要略》《温病》四大经典著作之《伤寒论》以"六经"为辨证论治的总纲领，是以阴、阳、表、里、寒、热、虚、实"八纲"为辨证的法则，而"八纲"是根据患者的整体情况，通过望、闻、问、切的诊察与分析后所作出的归纳。

阴阳，是相对属性的分类，凡疾病的产生都由于阴阳偏胜偏衰所致。阳气盛易发生实证、热证；阴气盛易发生虚证、寒证。

表里，是指病位的浅深，邪在经络肌表的为表证，邪涉脏腑的则为里证。表证一般指外感六淫之邪从皮毛、口鼻侵入人体而引起的外感病初起阶段，病在肌表，病势较浅，且多具有起病急、病程短的特点。临床主要表现为发热、恶寒、脉浮，也常有全身疼痛、鼻塞咳喘等症。表证有表寒、表热、表虚、表实之分。发热轻、恶寒重、脉浮紧者为表寒证，相反发热重、恶寒轻者为表热证，表证无汗为表实，表证有汗及多汗为表虚。里证表示病变部位在五脏六腑。凡病邪由表入里，或由某种病因直接引起脏腑发病，均属里证。一般说来，病程长、缠绵难愈、舌苔异常、脉沉者为病在里。其临床表现为虚实夹杂，不仅有寒、热、虚、实之分，而且因不同脏腑而异。

寒热是指病情的表现。寒证：凡由寒邪或机体的代谢活动过度减退所表现的证候，称为寒证。其主要临床表现是恶寒喜暖、口淡不渴、面色苍白、四肢发凉、大便溏、舌质淡苔白、脉迟。有些患慢性消耗性疾病的病人，常出现这一类症状。热证：凡由邪热内侵或机体的代谢活动过度旺盛所引起的证候，均属热证。热证又有表热和里热之分。里热证的主要临床表现为发热、口渴饮冷、面红目赤、大便秘结、小便短赤、舌红苔黄而干燥、脉数等。体温升高与热证不应等同。热证不一定体温均高，只要病人临床上有口渴、便秘、面红、舌红苔黄而干、脉数等热象者，就可以辨证为热证。当寒热极盛的时候常会出现假象，如"病人身大热，反欲得衣者，热在皮肤，寒在骨髓也；身大寒，反不欲近衣者，寒在皮肤，热在骨髓也"。前者是内真寒而外假热，后者是内真热而外假寒。诊察时就不能单凭体表的寒热作为诊断的诊据，更应探求疾病的真情，体表热而反欲得衣，这是里寒的真相；体表寒而反不欲近衣，这是里热的真相。根据这些在里的真相，才能决定正确的治疗方法。

虚实是指邪正的盛衰；虚是正气虚，实乃邪气实。虚证是人体的正气不足、抵抗力减退的证候。有因先天不足，但大多数为后天失调所致，如缺乏锻炼、平时营养不足、老年体弱、久病、重病之后，均可致虚。临床上主要表现为面色苍白、精神萎靡、心悸气短、身疲乏力、形寒肢冷，或五心烦热、自汗、盗汗、大便泄泻、小便失禁、舌嫩无苔、脉细弱无力等。虚证有阴虚、阳虚、气虚、血虚、五脏虚之别。实证主要指病邪过盛所产生的证候。这是邪正斗争激烈的阶段。主要临床表现为病程较短、机体反应较强、精神亢奋、腹胀痛拒按、呼吸粗或高热面赤、痰液过盛、大便秘结、脉有力、舌苔厚腻等。因此，辨别虚实，对于治疗的补正或攻邪，有着重要的意义。

中医理论体现在临床上，就是辨证论治，辨证就是辨病性、辨病位、辨病因。

（一）辨病性

即辨别疾病的性质。疾病的临床表现尽管极其复杂，但就其病性而论，基本上都可以归纳为：阴证、阳证；虚证、实证；寒证、热证。中医在临床上就是要从错综复杂的病变中，分析清楚疾病的性质。具体到临床内科疾病，着重分清楚：寒、热、虚、实。面对患者，究竟是寒证，还是热证；是虚证，还是实证；或寒热夹杂，或虚实并见，这是首先要明确的问题，也就是临床上所谓的"八纲辨证"。在临证时，如果寒、热、虚、实分不清，诊治便会出错。只有弄清疾病的性质，找出疾病的关键，掌握其要领，确定其类型，预见其趋势，才能为治疗疾病指明方向。

（二）辨病位

即辨别疾病的位置。病位在表、在里、在脏、在腑，其中，当以五脏为主体。整个中医理论，就是以五脏为中心建立起来的，所以，辨病位可视为"脏腑辨证"。脏腑辨证在辨证论治中占有十分重要的地位。祖国医学最早的内科学《金匮要略》，其基本理论依据就是脏腑经络学说。脏腑辨证是认识内脏在病理状态下的矛盾，因为，一切临床证候的出现，都是脏腑功能性或器质性病变的反映，更是内脏在病理状态下的客观反映，所以，脏腑辨证实际上是中医辨证施治的核心。中医的理论以脏腑为核心，在临床上辨证施治，归根到底都是从脏腑出发。比如：当辨别出病性属虚证，并没有解决病位问题，究竟是脾虚，还是肾虚？只有通过脏腑辨证才能确定。又如热证，但究竟热在何处？是胃热，还是肺热？也需要通过脏腑辨证。倘若病情复杂，几个脏腑同时发生病变，则更是如此。

（三）辨病因

即辨别疾病发生的原因。祖国医学很早就提出"内因、外因、不内外因"学说，就现代理论而言，病因可分根本原因、外在原因两个方面。根本原因在人体内部，主要表现为正气和精神因素，祖国医学认为正气不足是疾病发生的内在因素，外因则有构成疾病的重要条件，外因通过内因才能发生疾病，所以，在发病学上，祖国医学特别强调人体的内在因素，即重视人体的正气。精神因素对人体疾病的发生、发展也有很大关系，过度的精神刺激和忧愁、思虑惊恐、心急易怒等都可以引起疾病，而积极乐观的精神状态，可以提高人体的抗病能力，这就是根本原因。一切临床证候，都是脏腑经络病变的反映，但是，它是在病因作用下产生的，任何疾病都有原因。所以，临证时，单纯辨病性和辨病因，而不追究其病位，是难以全面了解疾病内在联系的。任何疾病，都包括：病因、病位、病性三个方面。病位和病性综合，就是临床所谓病机或病理。

由于各脏腑的生理特点与生理功能不同，因此，有关病症的临床表现也各有其特征和特点。如肺系疾病，由于"肺为娇脏，外合皮毛"，所以，感冒、咳嗽、哮喘等肺系疾病，除本脏病变外，其发病多与感受外邪有关。又如泄泻的病因病机，泄泻发生的基本原理乃清浊不分，并走大肠。清和浊是应当分开的，清浊不分的原因关键在于脾。《素问·经脉别论》"饮入于胃，游溢精气，上输于脾，脾气散精……"的论述和《素问·刺禁论》"脾为之使，胃为之市"及《灵枢·营气》"谷入于胃，乃传之肺，流溢于中，布散于外"等论述，对脾主运化的功能，阐述得尤为详尽。脾主运化，脾又主升清，胃主降浊，脾的功能失常，清气不升，就出现清浊不分，混杂而下成为泄泻。临床上引起脾运化功能障碍的原因是多方面的，最常见的原因是外感湿邪，脾的特性是：喜燥恶湿。湿邪最易伤脾，故有"湿胜则濡泄"之说，而湿邪又常常和寒邪或暑邪相结合而致病，引起脾运化功能障碍。此外，饮食停滞，或暴饮暴食，或多食油腻，或进生冷不洁食物，都能引起停滞而损伤脾的运化功能，导致清浊不分。情志刺激也是引起脾运化功能障碍的因素之一，因为，情志受到刺激后，肝气便不能条达而发生横逆，肝气犯脾，便出现脾运化功能失常，而这种情况多发生于脾胃虚弱的人，除了上述湿邪和伤食、情志等因素外，脾本身阳气不足，也是导致其运化功能障碍的原因，因为，脾的运化和升清功能，全靠阳气充足，脾阳不足，就不能腐熟水谷。劳倦内伤，久病不愈，均可以导致脾阳虚衰。此外，肾阳虚者，也是导致脾阳虚和脾运化功能障碍的一个重要原因，因为，脾之运化功能也依赖肾阳的温煦。古人所谓："火不生土"，就是指的这种情况。由于"肾为先天之本，脾为后天之本"，所以，临床治肾、治脾就成为中医内科的根本之法。

清代唐容川曾说："业医不明脏腑，则病原莫辨，用药无方。"由此可见，临床诊察疾病，不仅要能正确掌握八纲辨证，而且要能熟练运用脏腑辨证，只有这样，临证时才能得心应手。

第二章　临证琐记精选

一、中医治疗糖尿病四阶段策略

糖尿病属祖国医学"消渴"范畴，临床上以多饮、多食、多尿、身体消瘦，或尿浊、尿有甜味为特征。消渴之名首见于《内经》。《灵枢·五变》篇说："五脏皆柔弱者，善病消瘅。"指出了五脏虚弱者是发生消渴的重要因素，对于饮食不节、情志失调等致病因素也分别作了论述，《灵枢·五变》篇又说："怒则气上逆，胸中畜积，血气逆流，转而为热，热则消肌肤，故为消瘅。"后世医家根据消渴"三多一少"临床症状分为"上、中、下"三消。而随着现代检测技术水平的提高，临床上所见病例中，典型的"三消"并不多见。大多症状横杂，引起消渴的病因包括：①饮食不节；②情志失调；③劳欲过度。其病机特点为：

1. 阴虚为本，燥热为标：两者往往互为因果，燥热甚者阴愈虚，阴愈虚则燥热愈甚。病变的脏腑着重在于肺、胃、肾，而以肾为关键。三者中，虽可有所偏重，但往往又互相影响。

2. 气阴两伤，阴阳俱虚：本病迁延日久，阴损及阳，可见气阴两伤或阴阳俱虚，甚则表现肾阳式微之危候。

3. 阴虚燥热，常见变证百出：如肺失滋润，日久可见并发肺痨；肾阴亏损，肝失涵养，肝肾精血不能上承于耳目，则可并发白内障、雀盲、耳聋；燥热内结，营阴被灼，络脉瘀阻，蕴毒成脓，发为疮疖、痈疽。阴虚燥热内炽，炼液成痰，痰阻经络，蒙蔽心窍，则发为中风偏瘫。阴损及阳，脾肾衰败，水湿停滞，泛滥肌肤，则成水肿。甚则可因阴竭阳亡而见昏迷、四肢厥冷、脉微细欲绝等危候。"消渴"在临床上当与某些疾病因命门火衰，虚阳浮越而出现口渴欲引饮，小便频数，形体消瘦，面色黧黑加以区分。前者饮、食、尿均倍于常人，后者虽口渴而不欲饮，甚则食欲不振。前者尿量多，且有甜味；后者尿虽频，量未必多，且多见色清，无甜味。

"阴虚为本，燥热为标"是消渴病的主要病机。所以，益气养阴被视为治疗消渴的根本。故可以循"三消"论治，但更应重视辨整论治。目前消渴的治疗，中医和中西医结合治疗 2 型糖尿病的指南都有了相应的论治体系。这些论治体系各具特色，从不同角度丰富了中医辨证治疗糖尿病的内容。如果说，前述以中医的视界看现代医学关于糖尿病的基本病理环节对认识糖尿病的本质有所启发的话，那么以现代医学关于糖尿病的分期观点来看中医的证候从而辨证立法处方，也许会有更强的针对性，在 2 型糖尿病传统辨证论治的基础上纳入分期治疗的重点，可能有助于提高疗效。

糖尿病前期，主要表现为糖调节受损，包括空腹血糖异常和糖耐量异常，为中医治疗的最佳时期。在生活方式干预的基础上，重视从化痰降浊、健脾理气上论治糖尿糖，一般不必应用西药降糖治疗。"上工治未病"，有效的中医治疗应该可以改善胰岛素抵抗，保护胰岛 β 细胞，阻止或延缓 2

型糖尿病的发生。

糖尿病早期，2 型糖尿病病程在 5 年以内，无或仅轻度早期并发症，为中医治疗的关键时期。在辨证论治的前提下，重视解毒化浊、益气活血治法的应用，适时与治疗糖尿病的西药相须而行。既病防变，中医治疗能改善胰岛素，保护胰岛 β 细胞，改善生活质量，延缓或逆转早期并发症的发生。

糖尿病中期，病程 5~15 年，有并发症，但重要生命器官的功能正常，糖尿病中期常见的并发症之一是"糖尿病周围神经病变（DPN）"。其发生、发展与体内高凝状态、高脂血症、高血糖导致体内微血管损伤、微循环障碍、代谢紊乱从而引起神经缺血、缺氧密切相关。目前公认的发病机制是：生长因子缺乏、氨基已糖途径、蛋白激酶 C（PKC）途径、晚期糖基化终末产物（AGES）途径、多元醇途径。急、慢性高血糖状态可引起活性氧自由基过量生成，超过自身抗氧化能力，引起氧化应激状态，进一步引起组织损伤。糖尿病周围神经病变（DPN）应当归属于祖国医学"痿证""痹证"范畴，由于消渴久病迁延不愈，久病、久虚入络而引发此病，出现变证、并病。其中阴虚燥热为消渴病主要病机，久病耗伤机体正气，致营卫失调，脉络空虚，出现气血亏虚，气血运行失调，瘀阻脉络，诱发诸病证。由此可见，DPN 的主要病机为：气虚血滞、肝肾亏虚、络脉瘀阻，可治以通络化瘀、补肾益气，糖尿病中期，是中医药治疗的重要时期。临证时，应在辨证论治的基础上，注重"益气补肾、活血通络"治法与西药联用。

糖尿病晚期，病程在 15 年以上，出现严重并发症，生命器官功能已经受损，为中医治疗的选择时期。应当在辨证论治的基础上注重"温阳补肾，解毒祛浊"之法。

二、缺血性卒中的气虚血瘀理论

缺血性卒中（中风）与气虚、血瘀：气血是构成人体和维持人体生命活动的最基本物质，气血间相互对立统一，气属阳，血属阴，两者间相互对立统一，但又互根互用。气是构成人体的基本物质，又指人体脏腑、经络、五官九窍的生理功能；血是维持人体生命活动的营养物质。中年以后，人体一身之气逐渐亏虚，加之现代生活节奏快，高压力的生活环境，易患高血压、糖尿病、高血脂等基础病，机体常处于易疲劳难以恢复之亚健康状态。气虚一旦形成，即成为潜在致病因素，气虚则无力推动血液运行，从而导致血流迟缓，运行涩滞，形成瘀血，瘀阻脉络。此外，气虚则不能行津化液，痰应之聚生，痰浊一旦深入血分，一则阻止脑之脉络气机，气机受阻，则血必瘀滞；二则痰浊与瘀血相结，阻塞脑之脉络发为"中风"。瘀血既是气虚的病理产物，也是中风的重要致病因素。

气虚血瘀是缺血性中风的根本病机。因此，益气化瘀则成为其治疗的根本大法。益气，一则气行以消脉中之留瘀；二则气旺以资新血之化源，为治本之法。化瘀则瘀除脑通新血得生，为治标之法，益气与化瘀相结合，有化瘀不伤正之妙。益气化瘀并用，能相得益彰，使机体早日康复，所以，益气化瘀是治疗缺血性中风的根本。现代研究表明：益气化瘀可显著改善病灶周围血液循环，解除血管痉挛，促进血肿吸收，阻止梗塞范围扩大，有利于受损组织再生和修复，减轻脑水肿，降低颅内压，缓解脑受压，提高神经组织对缺氧的耐受性，有利于神经功能恢复。研究还表明：补气药和化瘀药均可缩小梗死面积，减轻血管损伤程度，改善梗死上游供血区脑组织血流，抑制血浆纤溶酶激活抑制剂活性。活血药可显著降低血浆内皮素含量，而补气药尚可显著缩小血管损伤半暗区的范围。通过以上作用而改善缺血再灌注脑组织血氧代谢，增加脑组的血液容量，从而减轻脑缺血再灌注后脑组织的损伤。这些就是益气化瘀中药治疗"中风"的药理基础。

由此可见，缺血性中风的主要病机在于"气虚血瘀，气虚为本，血瘀为标"。因气虚而致血瘀，进而使经脉瘀塞不通，血不达于脑部和肢体，形成缺血性中风。所以，益气化瘀为治疗缺血性中风的根本。其常用方为清代王清任在《医林改错》中创立的补阳还五汤，至今仍是缺血性中风治疗的经典方。补阳还五汤中黄芪大补脾胃之气，使气旺促进血行，祛瘀而不伤正；当归、川芎、桃仁、红花、赤芍等活血化瘀；地龙通经活络，引血下行。

三、颅高压三联症与中医对脑水肿的认识

在当医学生时代，老师经常会提到"颅高压三联症"。所谓"颅高压三联症"，是指颅内疾患所引起的头痛、呕吐、视乳头水肿，提示存在脑水肿、颅内压增高。在实际临证时

发现，因颅内疾病所致的颅内高压，除上述"颅高压三联症"外，以下诸症即提示"颅高压综合征"的存在：①骤然体温过高，体温40℃左右；②双侧瞳孔改变，忽大忽小，或不等大，或散大；③双眼球凝视呈"日落状"；④体温高，脉搏慢；⑤血压增高，脉搏慢（偶见低血压者）；⑥呼吸节律改变；⑦昏迷进行性加深；⑧眼底视乳头水肿；⑨唾液样痰增多。这对早期诊断、早期治疗有着十分重要的临床意义。

脑水肿由多种原因引起，有人说几乎没有一个神经病学的病征象脑水肿那样无所不在，临床各科无不涉及，它常由颅脑损伤、肿瘤、炎症和脑血管病的继发改变。脑组织的呼吸特征：脑组织对缺氧的抵抗力很低，这可从组织呼吸的特点来说明。①脑组织在安静时耗氧量也很大，达20%，脑血流量相当于心输出量的15%。而且有赖于消耗作为基质从外部摄取的葡萄糖；②脑组织的能量储备极少，缺血3分钟就消耗完；③安静时脑内所有毛细血管都在开放；④缺氧时脑组织的能量储备虽然不变，但却会引起脑组织功能的改变；⑤由于存在血→脑屏障，缺氧时所产生的乳酸不能很快转移血中，因而容易发生细胞内乳酸血症或乳酸中毒。脑水肿时，所有脑细胞成分均可肿胀，同时细胞外腔变小，由于细胞内依靠ATP的钠泵功能衰竭，钠离子很快积聚在细胞内，为了维持渗透压平衡，水随着流入细胞内，故数秒钟的缺氧，细胞即肿胀。因脑梗死（梗死灶或梗死后水肿）使大部分脑干受到侵犯，急性期在发病1周内死亡者大部分常见于继发性脑水肿，颅压升高形成天幕疝或枕骨大孔疝，压迫脑干生命中枢或病变损害视丘下部，第四天最重，其后死亡者多由于肺部感染、消化道出血、心力衰竭等并发症引起。

　　脑水肿如进一步发展，就会引起颅内压增高和脑疝。脑疝的发生又使脑水肿进一步发展，颅内压也就进一步上升。因此，脑水肿引起的症状第二步就是颅内压增高症：头痛、呕吐、视乳头水肿、脉缓、瞳孔改变、精神障碍及外展神经麻痹等。脑水肿引起的意识障碍与原发病病变性质、部位、范围和发展速度以及颅内高压、脑移位和脑疝相关。所谓"脑移位"，是指颅内高压时，脑组织只限于位置上的移动叫脑移位；如果一部分脑组织被挤压到某一脑池中，填满了脑池或者超过了这个脑池范围，就称为"脑池疝或脑疝"，因此，脑疝是脑移位的特殊现象。第三步脑水肿引起最重要的症状——脑疝。小脑幕切迹疝的脑疝症状分为中央症状群和钩回疝症状群。中央症状群开始为间脑障碍，逐渐从中间到脑桥，延脑引起死亡。表现为呼吸正常或为潮式呼吸。两侧瞳孔缩小1~2毫米，但光反应和睫状脊髓反射存在。眼脑反射比正常活泼，缓慢转动头部也可出现，两侧巴宾斯基征阳性，给予疼痛刺激往往出现去大脑皮质强直。钩回症状群开始为动眼神经麻痹，神经麻痹症状为病变侧瞳孔散大，早期光反应迟钝，以后消失。眼脑反射向健侧或患侧均发生障碍。对疼痛刺激往往出现去大脑强直。早期呼吸正常，随病情进展出现换气过度，少数为潮式呼吸。

　　尽管祖国医学无"脑水肿""颅高压""颅高压综合征"这些名称，但对水肿的病因、病机以及理、法、方、药已有记载。《内经》："膀胱者，州都之官，津液藏焉，气化则能出矣"。"水谷入口，输于肠胃，其液为五"——为溺，为汗，为泣，为唾，为水。"邪气内逆则气为之闭塞而不行，不行则为水肿"。说明人体在摄入和排泄过程中，如果气化发生障碍，则水液由内发生潴留，泛滥而水肿，故水谷的气化失调是发生内部水肿的重要机制。这其中肺、脾、肾三脏为水谷之气化中最为主要的内脏器官，其中任何一脏发生病变或功能失职，都必导致气化进行的混乱失常。祖国医学理论认为：肺、脾、肾三脏具体的病理变化为"虚"，因为"虚"发生功能低下而失职。张景岳曾指出："凡水肿等症，乃脾、肺、肾三脏相干之病，盖水为至阴，故其本在肾，水化于气，故其标在肺，水惟畏土，故其制在脾。"因此，治疗从扶正祛邪为原则，对水肿（脑水肿）治疗包括补虚和消水两大基本原则。水液要排出体外有三条路，即从尿、从汗、从大小便。因此，治疗水肿有发汗利水、健脾利水、补肾利水等，具体应用时依据辨证论治，灵活化裁。

四、简述常用中药配伍（药对）应用

临证处方时，常常需要根据病情，将两味或两味以上药物合用，称谓"配伍（亦称：药对或对药）"。药对应当中须注意：破气药不能补气药同时应用；补药不能与攻下药同用、温燥药不能与寒凉药合用；滋阴药不能与解表药同用。在临证实践中发现，有些药物互相协同，可以增进疗效；有些药物相配伍，可以减其毒性或其副作用。兹将临证处方时，常用药物配伍（药对）介绍如下：

大医精诚万世师表

1. 生地配木通：可以治疗心移热于小肠之小便淋痛，舌红，舌尖糜烂破溃等症。生地清热凉血养阴，木通清心泻火，不致苦寒伤胃，利水导热，而不伤阴。

2. 熟地与砂仁拌炒：适用于阴血不足，需要用熟地补益，却又存在胃纳不振者。砂仁调中行气，和胃醒脾，和熟地拌炒，则补而不腻。

3. 熟地与秋石拌炒：适用于阴虚火旺者。秋石性寒，味咸入下焦，且不苦燥，与熟地同用，有滋阴降火之功。

4. 熟地与海蛤粉拌炒：适用于阴虚之体，肺蕴痰热证。海蛤粉咸寒，有清热化痰之功，配伍熟地滋阴养血，可以润肺养阴，兼化痰热。

5. 附子配熟地：适用于阴阳两虚之虚劳证。附子大辛大热，与熟地配伍，可以温壮阳气，而不伤阴。

6. 白芍配桂枝：适用于太阳中风有汗之表证，有调和营卫之功，亦可治疗表虚自汗。桂枝解肌，白芍敛阴和营，使营卫调和，而自汗减少。

7. 白芍配甘草：适用于腹痛，手足拘急症。白芍敛阴和营，甘草甘缓止痛，有和营止痛之功。

8. 白芍配吴茱萸：适用于厥阴寒滞之少腹疼痛和疝气。吴茱萸温中散寒，理气止痛，白芍敛阴柔肝。两药合用，有温经散寒止痛之功。

9. 白芍配沉香：适用于肝胃不和之胸胁、胃脘胀痛，呕吐。沉香性温，善降逆气，白芍柔肝止痛，两者合用，作用协同，有柔肝和胃、降逆止痛之功。

10. 白芍配白蒺藜：适用于阴血不足之头昏眼花等症。白芍养血柔肝，白蒺藜疏肝解郁，祛风明目，两药配伍，有养血柔肝明目之功。

11. 白芍配乌梅：适用于阴血不足，津不上承，口干舌燥，亦治土虚木侮之腹痛泄泻。乌梅酸平，入肝、脾、肺、大肠经，酸能生津，白芍酸甘敛阴，可生津止渴，酸涩收敛，缓急止痛，故有涩肠定痛之功。

12. 豆豉配鲜生姜皮：适用于外感风寒轻证。豆豉配伍葱白，有人畏其汤剂有辛臭味，难以接受，所以，取其以皮走皮之意，以鲜生姜皮与豆豉配伍，生姜皮行阳分而兼解表，有泄卫达邪之功。

13. 豆豉配柴胡：适用于邪气初入少阳证。柴胡和解少阳而退热，豆豉透表，引邪外出。

14. 豆豉配石斛：适用于表邪未罢，邪热转甚，发热烦躁，口干，舌干红或红绛者。石斛滋阴，清热生津，豆豉透表，两者合用有滋阴透表之功。

15. 豆豉配生地：适用于表邪未罢，里热燔灼，津液受伤，发热口干，烦躁，舌干红或红绛者。生地清热生津，豆豉透表，两者配伍合用，有清热生津透表之功。

16. 人参配莱菔子：此为变法。二者相畏，但用于噎膈患者，中气已虚，而又兼气逆痰阻者。莱菔子得人参，可降气消痰而不耗气，人参得莱菔子，补而不滞。

17. 旋覆花配海蛤粉：适用于气滞痰结之胸痹，或痰喘咳逆之顽疾。旋覆花化痰降气，海蛤粉消瘿散结，两者配伍作用协同，可降气逆，化老痰。

18. 桔梗配枳壳：适用肺失宣降，气机不畅，胸膺痹闷，痰浊内停者。桔梗宣肺祛痰，枳壳破气行痰，以通痞塞。一升一降，共收宣展气机、化痰消痞之功。

19. 酸枣仁配远志：适用于心血不足之少寐，心神不宁，健忘或兼有痰浊者。酸枣仁养血宁心安神，远志利窍祛痰，安神益智，两者配伍合用，同收养心安神之功。

20. 丹皮配桑叶：适用于风热引动肝阳，气火偏旺之头痛者，或胁痛有火灼感等症者。丹皮凉血清热，桑叶轻清疏泄，清肝明目。两药合用有凉血清肝，疏风散热之功。

21. 五味子配干姜：适用于水饮内停之喘证。干姜温化水饮，五味子敛肺止咳。五味子可防干姜辛烈，耗伤肺气，干姜则能防五味子敛邪。两药合用，作用协同，散而不耗，敛而不滞。

22. 白茅花配藕节炭：适用于热迫血行之吐衄等证。白茅花清热凉血止血，质轻清而上行，藕节炭凉血止血，相互配伍可以治上焦出血。

23. 红枣配鲜藕：为食养疗法。适用于阴血不足者，如妇女虚火迫血，经事超前，量多者尤为适宜。红枣健脾补中益血，鲜藕养血凉营，两者合用同收清补营血之功。

24. 矾水炒郁金：适用于癫痫及痰火眩晕者。郁金苦降辛开，宣开心窍，白矾酸咸而寒，能化顽痰，除痼热，协同用之能祛痰平火。

25. 乌贼骨配白及：适用于胃脘疼痛，泛吐酸水和胃出血等症。乌贼骨收敛止酸止血，白及消肿生肌，收敛止血。两药合用则止酸、止血、止痛。

26. 蒲黄炒阿胶：适用于肺阴不足、虚火偏旺之咳嗽、咯血。阿胶养阴润燥，补血止血，蒲黄行血、止血、而散血。两药合用则养血而不腻滞，止血而不留瘀。

27. 海蛤粉炒阿胶：适用于肺阴不足，痰热偏盛者。海蛤粉清热化痰，阿胶滋阴养血，两药同用则养阴而不恋邪，化痰而不伤阴。

28. 炒薏仁配冬瓜子：适用于疾病初复，胃纳不振，亦可辅佐于补益剂中。薏仁化湿运脾，冬瓜子开胃和中，并能化痰，两药合用则调和脾肺。

29. 沉香配肉桂：适用于中寒气滞之脘腹疼痛。沉香性温降逆理气，肉桂温中补阳散寒气，通血脉。两药合用则共收散寒行气，和络止痛之功。

30. 生姜汁合白果汁：适用于痰壅咳喘。生姜汁辛温散寒，白果化痰定喘，相互配合可温散定喘。

31. 生姜汁合鲜竹沥：适用于中风闭证或手足麻痹。生姜汁辛温开结，鲜竹沥清热豁痰、开窍通络。两药同用，辛开滑利、化痰通络之力增强。

五、肿瘤治疗"角药"运用举隅

"角药"是在"对药"基础上发展而来。李维贤教授说："药对学不同于药物学，因为它有简单的配伍性；它也不同于药方学（即方剂学），因为它不具有药方学那样配伍的完整性。但是，从药物学上升到药方学，不去研究药对学，那么自己就不会去处方，也绝对处不好方。"笔者曾师承孟河医派第四代传人张宗良先生多年，张宗良先生治疗肿瘤处方时，常在"对药"基础上扩展与延伸，将三种药性相仿的中药联用，使之互为犄角（简称：角药）。其以中医基本理论为基础，以辨证论治为前提，以中药性味归经为配伍原则，多年临床证实，确有良效。常用角药：

1. 生黄芪、生白术、太子参：生黄芪专入肺脾二经，兼具有补气健脾、升阳举陷、益卫固表、利尿消肿、生肌等功效，实乃"上中下内外三焦之药"（引自《汤液本草》），《日华子本草》亦载其"助气壮筋骨，长肉补血"。生白术则主入中焦脾胃而具健脾益气、燥湿利水、止汗之效，近代医家张锡纯言白术"具土德之全，为后天资生之要药"。张元素称白术功能有九："温中一也，去脾胃中湿二也，除胃中热三也，强脾胃进饮食四也，和胃生津液五也，止肌热六也，四肢困倦嗜卧、目不能开、不思饮食七也，止渴八也，安胎九也。"太子参甘平，补气生津、健脾润肺。肿瘤病人脏气本已虚乏，加之标实之邪渐著而使正气更伤，渐至气、血、阴、阳亏虚。黄芪、白术可大益肺脾之气，中气足则气血生化有源，肺气充则固表御邪之力强，加之太子参益气生津，可使气阴具复。现代研究证实，上述三药均对人体免疫系统具有较为广泛的调节作用，可全面提高免疫防御和免疫监视作用，具有非常好的抗肿瘤前景。

2. 南沙参、北沙参、川石斛：南、北沙参均味甘性微寒，入肺胃二经，养阴清肺、益胃生津，而南沙参独有补气化痰之功，《本草从新》谓其"专补肺阴，清肺火"，其补养肺阴之力可见一斑；川石斛入胃肾二经，益胃生津、滋阴清热，《神农本草经》称其独具"强阴"之功。三者伍用，养肺阴、益胃津、滋肾阴、退虚热。尤宜于放化疗后出现皮肤干燥脱屑、咽干口渴、舌质干红、脉细数等阴液亏损者，伍用上药，疗效颇佳。

3. 天门冬、麦门冬、杭白芍：天、麦冬味甘苦寒，共入肺胃二经，养阴益胃、清肺生津。天冬归肾，清火润燥；麦冬入心，除烦安神。白芍味酸入肝，养血敛阴，柔肝止痛。此三药伍用，上养心肺，中益脾胃，下滋肝肾，可使三焦得润，阴液得复，实乃养阴固本方之肱股药对。

4. 枸杞子、桑椹子、女贞子：枸杞子、桑椹子、女贞子均入肝肾二经，均可滋补肝肾、明目乌须、润燥生津。《神农本草经》谓：枸杞子可"补益精气强盛阴道"；《本草备要》亦称女贞子可"益肝肾，安五脏，明耳目，乌须发"；《滇南本草》载桑椹子可"益肾脏而固精"，且"久服黑发明目"。肝肾之阴为一身阴气之统帅，肿瘤后期病人"大骨枯槁，大肉陷下"，气血津液亏损之极，此时尚可在上药基础上加伍墨旱莲重滋肝肾之阴，以期阴复阳生。现代药理研究证实枸杞子、女贞子具有良好的免疫双向调节作用，对放疗所致的白细胞减少有改善作用，并可降糖保肝，延缓衰老。

5. 补骨脂、炒杜仲、骨碎补：补骨脂温肾助阳、纳气止泻。《本草经疏》言其"能暖水脏，阴中生阳，壮火益土之要药也"。炒杜仲补肝肾、强筋骨，此外，研究表明：杜仲所含杜仲总黄酮可清除氧自由基，从而具有良好的抗肿瘤作用。骨碎补补肾强骨、续伤止痛，肿瘤转移至骨者，疗效甚佳。肿瘤病人早期气阴两虚，渐至阴损及阳而有畏寒怕冷，手脚不温等症，伍用上品，可补肾助阳，此乃"阴得阳助而源泉不竭，阳得阴助而生化无穷"之理。

6. 仙鹤草、白花蛇舌草、蒲公英：仙鹤草味苦涩，无毒，有收敛止血、止痢、杀虫、脱力补虚之作用；白花蛇舌草味苦，淡，性寒，可清热解毒、消痈散结、利尿除湿；蒲公英味苦甘寒，清热解毒、消肿散结、利湿通淋，《本草求真》谓其"入阳明胃，厥阴肝，乳痈、乳岩为首重也"。三者伍用，补虚清热、解毒散结，且仙鹤草清中具补，实为治肿瘤之佳药。且现代研究也表明上药均有良好的抗肿瘤作用。

7. 金荞麦、苦杏仁、浙贝母：肿瘤初期宜攻宜消，中期宜消补兼施，后期宜补虚扶正，所以，对初期肿瘤患者，金荞麦、苦杏仁、浙贝母配伍生薏仁则可去毒邪之势，金荞麦清热解毒、排脓祛痰，尚有健脾消食之功，尤宜于肿瘤而见咳嗽痰多者，其补土生金，一药而具多效。现代药理研究也证明金荞麦抗肿瘤谱广泛，对肿瘤细胞侵袭及转移扩散具有明显抑制作用。苦杏仁止咳平喘、润肠通便，《珍珠囊补遗药性赋》言其可"除肺热"，用治"上焦风燥，胸膈气逆，大肠气秘"。浙贝母苦寒入心肺，清热化痰、散结消痈，且"开宣肺气"，"凡肺家夹风火有痰者宜此"（引自《本草纲目拾遗》）。因此，肺癌咳嗽、咳痰，甚则咯吐脓血等阴虚肺热者，三者合用以清热化痰，排脓解毒。

8. 炒谷芽、炒麦芽、鸡内金：肿瘤患者每因正气匮乏，毒瘤侵袭，加之放化疗毒副作用而使得中焦脾胃失健运，胃阴乏竭，出现食欲不振，呕吐吞酸之症，此时，炒谷芽、炒麦芽、鸡内金三者同用，以醒脾开胃，消积化食，增进食欲。临证合用，作用有二：脾胃乃一身正气之源，中焦土运得健，后天得养，正气即可来复，此其一也；补阴之药常多滋腻，守而不走，加入上述"角药"，以成功动静结合之势，使之补而不腻，此其二也。

六、扶正方与蛋白代谢

肝脏是人体蛋白代谢最活跃的场场所，肝细胞（粗面内质网）是白蛋白合成的唯一器官，慢性肝病常导致肝细胞的严重损害，合成功能障碍，血清白蛋白降低，同时，由于机体体液免疫功能亢盛，球蛋白相应升高，白球蛋白比例下降，在控制肝病活动的同时，积极调整蛋白代谢，促进蛋白合成，是临床工作长期探讨的问题，我们根据祖国医学"补气活血，气血同治"的原则，选用人参、黄芪、当归、紫河车、白术组成"扶正方"，临床应用效果很好，对升高血清白蛋白尤为显著。这可能与该方对促进肝脏合成功能有良好的效应，而对球蛋白的下降则远不如白蛋白上升的效果好，这可能因前者的产生主要来源于网状内皮细胞，且由于慢性炎症对机体的长期刺激，免疫亢盛状态非短期所能解决之故。

方中紫河车富含丰富的蛋白质和多种人体必需氨基酸；人参、黄芪具有显著的生物活性，能增加和调节免疫功能，促进蛋白质和 RNA 以及 DNA；当归、白术有改善肝脏微循环，防止肝糖元下降，保护和恢复肝细胞功能，实验证明还能促进肝细胞合成蛋白质。《本草正义》谓："白术最富脂膏，故虽苦温能燥，而亦滋津液……，万无伤阴之虑。"白术具有升高白蛋白，纠正白球蛋白比例失调，持久利尿作用，抗血滞和保护肝细胞作用。上述药物均富含微量元素锌，锌有利于改善慢性肝病血锌浓度下降所致的肝脏内环境紊乱，防止因缺锌引起的蛋白代谢抑制和合成障碍，阻止推

迟肝硬化的进程，由此可见，以上药物配伍使用能起到协同作用，这可能是“扶正方”影响机体蛋白代谢的机理所在。

七、降血压药物联合应用与服用时间

高血压病是最常见的慢性病之一。也是心脑血管疾病最主要的危险因素，其脑卒中、心肌梗死、心力衰竭及慢性肾功能不全等主要并发症，不仅致残、致死率高，而且严重消耗医疗和社会资源，给家庭和国家造成沉重的负担。国内外实践证明，高血压病是可以预防和控制的疾病，降低高血压病患者的血压水平，可明显减少脑卒中及心脏病事件，显著改善患者的生存质量，有效降低疾病负担。

我国高血压指南明确指出：我国人群中，高血压病的患病率仍呈增长态势，每 5 个成人中就有 1 个人患高血压病。估计目前全国高血压患者至少约 2 亿，但高血压病的知晓率、治疗率和控制率仍较低，分别为 50%、40% 和 10%。由于高血压病是一种生活方式病，若能认真改变不良的生活方式，限盐、限酒、控制体重，则有利于预防和控制高血压。因此，加强高血压病社区防治工作，定期检测血压、规范管理、合理用药，是改善我国人群高血压病知晓率、治疗率和控制率的根本措施。

高血压病患者合理用药，也是一个非常值得重视的问题。目前常用的降压药物有 6 大类。在临证时，常遇到一些患者，1 种降药难以按制血压，需要 2 种（或 3 种）降压药物联合应用，当 2 种降压药联合应用时，由于给药方法不同，不仅降压效果不一样，而且远期临床获益更佳。我多年临证、查房中，对于 2 种降压药物联合应用者，均交待患者将 2 种降压药分早、晚 2 次服用。

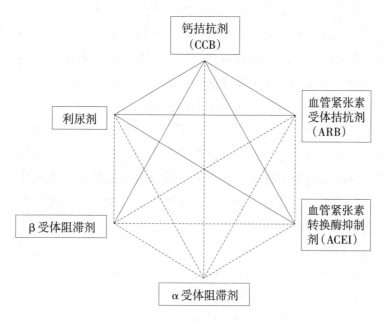

降压药联合应用组合方案图

图中实线示有临床试验证据，推荐使用；虚线示临床试验证据不足或必要时应慎用的组合。

国内外大量研究均已证实，清晨血压陡升即血压晨峰是高血压靶器官损害的独立危险因素。血压晨峰与夜间血压高关系密切。非勺性高血压患者夜间血压持续升高，生理节奏性波动消失，使心血管系统更长时间处于高水平血压负荷，容易导致和加重左心室肥厚，夜间血压下降率作为临床上高血压患者靶器官受损状况的一项指标，对预防和减低心血管病的发生率和死亡率有重要的临床意义。有效控制血压升高，特别是控制夜间及凌晨高血压对预防心脑血管以外发生有较大益处。

据《中华心血管杂志》报道：顿服组与分次服药组比较，夜间血压平滑指数明显低，指示血压波动大，推测可能与早上服药后，降压药物日间可以维持很高的血药浓度，药物经过自身衰减，到了夜间血药浓度降得过低，不能起到很好的降压效果，夜间血压再次升高有关。夜间服药可以使清晨时段仍有较高的血药浓度，能更为有效地抑制或者延缓清晨时段血压的迅速上升，从而降低心、脑、肾等靶器官的损害。分次用药明显优于一次用药，提示分次用药血压波动更小，对于减轻远期靶器官损害作用更好，有利于维持或者恢复血压的正常昼夜节律。综上所述，在控制夜间血压方面早晚分次给药效果优于顿服，有利于避免凌晨血压骤升，以减小对靶器官的损害。早晚分次与一次给药相比，夜间及24小时的血压波动相对更小，降压更加平稳，更有利于防止高血压对心、脑、肾等脏器的损害。

八、常用降压药的作用特点

（一）利尿剂

利尿剂能降低卒中的发生率、减少心血管事件、降低病死率，且费用低廉、不良反应少，被推荐为降压治疗的基础用药。但长期使用会使电解质紊乱和糖脂代谢异常的风险增加，因此老年高血压患者使用利尿剂应从小剂量开始，监测不良反应，如双氢克尿噻、吲达帕胺易导致低钾、高尿酸血症，严重肾功能不全者应使用襻利尿剂如呋塞米（速尿）、托拉塞米等。

（二）CCB-钙拮抗剂

第一代钙拮抗剂（维拉帕米、合心爽、硝苯地平）由于降压作用持续时间短，血管选择性较低，不良反应较多，不推荐用作首选降压药物。目前临床主要使用长效二氢吡啶类CCB，如非洛地平、拜心同、络活喜等，其副作用少，仅有头痛、外周水肿、面色潮红、便秘、增加交感神经兴奋性等。对代谢无不良反应，更适合用于代谢综合征、胰岛素抵抗的高血压患者。（据《心血管康复医学杂志》报道：非洛地平系长效二氢吡啶类钙拮抗剂，有高度的血管选择性，降压效果好，副作用少，用于各种程度的高血压，尤其是老年人高血压。目前认为：胰岛素抵抗为心血管病的又一独立危险因素，它与高血压病的发生、发展、预后和治疗都有密切关系，因此在选择抗高血压药物时不仅要有理想的降压效果，还要考虑对胰岛素抵抗的影响，钙拮抗剂对高血压病人胰岛素抵抗的影响，目前尚有争议。但近年多数报道显示：长效钙拮抗剂可显著改善老年高血压合并胰岛素抵抗病人的胰岛素敏感性，泸州高毅滨的研究显示：非洛地平在有效降压的同时，可明显降低高血压病人血胰岛素浓度及血胰岛素/血葡萄糖比值，故有显著改善老年高血压病人胰岛素抵抗的效应，其作用机理，可能在于非洛地平能抑制血管平滑肌细胞外钙的内流，扩张血管平滑肌，增加骨骼肌的血流，增加 1 型肌纤维与胰岛的接触，提高组织对胰岛素的敏感性，改善周围组织对葡萄糖的利用）。本品无绝对禁忌证。降压疗效显著，与其他 4 类均可联合应用。

（二）ACEI-血管紧张素转换酶抑制剂

适用于有冠心病、左心功能不全、糖尿病、慢性肾脏疾病或蛋白尿的老年性高血压患者。主要副作用是咳嗽、皮疹，味觉异常、肾功能恶化；血管神经性水肿少见，但可危及生命。

（四）ARB-血管紧张素 2 受体拮抗剂

降压作用与 ACEI 相同，较少出现咳嗽等副作用，推荐作为一线降压药物。也可用于不耐受 ACEI 咳嗽等副作用的患者。

（五）β-受体阻滞剂

本品禁用于≥2 度房室传导阻滞、支气管哮喘患者，长期大量使用可引起糖脂代谢紊乱，但对于合并心肌梗死、心绞痛、心衰的高血压患者（包括老年患者）仍应使用此类药物。

（六）α-受体阻滞

由于本品易发生体位性低血压，一般不作为老年性高血压的首选药物。但本品对前列腺增生有治疗作用，因此合并前列腺增生者可优先选用。

我们在临证中常提倡联合用药：联合治疗是利用多种不同机制的降压，降压效果好，不良反应少，更有利于靶器官的保护，同时提高患者用药依从性和成本效益比等优点。推荐以 CCB-钙拮抗剂为基础的联合降压治疗，其副作用少、降压效果好。国产复方降压片制剂价格低廉、可供经济条件较差的高血压患者选用。

九、简述高血压性心脏病

高血压性心脏病是由于血压长期升高使左心室负荷逐渐加重，左心室因代偿而逐渐肥厚和扩张而形成的器质性心脏病。

血压长期升高往往累及心脏，使心脏的结构和功能发生改变，早期出现左心室肥厚，使心脏性猝死、心力衰竭及室性心律失常的危险性明显增加。高血压病可分为原发性和继发性两种、各型高血压达到一定的时间和程度使左室负荷加重，继而发生左室肥厚、增大或和功能不全者，均可称为高血压心脏病。因此，高血压一旦出现左心室肥厚，应及早进行抗高血压治疗，使肥厚的心肌得以逆转。高血压性心脏病一般出现在高血压病起病数年至十余年后，根据心功能变化情况可分为心功能代偿期和心功能失代偿期。在心功能代偿期仅有高血压的一般症状；当心功能代偿不全时，可出现左心衰竭的症状，轻者仅于劳累后出现呼吸困难，重者则出现端坐呼吸、心源性哮喘，甚至发生急性肺水肿；久病患者可发生右心衰竭最终导致全心衰竭。上述症状呈阵发性发作，多表现为夜间阵发性呼吸困难并痰中带血，严重时可发生急性肺水肿。体格检查多发现心尖搏动增强呈抬举性，心界向左下扩大，主动脉瓣区第二心音亢进可呈金属调，肺动脉瓣听诊区可因肺动脉高压而出现第二心音亢进，心尖区或（和）主动脉瓣区可闻及Ⅱ~Ⅲ/Ⅳ级收缩期吹风样杂音，左心衰竭时心尖部可闻及舒张期奔马律。全心衰竭时，皮肤黏膜重度紫绀、颈静脉怒张、肝肿大、水肿及出现胸、腹腔积液等。心电图检查有单侧或双侧心室肥大及（或）劳损，P波增宽或出现切迹，V1导联中P波终末电势（PTF-V1）增大，各种心律失常等。胸部X线检查有主动脉纡曲扩张，左心室或全心扩大，肺间隔线出现，肺瘀血等。超声心动图示单侧心室或双侧心室肥厚扩大，二尖瓣、主动脉瓣、三尖瓣返流，射血分数降低等。

十、老年性高血压诊断与治疗

高血压是老年人最常见的疾病，是导致老年人充血性心力衰竭、卒中、冠心病、肾功能衰竭、主动脉疾病的发病率和病死率升高的主要危险因素之一，严重影响老年人的生活质量和寿命。

（一）老年的定义

欧美国家一般以 65 岁为老年的界限。中华医学会老年医学分会于 1982 年根据世界卫生组织西太平洋地区会议所定而提出我国老年界限为≥60 岁。

（二）老年高血压的定义

根据 1999 年世界卫生组织-国际高血压学会高血压防治指南，年龄≥60 岁、血压持续或 3 次以上非同日坐位收缩压≥140mmHg 和（或）舒张压≥90mmHg，可定义为老年单纯收缩期高血压（ISH）。（80 岁以上老人称为高龄老人，血压控制在 150/80mmHg 以内为最佳）

（三）老年高血压的临床特点

1. 收缩压增高为主，收缩压是脑血管病和冠心病危险性的重要预测因子。收缩压与卒中、左心室肥厚、心力衰竭（心衰）比舒张压有更强的相关性。随着年龄增长，收缩压增高的发生率增加，同时卒中的发生率急剧升高，因此，老年收缩压占高血压的 60%，是严重危胁老年人健康和生命的重要疾病，在临床实践中应充分关注。

2. 脉压增大，脉压是反映动脉弹性的指标，我国的研究提示：老年脑血管病患者脉压水平与卒中复发有关。

3. 血压波动大，随着年龄增长，老年患者的压力感受器敏感性降低，而动脉壁僵硬度增加，顺应性降低，随情绪、季节和体位的变化血压易出现较明显的波动。

4. 容易发生体位性低血压，体位性低血压的定义为：在改变体位为直立的 3 分钟内，收缩压下降≥20mmHg 或舒张压下降≥10mmHg，同时伴有低灌注的症状。在老年收缩期高血压者伴有糖尿病、低血容量，应用利尿剂、扩血管药或精神类药物者容易发生体位性低血压。

5. 常见血压昼夜节律异常，临床研究显示老年高血压患者血压昼夜节律异常的发生率高，表现为夜间血压下降幅度不足 10%（非构型）或超过 20%（超构型），使心、脑、肾等靶器官损害的风险性显著增加。老年性高血压患者非构型血压发生率可达 60% 以上，与中青年患者相比，老年人靶器官损害程度与血压的昼夜节律更为密切。

6. 常与多种疾病并存、并发症多：老年高血压常伴发动脉粥样硬化、高脂血症、糖尿病、老年痴呆等疾患，脑血管意外的发生率和复发率明显增加。老年高血压患者若血压长期控制不理想，更易发生靶器官损害，如：冠心病、卒中、缺血性肾病、间歇性跛行等。其心血管病病死率以及总病死率显著高于同龄正常人。因此积极控制老年人高血压对预防脑卒中极为重要。

（四）老年高血压的治疗

1. 老年高血压的治疗目标：治疗老年高血压的主要目标是保护靶器官，最大限度地降低心血管事件和死亡的风险。由于老年高血压患者多伴有其他危险因素、靶器官损害和心血管疾病，2005年我国高血压防治指南中将降压目标定为收缩压降至150mmHg以下，如能耐受可进一步降低。老年人降压治疗应强调收缩压达标，不应过分关注或强调舒张压变化的意义。

2. 老年高血压的治疗策略：老年高血压的初始降压治疗应遵循降压治疗的一般原则，降压药应从小剂量开始，降压速度不宜过快，应缓慢降压。密切观察药物反应，特别是体质较弱的患者尤应如此。

3. 老年高血压的非药物治疗：非药物治疗是高血压治疗的基本措施，包括改善生活方式、消除不利于心理和身体健康的行为和习惯，目的是降低血压、控制其他心血管危险因素和并存的临床疾病状况。具体内容如下：

（1）合理膳食，减少钠盐的摄入，中国营养学会推荐每人每天食盐量不超过6克。

（2）适当减轻体重。

（3）适当补充钾和钙盐，鼓励摄入新鲜蔬菜、水果、脱脂牛奶、以及富含钾和钙的膳食纤维、不饱和脂肪酸的食物。

（4）减少膳食脂肪摄入。

（5）限制饮酒；中国营养学会建议成年男性饮用纯酒精每天<25克，相当于750毫升啤酒、250毫升葡萄酒、75克38度白酒或50克高度白酒；成年女性饮用酒精量每天<15克，相当于450毫升啤酒、150毫升葡萄酒、50克38度白酒。摄入酒精量每天>30克者，随饮酒量的增加血压显著升高，此外饮酒降低降压药物的疗效，高血压患者应严格限制饮量。

（6）运动有利于减轻体重和改善胰岛素抵抗，提高心血管调节能力，降低血压，快步行走，一般每周 3~5 次、每次 30~60 分钟。

（7）减轻精神压力，保持心理平衡，避免情绪波动。

4. 老年高血压的药物治疗：老年高血压的理想降压药物应符合以下条件：

（1）平稳有效。

（2）安全、不良反应少。

（3）服药简单、方便、易于提高依从性。

合理使用降压药物不仅有利于控制老年高血压患者的血压，更重要的是降低患者心血管疾病的发病率和病死率，达到预防卒中、冠心病、心衰和肾功能不全，并减少心血管事件的目的。

十一、简述冠状动脉粥样硬化性心脏病与心房颤动

（一）冠状动脉粥样硬化性心脏病

冠状动脉粥样硬化性心脏病（简称：冠心病）是指冠状动脉粥样硬化及冠状动脉功能性改变（如痉挛）导致心脏相对或绝对缺血、缺氧而引起的心脏病，也称缺血性心脏病。引起动脉粥样硬化的因素包括：年龄、性别、血脂、血压、吸烟、糖尿病、体重、职业、饮食、遗传和其他。动脉

粥样硬化的病理改变主要累及体循环系统的大型弹力型动脉（如主动脉）和中型肌弹力型动脉（以冠状动脉和脑动脉最多，肢体各动脉、肾动脉和肠系膜动脉次之、脾动脉也可受累），而肺动脉受累较少。根据世界卫生组织建议，冠心病分类为：①心绞痛型；②心肌梗死型；③心律失常型；④心肌硬化型；⑤隐匿型；⑥猝死型六类。

第4版《内科学》教材则分为：

1. 隐匿型冠心病，也称"无症状型冠心病"，病人无症状，但静息时或负荷试验后有ST段压低，T波减低、变平或倒置等心肌缺血的心电图改变。

2. 心绞痛型，有发作性胸骨后疼痛，为一时性心肌供血不足引起。

3. 心肌梗死型，症状严重，由冠状动脉闭塞引起心肌急性缺血性坏死所致。

4. 心衰和心律失常型，表现为心脏增大，心力衰竭和心律失常，为长期心肌缺血导致心肌纤维化引起。

5. 猝死型，因原发性心脏骤停而猝然死亡，多为缺血心肌局部发生电生理紊乱，引起严重心律失常所致。

其中心绞痛型临床上最常见、最严重和危险的，其疼痛描述包括以下几点：

（1）诱因，很多患者多有心肌氧耗量增加的诱因，如体力劳动、情绪激动、饱餐等，也有无明确诱因者，常在夜间发作。

（2）部位，病人有明确疼痛的确切部位，经常表现为一拳头大小区域的不适或疼痛，部分病人疼痛在胸骨中、下段。

（3）性质，可呈绞痛或闷痛，有部分表现为紧缩感。

（4）持续时间，心绞痛发作时疼痛一般很少超过 30 分钟，大部分在 15 分钟以内，较多在 4~5 分钟左右，时间过长（数小时或数十小时）的心前区不适一般不考虑"心绞痛"。

（5）放射，许多病人疼痛发作时向左肩、左上肢、颈、咽、下颌部以及上腹部放射，甚至表现为牙痛。

（6）缓解方式，休息或舌下含化硝酸甘油均可缓解，一般在数分钟内缓解。

（二）心房颤动

心房颤动（简称：房颤）是一种十分常见的心律失常。据统计 60 岁以上人群中，房颤发生率达 1%，并随年龄而增加。就其病因而言：房颤的发作呈阵发性和持续性。阵发性房颤可见于正常人，在情绪激动、手术后、运动或急性酒精中毒时发生。心脏与肺部疾病患者发生急性缺氧、高碳酸血症、代谢或血流动力学紊乱时也可出现房颤。持续性房颤发生于原有心血管疾病者，常见于风湿性心脏病、冠心病、高血压性心脏病、甲状性功能亢进、缩窄性心包炎、心肌病、感染性心内膜炎、心力衰竭和肺源性心脏病等。房颤发生在没有已知心脏病变基础者称为"孤立性房颤"，有学者认为这是心动过缓→心动过速综合征期的表现。

岐黄之术自有传承

十二、高血压病患者出现尿微量白蛋白当从肾论治

肾损是高血压病损害的主要靶器官之一。正常情况下，绝大部分蛋白不能通过肾小球滤过膜，但高血压引起的微动脉病变遍布全身，常累及肾血管，造成肾小球毛细血管压力增高，肾小球滤过膜通透性增加，肾小管对滤过的白蛋白重吸收减少导致尿微量白蛋白的出现。中医古籍中无高血压肾损之病名，从其临床症状可归属于"腰痛""虚劳""肾劳"等，就其发病机理认为：肾阴渐耗，肝失所养，肝阴不足致肝肾阴虚，肝阳上亢，肾失封藏，阴虚脉道不利，瘀血阻络致精微下泄而出现尿微量白蛋的。治疗宜滋阴潜阳活血为主。方药：熟地、山茱萸、山药、枸杞子补益肝肾以滋阴益精血、固涩精微，石决明、天麻以潜阳，川芎、当归活血化瘀通络。现代医学研究证实：天麻、石决明有降压作用；熟地、枸杞子对肾脏有良好的治疗和保护作用和免疫调节作用；枸杞子与川芎（川芎嗪）有抗动脉粥样硬化作用。

十三、慢性充血性心衰联合用药原由

慢性充血性心力衰竭的主要生理与病理是：①交感神经系统和肾素—血管紧张素系统被激活，导致醛固酮分泌增多，水钠潴留；②心室重构；研究证明：血管转换酶抑制剂

（ACEI）、安体舒通、地戈辛均有拮抗上述病理、生理改变的作用，氨茶碱用于改善强心利尿效能，防治心衰夜间呼吸困难发作具有独特作用；因此，我们在临床上常用开搏通25毫克（一日三次）、安体舒通40毫克（一日三次）、氨茶碱0.1（一日三次）、地戈辛0.125毫克（一日一次）。经多年临床应用证实，均能很快逆转心衰，值得推广。其中地戈辛与氨茶碱有正性肌力作用，茶碱可提高心肌对洋地黄的敏感性；地戈辛与开搏通治疗心衰优于单一用药，开搏通可使洋地黄浓度增加15%~30%，可能导致毒性增加，但加用安体舒通增加了肝酶活性，加速其代谢，使药浓度降低50%，因此，联合应用不会增加其洋地黄的毒性。

十四、慢性阻塞性肺气肿发病机理

慢性阻塞性肺气肿，简称"慢阻肺"，其诊断标准为：咳嗽、咯痰、气喘，每年发病持续三个月，连续两年或以上，并排除其他心、肺疾患（肺结核、尘肺、哮喘、支气管扩张、肺癌、心脏病、心力衰竭）时，可作出诊断。如每年发作不足三个月，但具有明确的X线和呼吸功能检查证据者，也可作出诊断。引起"慢阻肺"的病因与发病机制：

（一）外因

1. 吸烟，研究证明吸烟与慢支的发生关系密切，吸烟雾后副交感神经兴奋性增加，使支气管收缩痉挛，呼吸道上皮细胞纤毛运动受抑制，支气管杯状细胞增生，黏膜分泌增多，气道净化能力下降，支气管黏膜充血、水肿、黏液积聚，肺泡中吞噬细胞功能下降，极易导致感染。

2. 感染因素，感染是慢支发生、发展的重要因素，主要为病毒和细菌。

3. 理化因素，包括刺激性烟雾、粉尘、大气污染等慢性刺激。

4. 气候，寒冷常为慢支发作的重要诱因。

5. 过敏因素，如喘息性气管炎常以过敏所致。

（二）内因

1. 呼吸道局部防御和免疫功能减低，正常情况下，下呼吸道始终保持无菌状态，全身或呼吸道局部防御和免疫功能减弱，可成为慢支发病的先决条件，老人常因呼吸道免疫功能下降，免疫球蛋白的减少，呼吸道防御功能退化，单核-吞噬细胞系统功能衰退而发病。

2. 植物神经功能失调，当呼吸道副感神经反应性增高时，对正常人不起作用的微弱刺激，可引起支气管收缩痉挛，分泌物增加，而产生咳嗽、咯痰、气喘等症状。

（三）慢性阻塞性肺气肿当与以下疾病相鉴别

1. 应与支气管哮喘，喘息型慢性支气管炎相鉴别，后者常与幼年或青年突然起病，一般无慢性咳嗽、咯痰史，以发作性哮喘为特征。

2. 支气管扩张，具有咳嗽、咯痰反复发作特点，合并感染时伴有大量脓痰，或伴有反复咯血，肺部以啰音为主，且多于一侧固定在下肺，伴杵状指（趾），X 线呈下肺纹理粗乱或卷发状。

3. 肺结核，多有结核中毒症状，如发热、乏力、盗汗、消瘦、咯血等，X 线和痰检可以确诊。

4. 肺癌，年龄常在 40 岁以上，有吸烟史，刺激性咳嗽，反复咯血，X 线或 CT 可确诊和鉴别。

（四）临证时如何解决慢性阻塞性肺气肿患者通气功能问题，是缓解患者临床症状的关键

据济南裴晶主任报道：盐酸氨溴索注射液可溶解稀释分泌物，促进呼吸道痰液排出，同时可抑制病毒增埴，改善抗细菌药物的耐药性，并有利于破坏细菌生物被膜，促进抗生素向细胞内渗透，充分发挥杀菌作用。近年研究表明：盐酸氨溴索注射液促进痰液排出、抗炎抗氧化、促肺泡表面活性物质作用具有剂量依赖性，临床常用量为 30～90mg/日，180mg/日以上剂量能有效提高抗生素在肺组织内的浓度，与抗生素起协同作用，并利于保持肺泡开放和气道畅通，利于维持通气和抑制上皮细胞炎性坏死，利于气道上皮细胞修复。因此，慢性阻塞性肺气肿在常规抗炎、解痉平喘、化痰治疗基础上应用大剂量盐酸氨溴索治疗后，肺通气、肺换气功能明显改善，PaO_2 明显提高，$PaCo_2$ 明显降低，经多年临床验证，效果明显，值得临床推广。

十五、酚妥拉明（瑞吉丁）治疗
肺心病的作用机理

1. 酚妥拉明能阻滞 α 受体而松弛支气管平滑肌，保持并加强 β 受体的作用，从而使通气量增加达到平喘目的。

2. 扩张小动脉和小静脉，降低肺动脉压力而减轻肺间水肿，改善气体交换，同时改善微循环和全身症状。慢性支气管炎、肺气肿（喘息型支气管炎）均有不同程度的肺动脉高压及脏器损伤而引起心功能不全，酚妥拉明能降低心脏前、后负荷，使心功能得以改善。

3. 酚妥拉明能拮抗组织胺，减轻过敏物质对支气管平滑肌的痉挛作用。

简言之：瑞吉丁能增强 β 受体作用，扩张小动脉、小静脉，减轻心脏前后负荷，降低肺毛细血管契压，增加心肌收缩力，扩张肾动脉和入球小动脉，增加尿量，同时缓解支气管痉挛，降低气道阻力，改善肺通气功能。另外，多巴酚酊胺为 β 受体兴奋剂，为非洋地黄类正性肌力药，具有增加心肌收缩力，提高心输出量，减轻心脏前后负荷，增加尿量等功能。若与瑞吉丁合用效果更好。0.9%生理盐水 250 毫升 + 瑞吉丁 10 毫克 + 多巴酚酊胺 20 毫克每分钟 25 ~ 30 滴，7 ~ 14 天为一个疗程。

大医精诚万世师表

十六、老年人肺部感染的原因与临床特点

老年人肺部感染（亦称：老年人肺炎）系由于年龄老化，免疫系统（包括细胞免疫和体液免疫）功能随之减退，又常伴有各种慢性疾患，如心肺疾病、脑血管疾病、帕金森氏综合征、糖尿病等。此外，各种病因引起的食管功能障碍、置鼻饲管、气管切开等均可削弱呼吸道的防御功能，使老年人极易发生肺部感染，引起老年人感染的细菌以革兰氏阴性杆菌多见，院内感染发生率极高。老年人肺部感染已成为老年人死亡的重要原因。

（一）引发老年人肺部感染的病因

1. 消化吸收差，进餐少，低营养状态。
2. 胸腺退化，免疫功能低下。
3. 代谢异常，存在糖尿病等。
4. 医源性免疫抑制剂应用。
5. 长期卧床，活动少。
6. 咳嗽反射低下。
7. 支气管肺泡功能退化。
8. 排尿不畅。
9. 慢性肝病，胆石症等。
10. 动脉硬化，局部供血不足。
11. 各部位正常菌群发生变化。

岐黄之术自肯传承

老年人肺部感染（老年人肺炎）是指老年人肺实质的急性炎症，其特点包括：缺乏肺炎典型的症状（隐匿），非呼吸道症状为突出表现，缺乏典型的体征，并发症多且病情严重，极易发生呼吸衰竭。老年人本身脏腑气血衰竭，有如巍峨大厦，而基础不固，一旦遇大风，则颓然崩倒，难于治疗。吸入性损伤、气管切开或插管、误吸、肺水肿、肺不张、休克、手术麻醉、创面侵袭性感染、化脓性血栓性静脉炎等。

（二）预防老年人肺部感染主要应做到以下几点

1. 每日开窗通风 2 次，每次 15～20 分钟，并调节室温20℃～22℃，湿度 50%～60%。

2. 进食后保持半卧位 30～60 分钟后再恢复体位。每餐进食量在 300～400 毫升。速度不宜过快，时间控制在 20～30 分钟。温度 40℃ 左右，以免冷、热刺激而致胃痉挛造成呕吐，当患者进食后，为其清洗口腔。清洗口腔时，特别要注意对口腔内瘫痪侧颊黏膜的清洁，以免食物残渣存留发生口腔感染。如口腔内细菌被吸入呼吸道，则会造成患者支气管或肺部感染。有假牙的患者睡前一定要取下，清洗干净后放在盛有凉开水的容器内。

3. 保证充足的摄水量，一般 2000 毫升/天，以降低分泌物的黏稠度。

4. 保持呼吸道通畅，以伸展肺的不活动部分能最好地预防呼吸道感染。对于有意识障碍、长期卧床患者，要多侧卧位，每 2 小时翻身、叩背 1 次，叩背同时鼓励患者咳嗽。叩背就是空握掌心，拍打患者背部，从肺底处逐渐向上，使小气管受到震动，淤积的痰液脱离管壁，汇集到大气管，便于气道蓄积的分泌物排出。

（三）老年人肺部感染以下临床特点，值得注意

1. 临床症状不典型，一部分病人可仅表现为心动过速，呼吸急促，食欲减退，乏力，精神萎靡，嗜睡甚至意识模糊、反应迟钝等。有20%的病人白细胞计数和中性粒细胞不高，应想到有肺部感染的可能，应及时给予进一步检查。

2. 病原菌以革兰氏阴性杆菌、克雷伯氏菌、铜绿假单胞菌、不动杆菌等为主。

3. 院内感染多见，由于高龄和基础病，尤其是意识不清者，易造成口咽部和消化道寄殖菌误吸和病区空气中的细菌吸入而导致肺部感染。因此，当住院病人出现发热、咳嗽、咯痰、白细胞升高或上述不典型症状时均应考虑院内感染的可能。

4. 并发症多，易发生心力衰竭、呼吸衰竭、休克、水电解质紊乱、酸碱失衡、多器官功能衰竭等。

十七、老年人合理用药原则

随着社会科学技术的发展，人类寿命不断延长。老年病人如何合理使用药物（尤其是抗菌药物），已成为老年医学研究的新问题。据统计，凡接受药物治疗而出现不良反应者，≥60岁者占85%，因药物不良反应而住院者当中，平均年龄

为 60 ±5 岁。究其原因有三点：①老年人常患多种疾病，用药品种亦多，增加了药物不良反应的机会；②老年人脏器功能自然衰退的生理特点，影响药物在体内的动力学；③医源性用药不当或剂量偏大（有研究表明：3/4 药物不良反应与剂量有关），或对药物不良反应观察不细，忽视老年人个体差异。在临床工作中，老年人用药应牢记以下几点原则：

1. 首先要明确疾病诊断，医生应倾听病人既往用药经验，而病人切不可"久病成良医"而擅自用药。

2. 用药者必应用最少的药物，最低的有效剂量。用一、二种药物能治的病，绝不用三、四种。

3. 用药从小剂量开始，逐渐增加至合适的剂量。一般情况下，60~80 岁用成人剂量的 3/5~4/5 量，≥80 岁用成人剂量的 1/2。伴有明显肝、肾功能不全或其他器官疾病的病人，要因人而异，随时调整用量。

4. 不要盲目长期应用止痛药、安眠药等，以免产生药物依赖性和加重对机体的损害。

5. 用药时，密切观察有无不良反应的发生，一旦发现不良反应时要立即停药或换用其他药物。

十八、乙肝二对半解读

HBsAg、抗-HBs、HBeAg、抗-HBe 和抗-HBc 五项检验指标，临床上称为："乙肝五项"，俗称"二对半"。如何正确解读这些指标的临床意义，是我们医生在临证时经常遇到，而又比较复杂的问题。兹简要叙述如下：

1. 乙型肝炎表面抗原（HBsAg）阳性见于感染乙肝病毒或过去感染过乙肝病毒。

2. 乙型肝炎表面抗体（抗-HBs）阳性则意味着机体已产生免疫力。乙型肝炎表面抗原（HBsAg）可使机体产生相应的抗体，即抗-HBs。抗-HBs可作为乙肝病毒既往感染的判断指标。抗-HBs在感染乙肝病毒后4~5个月出现，多数病例随着它的出现而HBsAg消失，也偶有HBsAg和抗-HBs同时出现，或HBsAg消失而抗-HBs仍阴性的"窗口现象"。抗-HBs是保护性抗体，它的出现多数意味着乙肝病毒感染恢复，并已产生免疫力。

临床单项抗-HBs阳性的原因及意义：正常人群有5%~10%的人仅检查出单项抗-HBs，其中大多数滴数较低，多由于非特异性反应所致，这种低滴度抗体不能防止乙肝病毒再感染，仍应作为乙肝疫苗接种的对象。少数滴度较高，对乙肝病毒具有免疫力。

在注射乙肝疫苗或高效价乙肝免疫球蛋白（HBIg）后出现单纯抗-HBs是正常现象。婴儿可出现一过性抗-HBs阳性，这是因为少数人抗-HBs可通过胎盘破损面或分娩过程母血而进入胎儿体内。但这种乙肝表面抗体持续时间短暂，仅为数周至数月。

3. 乙型肝炎e抗原（HBeAg）阳性见于乙肝病毒在血中（正值传染期），血清中HBeAg达10^{-8}即可造成传染，为乙肝传染性指标。

4. 乙型肝炎e抗体（抗-HBe）阳性表示乙肝病毒活性低下，当血清中抗-HBe阳性时其传染性则明显下降，肝脏病变无进展。

岐黄之术自有传承

5. 乙型肝炎核心抗体（抗-HBc），是一种保护性抗体，是反应乙肝病毒感染的重要指标。抗-HBc 可分两种：一种是 IgG；另一种是 IgM 抗体（即抗-HBc-IgM），目前，一般医院检查的抗-HBc，大多是总和抗体；在急性乙型肝炎患者血清中有较高滴度，当患者病情好转痊愈时，抗-HBc-IgM 随同 HBcAg 和 ALT 逐渐下降而阴转后出现抗-HBc-IgG，抗-HBc-IgG 可长期存在。

表 1 常见二对半模式及临床意义

模式号	HBsAg	抗HBs	HBeAg	抗HBe	抗HBc	出现概率	临床意义
1	+	−	+	−	+	30%~40%	1. 急、慢性乙型肝炎 2. 病毒复制传染性强
2	+	−	−	−	+	10%~20%	1. 急性 HBV 感染 2. 慢性 HBsAg 携带者 3. 传染性强
3	+	−	−	+	+	5%~10%	1. 急性 HBV 感染趋向恢复 2. 慢性 HBsBg 携带者 3. 传染性强 4. 长期持续易癌变
4	−	−	−	−	−	1%~30%	过去和现在未感染过 HBV
5	−	+	−	−	+	5%~15%	1. 既往感染、仍有免疫力 2. 非典型恢复型急性 HBV 感染
6	+	−	−	−	−	5%~15%	1. 急性乙型肝炎 2. 潜伏期
7	−	−	−	+	+	2%~10%	1. 既往感染过 HBV 2. 急性 HBV 感染恢复期，标本仍有感染性 3. HBV 隐性携带者、HBeAg 含量低测不出

续表

模式号	HBsAg	抗HBs	HBeAg	抗HBe	抗HBc	出现概率	临床意义
8	–	–	–	–	+	5%~10%	1. 既往感染过 HBV 核心抗体长期存在 2. 急性 HBV 感染"窗口"期 3. HBV 隐性携带者 HBsAg 含量低测不出
9	–	+	–	–	–	1%~6%	1. 被动或主动免疫后 2. HBV 感染后已康复 3. 可能假阳性
10	–	+	–	+	+	0.5%~5%	1. 急性 HBV 感染后恢复阶段 2. 既往感染过 HBV 开始产生免疫力 3. 患者有 HBsAg 抗 HBs 复合物，且抗 HBs 过量

十九、乙肝病毒感染途径与特点

乙肝病毒（HBV）可以通过胎血屏障、母婴传播、血液或血制品直接输入、携带者的体液（痰、奶、精液、月经血或阴道分泌物等）侵入肝细胞后，就有可能生长、繁殖（复制），但并不直接破坏肝细胞。造成肝细胞（确切地说：靶细胞）破坏的原因，是机体的免疫反应（主要是细胞免疫，T 细胞是主攻手；当病情倾向严重时，则为体液免疫，B 细胞为主攻手，而自身免疫，K 细胞为主攻手，常先后出场"参战"）。也就是说：是机体对感染的肝细胞（靶细胞）的免疫清除反应所致。所以，我们临床医生常习惯于说：HBV 感染后肝细胞的病变是免疫病理。人感染

HBV 后如机体的免疫清除反应越强烈，临床表现之病情就越严重，对病毒的清除越彻底；相反，若机体不发生免疫清除反应，虽然人不发病，但已经进入肝细胞的 HBV 也就不会被清除。

由于每个人发生 HBV 感染时的年龄（以胎盘感染最早，出生后注射乙肝疫苗也没有用，其次是母婴感染，指胎盘剥离时，母血把 HBV 输入婴儿，亦可在母子密切接触或喂奶等而感染，这是最常见的一种传播方式。以后，在幼年、成年、老年均有感染机会）、感染的程度（指攻击量的多少）以及机体免疫反应强弱而表现各种不同的临床类型：

1. 强反应型：表现为暴发型（相当于急性肝坏死"急黄"或亚急性肝坏死"亚黄"），以往病死率几乎百分之百，现在早期抢救可有挽回其生命，病后肝细胞内 HBV 都能被彻底清除。

2. 中反应型：表现为普通急性黄疸型或无黄疸型肝炎，经过正规治疗 6 个月左右，均能痊愈，70%～80%可清除病毒，10%～20%可转为慢性肝炎、肝炎肝硬化或原发性肝癌。

3. 弱反应型：亚临床型肝炎或称隐匿型肝炎，由于病人根本不知道，当然就不会引起重视，因此，无法进行治疗。许多病人都是成为慢性肝炎后才被发现，亦可能在普查中才被发现。

4. 无反应型：通常都是新生儿时期发生的 HBV 感染。虽然这些新生儿的肝细胞内存在大量病毒在复制，血液中也存在大量的 HBV，但新生儿的免疫系统尚未成熟，所以，它没有识别能力，从而不产生排异反应，却与 HBV "和平相处"，这种状态称为免疫耐受或免疫麻痹，临床上称之谓乙肝病毒携带者（以往称乙肝表面抗原携带者，现在则称：HBV 持续感染者），临证时，应当将其看成是一个隐患，需要定期复查血肝功能、乙肝二对半、甲胎球蛋白（AFP）和上腹部 B 超等。

二十、乙肝病毒感染的临床类型与转归

（一）乙肝病毒感染的二种主要类型

乙肝病毒（HBV）感染临床分为婴幼儿时期感染（俗称：母-婴垂直感染）和成人期感染两大类型。HBV 感染的结局与被感染者的免疫功能状态密切相关，而婴幼儿期与成人期的免疫状态有较大差别，因此，婴幼儿期与成人期感染 HBV 后的转归亦不相同（如后图示）。成人期 HBV 感染者，大多数呈自限性经过，可完全康复，仅少数成为慢性 HBV 持续感染者或慢性乙型肝炎；而婴幼儿期（指 4 岁以前）HBV 感染者大多表现为慢性 HBV 感染。其主要机制是，此时婴幼儿的免疫系统尚未健全，所导致的免疫应答能力低下和 HBV 感染诱导形成了婴幼儿对 HBV 的免疫耐受。有研究报告说：母体内的 HBeAg 在妊娠期间可以通过胎盘屏障到达胎儿胸腺，致使其针对 HBV 抗原的特异性 T 细胞克隆缺失；母体内的抗-HBc（IgG）可进入新生儿体内，阻断其特异性杀伤细胞（CTL）对 HBcAg 阳性靶细胞的免疫攻击。

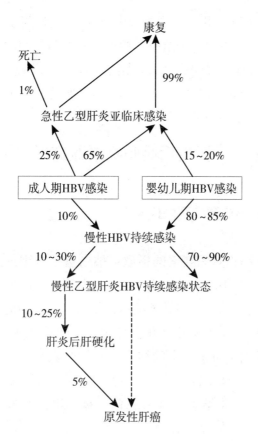

人体不同时期感染乙型肝炎病毒的转归

（二）慢性 HBV 感染者的转归

慢性 HBV 感染者的转归与预后变化较多。大多数无症状 HBV 慢性持续感染者预后良好。据江苏省人民医院报道：一组近百例慢性持续感染者的 10 年随访资料表明，观察开始时95%的病人肝组织学检查提示轻度慢性炎症改变，10年后半数病人再次行肝组织学检查，发现其组织学异常无明显变化或进展，85%的病人血清谷丙转氨酶（ALT）正常，13%的病人出现HBsAg阴转，未发现1例原发性肝癌。

二十一、肝炎后高胆红素血症形成机制

（一）胆红素的肝内代谢

1. 肝细胞对胆红素的摄取：被白蛋白吸附的胆红素随血流入肝窦至Disse腔，即与白蛋白分离，此时的非结合胆红素被血窦内的肝细胞微绒毛迅速摄入肝内，与胞浆内特异性载体蛋白的Y和Z受体蛋白结合，运至滑面内质网。

2. 肝细胞对胆红素的结合：非结合胆红素在肝细胞滑面内质网微粒体中进行结合，在微粒体中的葡萄糖醛酸转换酶的催化下，非结合胆红素与葡萄糖醛酸结合成为结合胆红素。

3. 肝细胞对胆红素的排泌：结合胆红素被肝细胞高尔基体、溶酶体和微粒体等泌胆器携至毛细胆管微突，分泌入毛细胆管。然后，经小叶内和小叶间胆管排入肝外胆道系统。

（二）高胆红素血症的形成机制

胆汁中特有的成分是胆红素和胆盐。胆盐的合成与分泌对结合胆红素的排泌起重要的促进作用。胆盐是胆汁酸与 K^+、Na^+ 盐的结合物。胆汁中胆汁酸的生成与肝细胞膜上的 Na^+-K^+ATP 酶有关，它是一种膜蛋白，主要分布在肝细胞的肝窦膜、侧膜和毛细胆管膜上。分布在肝窦膜和侧膜上的 Na^+-K^+ATP 酶，不断将肝细胞内的 Na^+ 泵出，造成细胞内外 Na^+ 的化学梯度，肝窦中的胆汁酸分子再与 Na^+ 偶联进入肝细胞内，在泌胆装置作用下，被转运到毛细胆管膜附近，进而进入毛细胆管。在毛细胆管膜上的 Na^+-K^+ATP 酶主要调节毛细胆管与 Na^+ 结合的胆汁酸的生成量，当肝细胞膜上 Na^+-K^+ATP 酶的活力降低时，可使肝细胞对胆汁的摄取、排泌发生障碍，导致肝内胆汁淤积。

毛细胆管腔边缘相邻的肝细胞膜相互融合成连接复合体（俗称：桥粒）封闭毛细胆管，它具有抵抗相当大的压力而不破裂，将管腔与肝细胞间隙和 Disse 间隙分隔开，防止胆汁外逸入肝细胞间隙和 Disse 间隙。毛细胆管壁的细胞质内有肌动蛋白和肌球蛋白纤维组成的微丝，可维持毛细胆管的张力，推动微突的蠕动，促进胆汁的排泌。

当病毒性肝炎时，肝细胞水肿、变性、坏死，毛细胆管膜的 Na-K ATP 酶活性受损，毛细胆管微绒毛减少乃至消失，毛细胆管微丝损伤，胆管上皮脱落，胆栓形成，毛细胆管阻塞。当胆汁淤积使毛细胆管扩张到一定高的压力时，连接重复体（桥粒）破裂，导致"血-胆"屏障破坏，毛细胆管与 Disse 间隙相通，胆汁反流入血，也可经肝细胞间隙反流入血，形成高胆红素血症和高胆盐血症。

二十二、肝脏与糖代谢激素

肝脏是糖代谢的重要脏器，对血糖的调节起着十分重要的作用。肝细胞功能严重受损时，体内的葡萄糖代谢、糖原异生作用和胰岛素以及胰高血糖素水平均可发生异常，并导致机体的糖代谢紊乱，出现高血糖或低血糖。

（一）肝脏与胰岛素

1. 胰岛素的分泌与代谢：胰岛素基因位于染色体 11 的短臂，编码产生的前胰岛素原含有胰岛素原以及 23 个氨基酸的主导段。在胰腺的 β 细胞内前胰岛素原迅速裂解成胰岛素原，再经过 Colgi 体和分泌颗粒（β 颗粒）的蛋白水解酶裂解转化形成胰岛素及无生物活性的 C 肽（连接肽）。胰岛素和 C 肽同存于成熟的 β 颗粒中，并以等克分子量一同分泌。

机体内所有组织几乎都能对胰岛素进行代谢灭活，但体内所分泌的胰岛素 80% 以上在肝脏和肾脏降解。肝脏的肝细胞、Kupffer 细胞以及毛细胆管细胞均能代谢降解胰岛素。肝细胞不仅有大量的胰岛素受体，经受体介导作用火活胰岛素，而且肝细胞内特异性谷胱甘肽胰岛素氨基移换酶能裂解胰岛素的二硫键。因为，内源性胰岛素分泌后经肝门静脉循环至肝脏，故肝脏内胰岛素的浓度较外周组织高 3~10 倍。单次循环经肝血流后约 50% 被灭活，而与胰岛素呈等分子分泌的胰岛素中间段 C 肽则不经肝肝脏代谢，主要以原形由肾脏排出。

2. 胰岛素对肝细胞的作用：肝细胞膜的表面具有胰岛素受体，胰岛素分子经血循环至肝脏与肝细胞膜表面的受体结合后，迅速进入肝细胞内而发挥多种生物活性作用。

胰岛素是肝细胞再生的生长和调节因子之一，能促进肝脏合成肝脏的结构蛋白及血浆蛋白。胰岛素对蛋白质合成的影响环节有：

（1）胰岛素能为细胞提供充足的葡萄糖而减少作为能量来源的蛋白的消耗；

（2）胰岛素有促进 DNA、RNA 合成及使氨基酸转化成蛋白质；

（3）胰岛素能降低溶酶体蛋白酶和组织蛋白蛋白酶水平以减少蛋白质分解。

3. 肝病时胰岛素水平的变化：肝细胞受损后肝脏对胰岛素的摄取和胰岛素受体的数目减少，体内反馈性调节引起高胰岛素血症，作为机体维持足够的胰岛素灌注肝脏的一种代偿机制。目前认为：

（1）造成高胰岛素血症的机制主要有

① 胰岛素分泌增多，在肝硬化伴有糖耐量低下的患者，其胰岛组织学的变化与 2 型非胰岛素依赖型糖尿病相似，表现为初期胰岛肥大，总体积增加，β 细胞代偿性过度负荷反应，但后期则出现 β 细胞的功能衰竭。

② 受损肝细胞的胰岛素受体减少及降解酶的活性下降，导致胰岛素的降解减少。肝硬化时，其门-腔静脉分流也降低肝脏对胰岛素的廓清。

③ 慢性肝病时的长期高胰岛素血症，可诱导胰岛素受体的下降调节，使肝脏和外周组织对胰岛素的敏感性和反应性减低，产生胰岛素抵抗及进一步促进胰岛素分泌的恶性循环。

（2）长期高胰岛素血症对机体的代谢的影响主要表现在：

① 糖耐量受损，尤其是晚期肝病患者；

② 血浆中氨基酸比例失衡，临床观察发现血浆胰岛素水平与支链氨基酸（BCAA）呈负相关，可能与胰岛素能促进 BCAA 降解和进入肝外组织细胞有关；

③ 血脂水平和成分的改变，重症或亚急性重肝病以及晚期肝病患者，其脂肪组织对胰岛素的抵抗，使游离脂肪酸水平增高，但由于胰岛素对外周组织脂蛋白受体的肝内皮细胞脂酶的作用，使极低密度脂蛋白（VLDL）的降解和清除增加，高密度脂蛋白（HDL-C）的降解也加速，故临床上呈现胰岛素水平与 HDL-C 呈显著负相关；

④ 临床实践发现：晚期肝病患者的胆红素水平、腹水等与胰岛素水平呈正相关，而与白蛋白呈负相关；

⑤ 高胰岛素血症常引起血清钙、磷水平降低，加重稀释性低钠血症。

⑥ 晚期肝病患者因肝功能衰竭伴胰岛素抵抗，使细胞摄钾减少，而易发生高钾血症。

（二）肝脏与胰高血糖素

1. 胰高血糖素的分泌与代谢：胰高血糖素是由胰腺 α

细胞合成的胰高血糖素原经水解而成的，肝细胞膜表面与其结合的受体为肝细胞膜表面的腺苷环化酶。胰高血糖素在人体内的半衰期为5分钟，以肝脏和肾脏为主要降解部位。

2. 胰高血糖素对肝细胞的作用：胰高血糖素随血循环达肝脏，与肝细胞膜表面受体结合后合成cAMP，从而活化细胞内的一系列磷酸化酶而产生生物学效应。

（1）提高血糖水平：低血糖时，胰高血糖素通过：①激活磷酸化酶后迅速使肝糖原分解为葡萄糖-6-磷酸，生成葡萄糖；②抑制糖原合成酶和刺激糖异生；③对丙酮酸激酶和丙酮酸脱氢酶的抑制使葡萄糖的氧化减少而维持血糖水平稳定。

（2）促进脂肪分解和酮体生成：胰高血糖素不仅能增强脂肪组织的脂解，也可激活肝内溶酶体的甘油三酯水解酶使肝脏脂肪分解。由于胰高血糖素磷酸化后产生的连锁效应使肝脂肪生成被阻断的同时，脂肪酰基 CoA 的 β 氧化生酮作用增加，肝脏由合成脂肪的器官转变为生酮器官，以适应机体能量代谢的需要。

（3）促进蛋白质的分解代谢胰高血糖素能增强蛋白质的水解，促进肝细胞膜的氨基酸转运，并使氨基酸用于糖异生，转化为葡萄糖前体。胰高血糖素对色氨酸氧化酶、酪氨酸氨基转移酶及丝氨酸脱氢酶等多种氨基酸代谢酶活性的诱导增强使蛋白质合成受到抑制。此外，胰高血糖素能增强肝氮清除和肝内的脱氨作用，促进肝尿素的合成。

（4）增加肝血流量和调节肝细胞再生胰高血糖素具有血管扩张作用，能选择性舒张毛细血管前括约肌，增加肝脏及门静脉血流量。胰高血糖素与胰岛素对肝细胞再生的调节有协同作用，增加肝脏的 DNA 合成。

大医精诚 万世师表

3. 肝脏病时胰高血糖素水平变化：肝脏病时，由于肝脏对胰高血糖素的廓清能力的下降，肝糖原减少、高氨基酸血症等多种因素刺激 α 细胞分泌胰高血糖素，高胰高血糖素血症较高胰岛素血症更为常见。导致肝脏廓清能力降低的主要因素包括肝细胞受损和数目减少、肝脏结构改变以及胰高血糖素降解酶的活性受到抑制等，而慢性肝病的门—腔分流则使肝脏的廓清能力进一步下降。

胰高血糖素水平异常对代谢的影响主要表现为：①血浆氨基酸比例失衡和高血氨，高胰高血糖素水平促使氨基酸从组织中释放，加剧肝病时 AAA（芳香氨基酸）的增高和 BCAA 的降低，而 BCAA/AAA 的比例下降又促进胰高血糖素的分泌。②高胰高血糖素血症可引起受体后胰岛素抵抗，并使胰岛素受体及其亲和力降低而造成糖耐量损害。③胰高血糖素刺激脂解作用可增加血清长链游离脂肪酸、甘油三酯（TG）等脂质水平。临床观察发现在肝硬化肝功能代偿良好者，高胰高血糖素血症能刺激肝脏合成 TG，使血 TG 水平维持正常或偏高；而失代偿者则不能合成足量的 TG，导致 TG 水平趋于低下。高胰高血糖素血症对胆固醇转化为胆汁酸的代谢也有影响，肝硬化伴高胰高血糖素血症出现低胆固醇和高胆汁酸血症时，其预后极差。④胰高血糖素对肝门静脉有直接收缩作用，增高肝门静脉压力；还具有降低内脏血管对内源性收缩剂的敏感性使内脏充血，改变内脏血流量。

二十三、慢性肝病时糖代谢紊乱的机制

肝脏是胰岛素和胰高血糖素的重要代谢器官，肝脏疾病所致的严重肝功能损害常常使胰岛素和（或）胰高血糖素的血浆水平及生物活性异常，临床上最常见表现为低血糖或糖耐量减低等代谢紊乱。

1. 肝脏疾病时的严重低血糖

在严重肝细胞功能衰竭和肝细胞癌的病人，可出现严重的空腹低血糖（<1.94mmol/L）。造成血糖水平严重异常的相关机制包括：

（1）胰岛素分泌增多，对不同阶段肝病病人的胰腺内分泌功能的研究显示急、慢性肝炎和肝硬化病人的空腹血清胰岛素及 C 肽水平的测定均高于正常对照人群；

（2）肝细胞数量和功能的严重受损，肝糖原的合成和储备不足，造成对血糖的调节能力显著障碍；

（3）肝细胞对胰高血糖素的反应降低，细胞内的粗面内质网上葡萄糖-6-磷酸激酶活性低下使糖原分解下降，糖异生作用明显减低；

（4）肝内胰岛素受体和降解酶活性低下，降低了对胰岛素的灭活能力；

（5）肝癌病人血中有一种胰岛素样活性因子，其分子量约为 7000 的多肽分子，能与胰岛素受体有强亲和力，结合后发挥胰岛素的活性。

2. 肝脏疾病时的糖耐量减低

不同阶段的慢性肝病都可发生糖耐量的减低，并与肝脏病变的严重程度有相关性。

肝病时糖耐量降低的相关因素主要有：

（1）肝细胞以及其他靶细胞胰岛素受体数量减少，受体对胰岛素的结合力下降，并对胰岛素生物活性的敏感性降低；

（2）高胰高血糖素血症，在慢性肝病的病人外周血中胰高血糖素浓度升高为正常的 2~3 倍，精氨酸刺激释放因子也呈高分泌反应，提示存在有胰高血糖素的合成增多。此外，肝硬化病人血液的门—体分流，也是胰高血糖素升高的重要因素；

（3）晚期肝病则出现内源性胰岛素分泌不足，胰腺 β 细胞功能衰竭；

（4）对胰岛素产生抵抗性以及胰岛素抗体的产生；

（5）周围组织利用葡萄糖的能力降低；

（6）体内其他影响血糖的激素水平及活性增高如生长素、黄体激素等。

二十四、简述肝源性糖尿病

肝脏病时合并糖尿病者，临床并非罕见，其实临证中发现合并低血糖和糖耐量减低者也并非少见。据李军教授报道，肝源性糖尿病分为两个临床类型。

1. 1 型糖尿病即胰岛素依赖型（IDDM），主要是由于胰

岛 β 细胞功能障碍，胰岛素分泌绝对不足所致。此型糖尿病在各种肝病中较少见，少数肝炎病人可因肝炎病毒在胰腺内增殖，损害胰岛细胞造成胰岛素分泌不足而引起急性可缓解型糖尿病。此型可经测定空腹时胰岛素水平及 C 肽水平均明显低下而确诊。

2. 2 型糖尿病又称非胰岛素依赖型糖尿病（NIDDM），通常无胰岛素的分泌障碍，主要是由于靶组织的抗胰岛素作用所致。其空腹胰岛素水平和 C 肽水平均正常。此型糖尿病在肝病中多见，且糖尿病的病情与肝病本身的类型有关。钟家驿等报道 36 例肝炎，其中慢性重型肝炎发生的 8 例糖尿病中糖尿病重型者 7 例（88%），慢性肝炎中则糖尿病中型和重型各占一半，急性肝炎中以糖尿病中型为主。范素娟等报道糖尿病发生率在肝硬化为 40%（6/15 例），慢性肝炎达 18.18%（2/11 例），急性肝炎 14.81%（4/27 例）。

3. 肝病时的低血糖：肝脏病时低血糖的发生率与肝细胞受损害的严重程度有相关性，有报道空腹血糖低于 3.8mmol/L 者，在无黄疸型肝炎为 7.5%（8/107 例），慢性肝炎为 23.1%（16/69 例），肝硬化为 8.5%（17/201 例），急性、亚急性重型肝炎为 16.1%（5/31 例）。临床上重型肝炎引起的低血糖多见，甚至发生低血糖昏迷。低血糖的症状分为两大类：一类是由过多的肾上腺素分泌所致，另一类则为中枢神经系统失调所致。肾上腺素的迅速释放引起出汗、震颤、心动过速及饥饿感等，中枢神经系统的功能失调包括头昏、眼花、视力模糊、反应迟钝、精细运动技巧丧失、精神错乱、行为异常、抽搐和意识丧失。低血糖不仅本身可以致死，而且使脑细胞对氨中毒更为敏感，促使和加重肝性脑病。

大医精诚万世师表

4. 肝病时的糖耐量减低，WHO 规定的糖耐量异常标准：空腹血糖<7.8mmol/L；口服葡萄糖耐量试验时口服 2 小时血糖水平在 7.8~11.1mmol/L 之间者。各种肝病中达此标准的糖耐量异常者相当常见，发生率为 39.5%~77.8%。有报道肝硬化病人中达 46.9%，慢性肝炎为 28.9%，无黄疸型肝炎人中也有 5.8%的发生率。慢性肝炎病人的糖耐量异常以餐后高血糖为特点，空腹血糖仅相对稍高，可能与肝细胞受损导致肝糖原合成减少有关。

5. 常用降糖药物分类表

表 1　传统六类降糖药

分类	药物类别		通用名 （或商品名）	用法 （参考）
促进胰岛素分泌药物	磺脲类 （促泌剂）	第一代	氯磺丙脲 甲苯磺丁脲	
		第二代	格列齐特片（达美康）	bid
			格列齐特缓释片（达美康缓释片）	qd
			格列吡嗪片（美吡达、迪沙） 格列吡嗪控释片（瑞易宁、秦苏）	tid/qd
			格列美脲片（亚莫利、万苏平）	qd
			格列本脲片（优降糖、消渴丸"含此药"）	bid-tid
			格列喹酮片（糖适平）	tid
	格列奈类		瑞格列奈片（诺和龙） 那格列奈片（唐力）	tid
增加胰岛素敏感性的药物	双胍类		二甲双胍片（格华止）	bid-tid
	噻唑烷二酮类 （TZD 类）		罗格列酮片（文迪雅、太罗） 吡格列酮片（艾可拓、卡司平）	qd

续表

分类	药物类别		通用名 （或商品名）	用法 （参考）
降糖通过胰岛素作用不	糖苷酶抑制剂		阿卡波糖片（拜唐苹、卡博平）	tid
			伏格列波糖片（倍欣）	tid
			米格列醇片	tid
胰岛素	模拟餐时分泌	短效胰岛素（人胰岛素）	重组人胰岛素（诺和灵 R） 重组人胰岛素（甘舒霖 R）	qd-tid
			重组人胰岛素（优泌林 R） 重组人胰岛素（优思林 R）	qd-tid
			重组人胰岛素（重合林 R） 重组人胰岛素（万邦林 R）	qd-tid
		速效（人胰岛素类似物）	门冬胰岛素（诺和锐）	qd-tid
			赖脯胰岛素（优泌乐） 谷赖胰岛素（艾倍得）	qd-tid
	模拟基础分泌	中效胰岛素	优泌林 N 诺和灵 N 甘舒霖 N	qd/bid
		长效胰岛素类似物	甘精胰岛素（来得时、长秀霖）	qd
			地特胰岛素（诺和平） 德谷胰岛素（诺和达）	qd/bid
	同时模拟基础餐时分泌	预混胰岛素	低预混（诺和灵 30R、优泌林 70/30、甘舒霖 30R）	
			中预混（诺和灵 50R、优思林 50R）	
		预混胰岛素类似物	低预混（诺和锐 30、优泌乐 25）	
			中预混（诺和锐 50、优泌乐 50）	

大医精诚万世师表

表2　近几年新的降糖药物

药物类别	药物机制	通用名	用药频率
二肽基肽酶4抑制剂/DPP-4	也属于促进胰岛素分泌药物，但不容易引起低血糖	西格列汀（捷诺维）	qd
		维格列汀（佳维乐） 艾塞那肽（百泌达）	bid
		阿格列汀（尼欣那）	qd
		利格列汀（欧唐宁）	qd
		沙格列汀（安立泽）	qd
胰高糖素样肽-1/GLP-1		利拉鲁肽（诺和力）	qd
		长效艾塞纳肽（百达杨）	qw
		索玛鲁肽	
SGLT-2类药物/2型钠葡萄糖共转运子抑制剂（SGLT-2）	降糖作用不通过胰岛素	达格列净（安达唐） 恩格列净（欧堂静）	bid
固定复方制剂		卡双平（吡格列酮/二甲双胍） 捷诺达（西格列汀/二甲双胍）	bid
		宜合瑞（维格列汀/二甲双胍）	bid
		待补充其他新药	

二十五、中西医结合抗病毒治疗慢性乙肝动态

　　慢性乙型治疗主要包括抗病毒、免疫调节、抗炎保肝、抗纤维化和对症治疗，其中抗病毒治疗是关键。但是，慢性乙肝抗病毒治疗是目前一个难点。无论是核苷药物、干扰素

```

还是胸腺肽、多肽类药物以及治疗性疫苗、基因治疗，到目前为止，还没有发现能根除疾病。

近年来，国内外在乙肝病毒（HBV）研究方面取得了令人瞩目的进展，主要是：①对HBV颗粒结构有了进一步认识，从而对HBV的生活周期有了更多的了解；②发现了一种HBV侵入肝细胞的抑制剂，为抗病毒药物的研究提供了新思路，但由于复杂的技术问题如基因转移效率和表达率低，HBV的受体尚不明确和治疗基因在宿主基因组中的随机整合，可能激活原癌基因或灭活抑癌基因，导致细胞恶变等安全问题，估计在相当长时间内尚不能作为常规治疗方法用于临床。而中医药治疗慢性乙肝在抗病毒、免疫调节、保肝抗炎、抗纤维化上都展现出明显的优势，将中西药物联合运用，辨证与辨病相结合，通过多途径、多层次整体调控，可能是目前治疗乙肝的首选方法。

# 二十六、乙肝并发胆系损害的发病机理及特点

祖国医学对肝胆的关系早有论述道："胆附于肝，肝胆互为表里，同主疏泄。""胆附于肝"，这是肝与胆在解剖上的关系，说明肝胆关系密切。肝为五脏之一，主疏泄，主藏血、主筋，开窍于目。胆为六腑之一，胆汁借"肝之余气，溢入于胆，积聚而成"。从人体解剖位置而言：肝门部右侧，靠近肝缘处附有胆囊。肝脏向毛细胆管分泌胆汁，胆汁循肝内细胆管、小叶间胆管流出，经胆小管，左右肝管在肝门部
```

合成肝总管。胆总管长约 2~3 厘米，下端与来自胆囊的胆囊管汇合而成总胆管。胆囊的动脉血主要来自肝动脉，胆囊的静脉血流入门静脉。肝脏的血液供应是双重的，同时接受肝动脉（约20%）和门静脉（约80%）的血液。肝脏是人体物质代谢中心，它具有非常复杂的生理、生化功能，其中胆汁的生成和排泄也是肝脏的重要功能之一，包括胆红素的摄取、结合和排泄，以及胆汁酸的合成和排泄。由此可见，肝胆之间的密切联系。

以往学者对乙肝合并胆系损害的认识，以感染为主。近年来，由于对乙肝病毒的深入了解，对 HBV 血清标志物检测方法的改进以及 B 超技术的广泛应用，对乙肝并发胆系损害的认识更加深入。据我们多年临证观察，乙肝并发胆系损害的发病机理及特点如下：

（1）病毒直接侵犯胆系，有人称"病毒性胆囊炎"。乙肝病毒侵独胆汁输出系统，肝炎和肝管炎可沿淋巴管传导致胆囊和胆道系统，造成胆囊和胆管的非细菌性炎症。说明这种胆系损害与乙肝病毒密切相关。

（2）免疫损伤：乙肝病毒抗原引起的抗原抗体反应，其乙肝免疫复合物除沉积于肝脏外，还沉积于胆道系统引起免疫性损害，易导致继发感染。肝病患者具有重要免疫功能的枯否氏细胞功能障碍，其吞噬能力减退，也易致继发感染。

（3）乙肝导致肝内毛细胆管内压升高或胆管纤维性狭窄，胆汁分泌、排出、流速发生改变，肝内胆管引流障碍，易合并感染。

（4）门静脉高压：当门静脉高压时，胆囊静脉回流受阻，引起胆囊壁黏膜下水肿，胆囊壁增厚。

（5）白蛋白/球蛋白异常：低蛋白血症及白蛋白/球蛋白倒置易形成腹水，且血浆胶体渗透压下降，引起血管外液增加，浸泡在腹水中的胆囊组织细胞为维持细胞内外的渗透压平恒，大量液体进入胆囊壁使其水肿、增厚或呈双边。这种特征性胆囊改变与胆囊炎、胆石症所致的胆囊壁增厚有明显的声学差异。胆盐对胆囊壁有损害作用，胆汁酸可引起胆管发炎、胆管上皮细胞增生，且易诱发胆汁酸结石。正常情况下，胆汁酸毒性可被白蛋白中和，肝病时白蛋白合成障碍。因此，肝病严重程度与胆系损害发生率呈正相关。

（6）细菌感染：肝病患者常有纳差、营养吸收差、抵抗力下降，HBV 原发性感染者又破坏了胆系的黏膜屏障，防御能力下降；慢性乙肝者单核巨噬细胞功能下降，若存在门脉高压时又使门腔侧支循环开放，增加了细菌进入人体的机会；来自肠道的细菌不断经门静脉入肝，再由胆汁排出造成胆系感染；或肝内细菌经淋巴管入胆囊，使胆囊壁纤维组织样增生，慢性炎性细胞浸润，胆囊壁增厚，病变继续发展，黏膜及肌纤维萎缩，功能下降，胆囊萎缩变小。

（7）年龄因素：随年龄增加胆囊张力降低，胆囊收缩功能下降，胆囊内胆汁易发生淤滞，黏稠度增加，一方面易发生胆道感染、胆结石；另一方面因部分水分被胆囊壁吸收后，胆盐浓度上升，其化学刺激使胆囊呈炎性改变。

（8）肝硬化时易合并慢性溶血，在这种情况下非结合胆红素增加，而肝功能不良又使胆红素结合力下降，从而导致非结合胆红素浓度上升，加上胆道感染，则易形成胆红素结石。

（9）肝硬化时因门脉高压易出现胃黏膜糜烂，胃酸过少，可引起十二指肠炎，十二指肠内的细菌可上行性感染胆系。

（10）肝硬化时肝组织发生纤维化，胆汁正常排泌功能下降，且胆汁成分发生改变，引起胆囊扩张不良，囊壁充血水肿。

（11）乙肝并发胆系损害的特点，不具有"4F"特点，以往认为胆系疾病患者多具有"4F"（40岁以上、肥胖、多育、女性）的特点，我们对1988~1994年住院的乙肝并发胆系损害病人108例统计表明男多于女（3.3：1），均不肥胖。女性中40岁以上仅占40例（占20%），与生育不相关。而与乙肝本身的病龄和性别一致。其临床症状非常隐匿，本组无一例以胆绞痛、寒热为主诉就诊者；发病迟，多在慢性肝炎中发生；进展慢，症状轻缓，无剧烈的胆绞痛，具有"迟、慢、轻、隐"四个特点，易漏诊或误诊。据我们临床观察，慢性肝炎病情反复不愈，合并胆系损害是重要因素之一。因此，对慢性肝炎应当在常规护肝、免疫调节的基础上加用疏肝利胆中药治疗，可缩短病程，促进乙肝早日恢复。

二十七、肝硬化并发上消化道出血原因探讨

肝硬化是一种常见的由不同病因引起的慢性、进行性、弥漫性肝病。是在肝细胞广泛变性和坏死基础上产生肝脏纤维组织弥漫性增生，并形成再生结节和假小叶，导致正常肝小叶结构和血管解剖的破坏。病变逐渐进展，晚期出现肝功

能衰竭、门静脉高压和多种并发症，是严重和不可逆的肝脏疾病。临证实践发现：肝硬化失代偿期最多见的并发症可简单用12个字概括：感染、出血、肝肾、肝脑、肝癌、紊乱。其中感染包括内源性感染（自发性腹膜炎）、无痛性胆管炎、多发性肝脓疡、杆菌性败血症。出血包括上消化道出血或痔静脉（痔）出血。肝肾是指肝肾综合征。肝脑是指肝性脑病。肝癌是指原发性肝癌。紊乱是指电解质紊乱。在肝硬化失代偿期诸多并发症中，风险最大的是肝硬化门静脉高压致食道-胃底静脉曲张破裂所发生的上消化道出血，兹将肝硬化并发上消道出血的原因探讨如下：

肝硬化并发上消化道出血是临床常见急症。肝硬化并发上消化道出血最常见的原因是食道、胃底静脉曲张破裂出血，占43.2%，其次是门脉高压性胃病出血，占12.2%～28.9%，消化性溃疡出血占10.57%～23.8%，这三种原因出血占肝硬化伴发上消化道出血的90%。研究认为：肝硬化并发上消化道出血与肝功能分级、食管静脉曲张程度、肝静脉内径、脾静脉内径、脾脏厚度和有无腹水相关。肝硬化患者的重要特征是：

（1）门脉高压，食管下段和胃底部血流经胃冠状静脉直接回流到门脉主干。距门静脉主干最近，受门静脉高压影响最大，门脉压力越高，越易引起静脉曲张破裂出血。

（2）食管静脉曲张程度、门静脉内径、脾脏厚度的个体差异很大，且受性别、身高、体重等因素的影响，有可能更直接、准确地反映肝硬化门脉压力的高低；因此，食管静脉曲张越严重，门脉压力就越高。

（3）肝硬化患者食管静脉曲张越严重，与通过的食物接触面越大，越易受到食物，特别是粗糙食物、刺激性食物的直接损伤和刺激引起曲张静脉破裂出血。

（4）肝硬化门脉高压性胃黏膜糜烂和消化性溃疡发生率比普通人群高，这是由于门脉高压时造成胃黏膜毛细血管和静脉不同程度扩张和广泛的黏膜下"动-静"脉短路，致使胃黏膜有效血循环减少，固有膜充血水肿。

（5）门脉高压时胃黏膜下广泛水肿，胃黏膜屏障功能减弱，对氢（H^+）离子的回渗和其他黏膜损伤因子的易感性增强，再加上肝功能障碍使胃内攻击因子与保护因子失恒，以及门脉高压胃黏膜血流减少，胃黏膜屏障功能减弱，易发生幽门螺杆菌感染，因此肝硬化时胃黏膜糜烂和消化性溃疡，又称"门脉高压性胃病"。

（6）肝硬化门脉高压引起上消化道出血后，最容易、也最常见的后发症是"肝性脑病"。临床将肝性脑病分为 V 级。肝性脑病的各期分界不很清楚，前后期的临床表现可有重叠，病情发展或经治疗好转时，级别可有变化。由于亚临床肝性脑病的提出，有人认为对肝性脑病的分级有修改补充的必要，也就是在原来分级的基础上应加一级亚临床肝性脑病。Scihtin 等对亚临床肝性脑病的客观检测进行了评述，他认为对临床医师来说，预测肝衰竭肝性脑病的后果具有重要意义。但目前在这方而尚无满意的理想检查方法。指出某些神经系统检查，如瞳孔反应、角膜反射或眼-前庭反应消失往往提示预后不良。有关的特殊智力功能检查方法"数字连接试验"（Number connection test）：从 1 开始（如下图所示）；按照圆圈内的数字按次序进行连接到 25 结束。正常时，一般在 20 秒钟内能完成，如超过这一时间或不能按照顺序连换，说明有意识障得存在，其动态检查有助于了解病人大脑的功能，也即肝性脑病程度的变化。

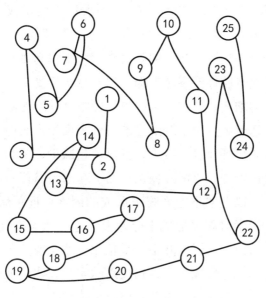

数字连接试验图

二十八、肝硬化腹水的发病机制

肝脏是人体的"化工厂"。正常情况下，男性肝脏重量约 1342 克，女性肝脏重约 1234 克，占人体体重的 1/50。胎儿和新生儿肝脏比成人大，约占体重的 1/20。肝脏的血液供应是双供血液，约 1/4 来自肝动脉，主要供应氧气；3/4 来自门静脉，供给营养和胃肠道代谢产物和脾脏的红细胞代谢产物等。正常成年人 50 岁以后，肝脏重量开始减轻，60 岁以后则呈直线下降，90 岁老人的肝脏重量仅为 50 岁成年人肝脏的 1/2 重量。就其血流而言，成人后每增加 1 岁，肝脏血流量就减少 1.3%～1.5%，60 岁时肝脏血流量仅为成人时的 40%～50%，90 岁时仅占青年人的 1/3。肝脏是人体白蛋白生成的唯一场所，当肝细胞损伤后，则引起血浆白蛋白减少，导致血浆胶体渗透压下降；门静脉血流受阻，从而导致门静脉压力增高；肝硬化引起窦后梗阻，肝淋巴液形成≥胸导管的输送能力，而使肝淋巴液自肝表面溢入腹腔；同时由于机体有效循环血容量减少，肾血流量减少，抗利尿激素和醛固酮分泌增加，灭活降低，从而引起水钠潴留→尿钠排出明显减少。以上四条均为腹水形成的因素。近年研究认为：上述四种因素对腹水形成十分重要，但临床上有无腹水/或腹水程度与白蛋白降低并不全呈正比关系；或者虽门脉压力很高，但不一定形成腹水；相反动脉实验证明：把狗作门腔静脉吻合后→门脉压力降低，但仍形成腹水。兹就肝硬化腹水的形成作如下探索：

1. 有效血容量不足学说：在腹水形成前先有门静脉系统循环异常伴有内脏血液大量留滞，同时伴有体内动脉吻合支开放，皮肤肌肉血液量增多，这些因素显示有效循环血容量不足，导致肾血流量减少、抗利尿激素分泌增加、醛固酮分泌增加从而形成腹水；我们作腹水直接回输，回输后尿量超过/接近回输量，腹水得以控制，代表肾小球滤过率的内生肌酐清除率明显增高，对利尿剂的反应明显增强，提示/说明：有效血容量及肾脏血流量得到改善后能促进利钠和排水，有利于腹水消退。另外，有报道说：把患者除头部以外完全浸入 34.5 度水中 5 小时左右，可使患者大量排钠/排水，每小时尿钠排出量比试验前增加 18 倍，内生肌酐清除率也明显增加。

2. 泛滥学说：过去认为，水钠潴留对肝硬化腹水而言是继发性的改变或者是腹水的重要因素，但临床研究观察发现对一些肝功能处于代偿期的肝硬化患者给予大量贮钠性皮质激素后可诱发腹水。因此认为：钠潴留在肝硬化腹水形成机制中是一种原发性改变，即先有钠潴留、伴血容量和细胞外液扩张，继而引起静脉窦压力增高，由于门静脉高压和血浆白蛋白水平降低，导致血浆胶体渗透压降低而出现腹水。也就是说：水钠潴留是因，腹水形成是果。称之为：泛滥学说。

3. 还有研究认为：许多神经因素/体液因素与腹水形成有关，如前列腺素代谢异常，血管舒缓素–激肽系统变化，肠血管活性肽，交感神经活动亢进均与腹水形成相关。根据这些理论，我们应用"中药加闭式腹水回输术治疗肝硬化腹水 32/56 例"之总结性论文分别在南京医学和安徽中医临床杂志发表，并于 2001 年 6 月 14 日通过市科委由南京中医药大学周仲瑛教授为组长的专家评审结题。

二十九、简述肝肾综合征

肝肾综合征（HRS）是严重肝病独特的综合征，其病理生理改变是以肾皮质处层血管收缩，而皮质内层和髓质血流不变，严重肾脏低灌流为特征。临床表现为少尿、低尿钠、高尿渗透压、氮质血症以及血浆肌酐浓度增高等。门脉高压是肝肾综合征的基础，在肝功能失代偿期发生的 HRS 发生率约 50%~80%。以往认为 HRS 时的肾衰竭是功能性的，肾脏无明显组织学损害。因为将一些病人的尸体肾移植给尿毒症病人后，移植肾脏的功能可以恢复正常。但现在已经证明，虽然大部分肝肾综合征病人的肾衰竭是功能性的，也确有一部分为急性肾小管坏死。经研究，功能性肾功不全仅能解释约 2/3 病人的肾脏损害，其余的则为急性肾小管坏死或属于中间类型。是否这两种肾功能衰竭为两种不同病变类型或它们代表了肾功能衰竭的不同程度，仍不清楚。兹根据肝肾综合征的病理、生理，结合临证体会简要阐述其发病机理如下：

1. "未满" 理论急性肝功能衰竭时，肝窦大面积倒塌，肝内血管腔减少，使门脉压增加，导致血流动力学改变，有效血容量降低，由于肝窦特殊的渗透性，将导致肝脏大量产生淋巴液，当淋巴液溢出大于胸导管回流时，形成腹水。由于血容量减少，刺激肾素-醛固酮系统、交感神经系统以及抗利尿激素（ADH）的释放，造成肾脏血流动力学改变，发生 HRS。

2. 泛溢理论急性肝衰竭早期肝网状组织大面积倒塌、肝结构改变，肝内血液循环障碍等因素，致使各种调节机制失常，交感神经系统和肾素-血管紧张素-醛固酮系统活化，引发肝肾神经反射，导致钠潴留，形成高容血量状态，结果导致腹水形成，造成肾脏血流动力学改变。

3. 周围血管扩张理论，肝衰竭时有门脉高压形成，由于血浆中高浓度血管扩张物质如前列腺素、内毒素等，使血管扩张，周围血管阻力降低，使血管容积和血管内血容量不平衡，从而降低动脉灌注压和有效血容量，结果使肾素-血管紧张素系统，交感神经系统和抗利尿激素（ADH）活化，促进肾钠和水的潴留，恢复周围血管阻力使肾受损，产生 HRS。

三十、慢性肝病白蛋白/球蛋白异常原因

肝脏是蛋白代谢的重要脏器官。食物中的蛋白质在消化道中分解为氨基酸被肠黏膜吸收后经门静脉→肝脏，其中20%进入体循环，到达全身各组织，但大部分被肝脏摄取，以合成本身所需蛋白质和血清白蛋白。白蛋白是在肝脏内的肝细胞中的粗面内质网中产生，肝病时粗面内质网受损，则白蛋白合成减少而下降。而肝病时由于肝内枯否氏细胞功能受损和减少，不能摄取和清除、处理从肠道吸收营养中所含（细菌）抗原，其抗原从门静脉→肝脏→血循环，刺激 B 细胞产生多种抗体球蛋白；肝病时肝内炎症区域的浆细胞也能产生抗体球蛋白和合成免疫球蛋白；球蛋白增高的病人血清中常有多量的大肠杆菌等肠杆菌抗体，这是由于肝内枯否氏细胞清除这些抗原能力下降或因为侧枝循环存在而使抗原进入体循环刺激各部位的 B 细胞产生抗体。若抑制型 T 细胞功能下降，则抗体产生也增加，因此，表现为球蛋白增多，白蛋白/球蛋白倒置。肝病时白蛋白/球蛋白异常情况如下：

1. 肝病时血清白蛋白降低，球蛋白增高，总蛋白正常或增加。

2. 晚期肝硬化时白蛋白极低。

3. 慢性乙肝（中→重度）时可发生白蛋白/球蛋白倒置。

4. 由于白蛋白半衰期 10~14 天，而重症肝炎病期约 10 天左右，因此重症肝炎者白蛋白不降低。

5. 慢性重症肝炎白蛋白渐降低，预后差；据报道：重症肝炎由于病程短，低蛋白血症少见；亚急性重症肝炎大多数血清白蛋白 ≤35g/L，其白蛋白降低的原因包括：肝脏正常时每天合成白蛋白约 11~14.7 克，白蛋白半衰期为 17~23 天；肝细胞粗面内质网被破坏，膜结合性聚核蛋白体功能障碍，白蛋白合成减少；球蛋白升高使肝细胞间质液膨胀压增加，抑制了白蛋白的合成；毛细血管通透性增加，白蛋白漏出到腹腔和组织间隙中；肝硬化时血容量扩大约 25%，引起稀释性低蛋白血症；肝病时蛋白摄入不足。

三十一、原发性肝细胞癌与预防

原发性肝细胞癌（简称：肝癌）是世界上最被重视的恶性肿瘤之一，全世界每年约有 25 万左右的人患肝癌，其中约 42.5% 就发生在我国，我国每年约有 9~10 人死于肝癌。直到现在对它还没有非常理想的办法。然而，通过多方面研究，对控制肝癌的发生有了很大的希望。

（一）简述原发性肝癌的发生发展

原发性肝癌是常见的恶性肿瘤。原发性肝癌发病隐匿，早期缺乏典型症状，发现时已届入晚期。超声、CT 和 MRI 等影像学检查是发现 HCC 的重要手段。尤其是具有动态增强扫描的 CT 和 MRI 检查，有效地提高了病灶的检出率。原发性肝癌大多在病毒性肝炎（尤其是慢性乙型肝炎）、酒精性肝炎、胆源性肝硬化和铁过载所致的肝硬化基础上发生。多数学者认为：原发性肝癌是由肝硬化再生结节逐渐发展到癌前结节，并进一步发展为原发性肝癌。大致上分为：结节型、巨块型和弥漫型 3 型。其中以结节型最为常见，且多伴有肝硬化。早期肝癌也称小肝癌，是指单个癌结节直径≤3厘米或结节数目≤2 个、直径总和≤3 厘米的肝癌，常在体检时偶然被发现。原发性肝癌主要由肝动脉供血，部分由肝动脉和门静脉双重供血，原发性肝癌极易侵犯门静脉分支，癌栓经门静脉系统形成肝内播散，甚至阻塞门静脉主干引起门静脉高压的临床表现，肝外血行转移最多见于肺，其次为骨、脑等。淋巴结转移至肝门淋巴结最多，其次为胰腺、腹膜后、主动脉旁和锁骨上淋巴结。此外，也有向横膈及附近脏器直接蔓延和腹腔种植性转移者。

（二）预防措施

1. 乙肝疫苗相当于原发性肝癌疫苗，这是因为原发性肝癌与乙肝的关系十分密切。世界卫生组织肝癌预防会议指出，乙型肝炎病毒与肝癌的相关性高达 80%，因此，乙肝疫苗被看成是第一个抗癌疫苗。由此可见，我国从 1991 年开始广泛接种乙肝疫苗，既能预防高发病乙型病毒性肝炎，也同样是预防原发性肝癌的重要措施。

2. 控制丙型肝炎：流行病学调查显示，在发达国家，肝癌患者血清乙肝表面抗原（HBsAg）阳性率都低于 50%，但抗丙肝病毒（丙肝抗体）阳性率却高于 50%，而酒精性肝硬化并发肝癌者的丙肝抗体阳性率高达 70%，因此认为：丙型肝炎病毒可能是发达国家肝癌的主要原因。据日本肝癌研究协会报道：日本 57%的肝癌与丙型肝炎有关。北京医科大学曾报道：乙肝表面抗原阴性的肝癌病人中有 28.5%丙肝抗体阳性。由此可见，丙型肝炎病毒也是原发性肝癌的重要致癌因素。约 80%~90%的丙型肝炎是经血液和血制品传播的（据南京市一项研究显示：母婴传播只占 8%，与我国乙肝病毒母婴传播发生率高达 40%~70%形成鲜明对照，说明我国丙型肝炎不是以母婴传播作为主要传播途径）。所以，只要严格控制输血员，尽可能减少输血和应用血制品，就可以减少丙型肝炎的发生，也就有效地控制了原发性肝癌的发生。

3. 防食物霉变：黄曲霉素是超剧毒物质，其致癌作用比亚硝胺类大 75 倍。它可诱发所有动物发生肝癌，尽管诱发人类肝癌问题尚未作出最后定论，多数研究者认为：它是肝癌发生的启动因素之一。所以，我们强调，凡疑有霉变食物不吃为上策。

4. 所有伤肝因素尽量避免接触，例如酒类是直接伤肝因素，慢性酒精中毒引起的肝硬化病人发生肝癌的比例大幅度增加；所以，奉劝人们，酗酒、不卫生食品、伤肝药物、吸烟、过度的情绪抑郁均可成为癌症的主要诱因，应尽量远而避之。

岐黄之术自有传承

三十二、孕妇能否接种乙肝疫苗

接种疫苗的目的：是为了保护孕妇的身体健康。但是，接种的疫苗品种繁多，要考虑哪些疫苗种后会影响胎儿，哪些疫苗接种后可能引起发热等全身反应。

首先是要看所接种的疫苗，属于活疫苗还是死疫苗。

1. 活疫苗又减毒疫苗，是病毒经过各种处理后，发生了变异的活病毒。这种活病毒接种到人体后，仍可以在人体内生长繁殖（或称：复制），并能引起人体的免疫反应。但因其已经发生变异，毒性减低，故一般不会引起疾病。由于它能在体内生长、繁殖（或称：复制），因此，只需要注射一次，即可以终身保护。如果孕妇接种了活疫苗，就相当于感染了活病毒，也就有可能通过胎盘进入胎儿体内。虽然其毒性已经减低，但对胎儿是否毫无影响，谁也不能保证。因此，对于减毒活疫苗，孕妇还是不用为上策。

2. 死疫苗又称灭活疫苗，这种疫苗是经过各种处理后的死病毒或死菌（或称：菌苗）。因此，进入人体后不会在体内生长、繁殖（复制），但仍然可以引起机体产生免疫反应。然而，由于死疫苗不能在体内生长、繁殖（复制），所以，一次接种免疫效果不佳，常需要多次（通常3次）注射才能达到预期效果。孕妇注射后也不会进入胎儿体内，自然也就不可能影响到胎儿。一般认为：死疫苗或死菌苗均可以应用孕妇。但是，要注意接种后有无发热等全身反应，以免影响胎儿。

乙肝疫苗：目前常用的可分两类。一类是血源疫苗，虽然它来自血液，但是，已经过严格的消毒处理，非常安全。另一类是各种基因工程疫苗，它根本不可能含有完整的乙肝病毒，因此，更加安全。可见，乙肝疫苗为灭活疫苗，孕妇可以应用。通常对于没有受到乙肝病毒感染过的孕妇，为了预防乙肝病毒感染，只需要按常规注射 3 针乙肝疫苗即可。而对于怀疑受到乙肝病毒感染的孕妇，则应当首先注射"乙肝高价免疫球蛋白"1 支，然后再根据乙肝"二对半"结果决定是否注射乙肝疫苗。如果乙肝"二对半"显示：乙肝表面抗原（HBsAg）或乙肝表面抗体（抗–HBs）阳性，就不需要注射乙肝疫苗；若乙肝"二对半"均为阴性，则需要再注射乙肝疫苗 3 针。

三十三、糖尿病与脑梗死

　　脑梗死作为最见的脑血管病，占所有脑血管病的 70%，其主要病因是由于动脉粥样硬化和其他动脉炎等脑血管病变造成脑组织缺血、缺氧和坏死。《中国医刊》报道："脑梗死与糖代谢异常相关性研究"指出：糖尿病人群动脉硬化的发病率高，发病年龄轻，病情进展快。糖尿病以高血糖为主要特征，长期的高血糖可引起血管结构和功能的改变，而"高糖记忆效应"也可使短期的血糖升高对血管产生长期的不良影响，从而导致血管损伤，引发动脉粥样硬化。

　　糖尿病另一特征是血脂代谢异常，主要是由胰岛素抵抗和高血糖引起，它是加速动脉粥样硬化的关键因素，主要表现为甘油三酯升高、高密度脂蛋白胆固醇水平降低、低密度脂蛋白胆固醇水平增高，三者构成动脉粥样硬化的危险因素。共同促进动脉粥样硬化病理过程的启动和进展。因此认为：糖代谢异常患者动脉粥样硬化发生早、进展快、病情重、可较早期发生严重的心脑血管疾病。高血糖对心脑血管的损害是显著的，而急性脑梗死时又可通过丘脑—垂体—肾上腺素轴刺激细胞因子释放，增加糖原分解、糖异生、胰岛素抵抗加重，使血糖升高，而高血糖可促进脑缺血组织的神经元坏死，加重病情，形成恶性循环。造成脑梗死病变范围更加广泛，损害程度更加严重，预后更差。

我在多年的临证、查房工作中发现：由糖尿病引起脑梗死者并不少见，大部分患者系因脑梗死入院后检查中才被发现糖尿病。这是由于因为长期慢性高血糖可引起毛细血管内皮细胞肿胀，管腔内活性物质，如单胺类物质、血栓素、兴奋性氨基酸、内皮素、某些细胞黏附因子等使血小板黏附和聚集于血管壁上形成血小板血栓，继而白细胞、纤维蛋白和红细胞参与黏附聚集形成微血栓。造成脑组织缺血性坏死，一般认为：高血糖导致的脑血管病变主要是脑血栓形成（发生脑出血的概率很低），而且可以多部位反复发生"腔隙性脑梗死"（即中医所称小卒中），若不能及时发现和治疗，易发生脑萎缩，也就是临床上所讲的"小卒中，大麻烦"。当发生脑梗死后的应激性血糖增高，又能加重病变脑组织损害，使脑梗死的面积扩大，脑水肿更加明显。

大
医
精
诚
万
世
师
表

三十四、幽门螺杆菌感染与治疗

幽门螺杆菌（Hp）是一种革兰氏阴性杆菌，呈弧形或 S 形，在普通苏木精和伊红染色切片中看不清楚，而在 Warthin-starry 银染色下极易识别。该菌通常与胃黏膜紧密接触，常在细胞之间的沟内环境中生长而不致被胃酸所损伤。该菌的特性之一是大量产生尿素酶，从而具有分解尿素的强大能力。由于侵袭人类的其他弯曲菌不具有这一特性，故将活组织做成匀浆，测定其中的尿素酶活性，可作为一种特异性诊断方法。

1. 幽门螺杆菌（Hp）的致病性：国内外大量报道显示：幽门螺杆菌（Hp）与慢性活动性胃炎，特别是胃窦炎和消化性溃疡（包括胃溃疡和十二指肠溃疡）有密切关系。Marshall 等提出：幽门螺杆菌（Hp）首先引起胃窦炎，随后发生的黏膜损害通过黏膜屏障的破坏而易遭受胃酸和胃蛋白酶的消化，继而导致溃疡形成。胃溃疡最常发生于具有炎症的胃窦黏膜的事实便是对这一论点的有力支持。基于十二指肠溃疡边缘常常具有胃窦型上皮，当这些胃窦型黏膜有幽门螺杆菌（Hp）发育时，便可导致十二指肠球部溃疡。据近年来诸多报道：幽门螺杆菌（Hp）与胃癌发病率呈正相关。然而在临证中却发现：幽门螺杆菌（Hp）感染者（经碳 13 吹气试验检查阳性者）可不出任何临床症状，有学者报道：27 例无症状幽门螺杆菌（Hp）感染者中，有 20 例有慢性胃炎，7 例胃黏膜完全正常。

2. 幽门螺杆菌（Hp）感染有"家庭聚集现象"，而口口、粪口、水源都是传播途径。以往对婴儿的口口喂食也是传播的重要途径，所以，应当避免。

3. 关于幽门螺杆菌（Hp）治疗：南京专家陈钟英教授认为：幽门螺杆菌（Hp）对多种抗菌药物敏感，如四环素、红霉素、庆大霉素，头孢噻吩、呋喃唑酮（痢特灵）、甲硝唑（灭滴灵）和铋盐等都很敏感，北京专家胡伏莲认为：呋喃唑酮被推荐为一线治疗用药，或多次治疗失败后的补救方案中的一个选择，上海专家林果认为：呋喃唑酮对幽门螺杆菌（Hp）的清除率达93%，其用量为0.1，每日3次，2周一疗程，根治率可达到79%，而常用的阿莫西林清除率达85%~90%，根治率只有35%~40%。澳大利亚诺贝尔奖获得者马歇尔教授认为：呋喃唑酮对二线治疗是很好的药物，就我个人经验而言：没有严重临床副作用，对根除失败患者是很好的替代药物。我比较感兴趣的是早在幽门螺杆菌（Hp）发现之前，中国医生就应用它治疗溃疡病，所以，呋喃唑酮的应用应该借鉴中国医生的经验。这便为双盲对比试验证明抗菌药物可使用消化性溃疡愈合的报道找到了理论依据。因此，很多研究人员均提出：幽门螺杆菌（Hp）感染在慢性胃炎和消化性溃疡的发病机制中起一定作用，而且说明敏感抗菌药物在消化性溃疡病的治疗中占有一定地位。

4. 幽门螺杆菌（Hp）不易清除：研究人员发现，尽管幽门螺杆菌（Hp）在体外药物敏感试验中，对大多数抗生素和合成抗菌药物敏感，遗憾的是临床实验表明，大多数抗菌药物对幽门螺杆菌（Hp）显示疗效不佳，即使应用高档抗生素，其清除率也仅有60%~90%，停药后数周，幽门螺杆菌（Hp）又很快复生。南京陈钟英教授认为：用制酸剂和抗生素同时治疗，改变了胃内幽门螺杆菌（Hp）的生存环境，迫使幽门螺杆菌（Hp）处于"冬眠状态"，使其致病能力明显减弱，但其潜能依然存在。因此，停药后，一旦胃内环境适应幽门螺杆菌（Hp）生长时，又可复苏，迅速生长繁殖，导致胃病复发。此外，当前医院对于内窥镜的洗刷消毒措施能否在短时间内迅速杀灭胃镜及活检钳等所带的幽门螺杆菌，确实保证对患者的安全而杜绝交叉感染，也是一个值得研究和探讨的问题。另有研究报道：牙菌斑是幽门螺杆菌的大本营。它们潜伏在这里，遇有适宜的时机便会"下窜"到胃和十二指肠。由此可见，牙菌斑亦可成为慢性胃炎和消化性溃疡的主要传染源。因此，坚持科学刷牙；或到牙科定期洁牙，想方设法清除牙菌斑对防治慢性胃炎和消化性溃疡病人就显得特别重要。

三十五、意识障碍可有下列 不同程度的表现

1. 嗜睡（somnolence）是最轻的意识障碍，是一种病理性倦睡，患者陷入持续的睡眠态，可被唤醒，并能正确回答和做出各种反应，但当刺激去除后很快又再入睡。

2. 意识模糊（confusion）是意识水平轻度下降，较嗜睡为深的一种意识障碍。患者能保持简单的精神活动，但对时间、地点、人物的定向能力发生障碍。

3. 昏睡（stupor）是接近于人事不省的意识状态。患者

处于熟睡状态，不易唤醒。虽强烈刺激下（如压迫眶上神经，摇动患者身体等）可被唤醒，但很快又再入睡。醒时答话含糊或答非所问。

4. 昏迷（coma）是严重的意识障碍，表现为意识持续的中断或完全丧失。按其程度可分为三阶段。

（1）轻度昏迷：意识大部分丧失，无自主运动，对声、光刺激无反应，对疼痛刺激尚可出现痛苦的表情或肢体退缩等防御反应。角膜反射、瞳孔对光反射、眼球运动、吞咽反射等可存在。

（2）中度昏迷：对周围事物及各种刺激均无反应，对于剧烈刺激可出现防御反射。角膜反射减弱，瞳孔对光反射迟钝，眼球无转动。

（3）深度昏迷：全身肌肉松弛，对各种刺激全无反应。深、浅反射均消失。

附：特殊类型的意识障碍

（1）谵妄：一种以兴奋性增高为主的高级神经中枢急性活动失调状态，称为谵妄。临床上表现为意识模糊、定向力丧失、感觉错乱（幻觉、错觉）、躁动不安、言语杂乱。谵妄可发生于急性感染的发热期间，也可见于某些药物中毒（如颠茄类药物中毒、急性酒精中毒）、代谢障碍（如肝性脑病）、循环障碍或中枢神经疾患等。由于病因不同，有些患者可以康复，有些患者可发展为昏迷状态。

（2）醒状昏迷：是一种特殊类型的意识障碍。是指"觉醒状态"存在，但"意识内容"丧失的一种特殊的意识障碍。在临床上表现为语言和运动反应严重丧失，类似昏迷，而"觉醒-睡眠"周期保持（或紊乱的分离状态）。病人双眼睁开，眼睑开闭自如，眼球无目的地活动，似乎给人一种意识清醒的感觉，因此，俗称"醒状昏迷"也称"睁眼昏迷、瞪眼昏迷"。其原因是由于大脑皮层功能或皮层下某些功能丧失，而皮层下的大多数功能和延髓的植物神经功能保持或业已恢复之故。"醒状昏迷"分以下三种状态：①去皮质综合征：又称去皮质状态，临床较多见，表现为"意识内容"完全丧失，病人对自身和外界环境毫不理解，对语言刺激无任何反应，常伴有去皮质强直和大、小便失禁，但"觉醒-睡眠"周期保存或紊乱，觉醒时，患者睁眼若视，视线固定，有瞬目，或眼球无目的转动，茫无所知。但皮层下植物神经功能的无意识活动存在，如咀嚼、吞咽动作、呼吸和循环功能正常、角膜反射和瞳孔对光反射不受影响。常见于脑外伤、脑炎、脑血管病、一氧化碳中毒、窒息、呼吸停止或心脏骤停复苏后等。②无动作性缄默症：为脑干上部或丘脑的网状激活系统损伤所致，大脑半球和其传出通路无病变，表现为：默而不语，或偶尔用单词小声言语，安静卧床，四肢不能运动，对疼痛刺激多无回避反应，均为"意识内容"丧失所致，病人能注视检查者和周围人，存在"睡眠-觉醒"周期，查见：肌肉松弛，无椎体束征，大小便失禁。③持续性植物状：也称慢性植物状态，简称"植物人、植物症"。系由于严重脑部损害后缺乏高级神经活动而长期存活≤3月至1年以上的一种状态。即仅有躯体的生存而缺乏智力与社会活动，病人处于觉醒状态，无意识内容活动，无自主性运动，眼睛睁开，眼球无目的活动，不会说话，不理解别人的言语，对疼痛等刺激可引起肢体屈曲性回缩，有咀嚼动作，把食物放口中可以吞咽。

三十六、慢性肾功能衰竭与临床

慢性肾功能衰竭（简称：CRF）是指各种原因导致肾脏慢性进行性损害，使其不能维持基本功能，临床上以代谢产物和毒素潴留，水、电解质和酸碱平衡紊乱以及某些内分泌功能异常等表现为特征的一组综合征。各种原发性和继发性肾脏疾病均可导致慢性肾功能衰竭。其中包括：慢性肾小球肾炎、肾小管间质性疾病、肾血管疾病、慢性尿路梗阻、结缔组织疾病、感染性肾损害、代谢性疾病、先天性和遗传性肾脏疾患等。我国慢性肾功能衰竭的病因中，目前仍然以原发性肾小球疾病居首位（60%左右），其次以高血压肾动脉硬化、糖尿病肾病、慢性肾盂肾炎、多囊肾、系统性红斑性狼疮肾炎较为多见。

慢性肾功能衰竭是慢性肾功能不全的严重阶段。其主要临床表现为代谢产物潴留、水、电解质，酸碱平衡失调和全身各系统症状，也称"尿毒症"。主要临床症状包括：

1. 胃肠道表现：最早出现食欲不振，上腹部饱胀等胃部不适症状，继而可发展为恶心、呕吐、腹泻、舌和口腔黏膜溃烂，口腔可闻及尿臭味，甚至消化道出血。

2. 血液系统表现：由于红细胞生成素减少和铁的摄入减少而表现为贫血，出血倾向，白细胞异常-表现为白细胞正常，部分病人可呈现粒细胞或淋巴细胞减少，中性粒细胞趋化、吞噬和杀菌能力减弱，导致急性炎症反应减弱。

3. 心血管系统可表现高血压、心力衰竭、尿毒症性心包炎和动脉粥样硬化。

4. 神经-肌肉系统症状，早期疲乏、失眠、注意力不集中；后期性格改变、谵妄、幻觉、昏迷等。

5. 呼吸系统，由于酸中毒而表现为呼吸深长。代谢产物潴留过多可引起尿毒性支气管炎、肺炎、胸膜炎、甚则胸腔积液。

6. 皮肤症状，主要为皮肤搔痒，系尿毒素所引起。

7. 慢性骨营养不良。

8. 内分泌失调。

9. 代谢失调表现为体温低、碳水化合物代谢异常，部分病人表现为空腹血糖轻度升高，糖耐量可异常，临床上"尿毒症性假糖尿病"，可能因素为尿毒素干扰了胰岛素的作用，使外周组织对胰岛素抵抗性增强；其次是肾衰时，糖尿病者需胰岛素比原先减少，可能是由于胰岛素在肾脏中降解，肾衰时，清降胰岛素减少；尿酸系由肾脏排泄，肾衰时则可发生高尿酸血症。

10. 易于并发感染。

11. 水、电解质和酸碱平衡失调。

慢性肾功能衰竭治疗，当根据其肾功能损害程度不同，选择不同的治疗措施。早、中期慢性肾功能衰竭的主要治疗方法包括：病因和加重因素的治疗、营养治疗、并发症治疗、胃肠透析等。终末期肾衰竭的治疗除上述措施外，其主要有效的方法是透析和肾移植。我们临证查房带教时将其概括为"稳、促、导、透"4个字（即稳定机体内环境、促进排尿、导泻和透析）。

三十七、简述糖尿病肾病与
慢性肾功能不全

糖尿病肾病（DN）在2型糖尿病中发生率较高。据国内住院患者回顾分析显示：2型糖尿病并发肾病的患病率为34.7%。早期糖尿病肾病的特征是尿中白蛋白排泄轻度增加（微量白蛋白尿），逐步进展至大量白蛋白尿和血清肌酐上升，最终发生肾功能衰竭，需要透析或肾移植。

因此，微量白蛋白尿与严重的肾脏病变一样，都应视为心血管疾病和肾功能衰竭的危险因素。临证时，若能在糖尿病肾病的早期阶段通过严格控制血糖和血压，可防止或延缓糖尿病肾病的发展。糖尿病肾病的诊断：1型糖尿病所致肾损害分为5期；2型糖尿病导致的肾脏损害也参考该分期。Ⅰ期：肾小球高滤过，肾脏体积增大；Ⅱ期：此期可出现间断微量白蛋白尿，患者休息时尿白蛋白排泄率（UAE）正常（<20μg/min或<30mg/d），病理检查可发现"肾小球基底膜"（GBM）轻度增厚及系膜基质轻度增宽；Ⅲ期：早期糖尿病肾病期，以持续性微量白蛋白尿为标志，UAE为20~200μg/min或30~300mg/d，病理检查GBM增厚及系膜基质增宽明显，小动脉壁出现玻璃样变；Ⅳ期：临床糖尿病肾病期，显性白蛋白尿，部分可表现为肾病综合征，病理检查肾小球病变更重，部分肾小球硬化，灶状肾小管萎缩及间质纤维化；Ⅴ期：肾衰竭期。

三十八、简述肾上腺糖皮质激素在支气管哮喘治疗中的作用

（一）肾上腺糖皮质激素的药理作用

肾上腺糖皮质激素简称"激素"。其药理作用简述如下：

1. 对代谢的影响：促进蛋白分解，肝糖元增加，发生所谓的激素性糖尿病；使脂肪重新分布；促进钙、磷排出而发生骨质疏松。

2. 对器官的影响：中枢兴奋性增高，引起失眠、血钠增高、血压增高、诱发溃疡和出血、穿孔，白细胞升高等多种并发症。

3. 抗炎、抗毒、抗过敏、抗休克和保护溶酶体膜等。

4. 补充肾上腺分泌不足（亦称：替代疗法）。

5. 退热、利疸、退黄、抗脑水肿。鉴于以上药理作用，所以，临床上主要用于：重症感染、感染性休克、机体过敏、减少渗出和粘连。

（二）肾上腺糖皮质激素的作用时间

根据肾上腺糖皮质激素的药理作用，临床分为：长效——地塞米松；中效——强的松；短效（速效）——氢化可的松琥珀酸钠。临证应用时，则按患者公斤体重计算，足量给药，使用超过 3 天者，为防止对肾上腺皮质功能的抑

制，当缓慢逐渐减量。因此，临床医生临证处方时，必须熟知肾上腺糖皮质激素的作用时间和减量过程中的"等效剂量"换算关系。氢化可的松琥珀酸钠生效快，作用时间最短，仅为 100 分钟，对肾上腺皮质功能抑制影响最小。地塞米松作用时间最长，血中能维持为 190 分钟，组织中为 3 天。强的松（亦称：泼尼松）位于二者之间。在激素应用过程中进行减量时，应根据其"等效剂量"关系进行换算。其"等效剂量"关系为：氢化可的松琥珀酸钠 25 毫克＝强的松（泼尼松）5 毫克＝地塞米松 0.75 毫克。

（三）肾上腺糖皮质激素在支气管哮喘患者中的应用

支气管哮喘俗称"哮喘"。尤其是 LAR "速发哮喘反应"反复发作与气道炎症反应有关，而气道炎症又使气道反应性增高。激素可以预防和抑制炎症反应，降低气道反应性和抑制 LAR "速发哮喘反应"。并能抑制磷酸脂酶 A_2、阻止白三稀（LTS）、前列腺素（PGS）、血栓素（TX）和血小板活化因子（PAF）的合成；抑制组胺酸脱羧酶，减少组胺的形成；增加 β 肾上腺素能受体和前列腺素（PGS）受体的数量；减少血浆素原激活剂的释放和弹性蛋白、胶原酶的分泌；抑制支气管腺体中酸性黏多糖的合成；促使小血管收缩，减少血管通透性；增高其内皮的紧张度，从而减少渗出和炎症细胞的浸润等。激素治疗哮喘的作用诸多，是目前治疗哮喘最有效的药物，但长期使用也有诸多副作用，故不可滥用。

三十九、高钾血症与低血钾症
的临床症状与处理

引起高血钾的原因有：①钾摄入过多；②肾排钾减少；③钾从细胞内移出过多；④有效血容量减少。钾浓度过高对心肌有抑制作用，可使心肌停搏于舒张期。并可影响神经-肌肉复极过程，使应激性减弱。病人表现为疲乏无力、四肢软弱、行动无力、动作迟缓、以致四肢呈松弛性瘫痪和肌麻痹。偶见神志模糊、嗜睡、腱反射消失，高血钾可使血管收缩，引起肌肉酸痛，四肢苍白，湿冷等。⑤高血钾的典型心电图改变包括高尖 T 波，P 波减少或消失，P-R 间期延长，QRS 波加宽，心室颤动，以及心脏停搏。

心电图并非高钾血症的敏感指标，但必须经过心电图评估，若血清钾超过 6mmol/L，无论有无心电图改变均应进行以下紧急处理。①葡萄糖酸钙或氯化钙静推，3~5 分钟起效，本品不能直接降低血钾水平，因钙在心肌细胞的摄取和生物利用度更高，可作为高钾血症的首选药物；②促进钾转移，体内钾排出需要 6~12 小时，而细胞内外钾转运仅需数分钟，可选用高渗葡萄糖加胰岛素，或者 β_2 肾上腺素受体激动剂（沙汀胺醇）两者均能有效激活肝脏和肌肉细胞的 Na^+-K^+-ATP 酶活性，促进钾细胞内转移，降血钾效果相近；25~60 克葡萄糖中加入 5~10u 胰岛素静脉输入，可在 10~20 分钟内降低血钾 0.65~1.0mmol/L，作用持续 4~6 小时（《中华全科医师杂志》，2010 年第一期）③利尿剂；

④5%碳酸氢钠；⑤直肠透析；⑥血液透析。

低血钾症在临床上可发生肌肉软弱无力、甚则瘫痪、呼吸肌麻痹、窒息；循环系统可发生心电图异常、心跳骤停、阿斯综合征；泌尿系可发生低比重尿、夜尿、缺钾性肾病；消化系可有恶心呕吐、腹胀、肠蠕动慢或肠麻痹；中枢神经系可有倦怠、软弱无力、精神不振、甚则反应迟钝、嗜睡、神志不清、昏迷-患者意识状态与此直接相关；代谢系统则发生代谢性碱中毒等。低血钾的处理：①口服补钾，可用10%~20%枸橼酸钾30~60毫升/日，分三次口服；②静脉补钾，氯化钾浓度常用0.2%~0.3%氯化钾溶液（1000毫升液体中加10%氯化钾20~30毫升），补钾速度要慢，每小时内滴注氯化钾量不超过15毫升，绝对不能将氯化钾溶液直接静脉推注。

四十、简述鲍曼不动杆菌感染与治疗

在多年的临证、查房中发现：老年住院患者肺部感染作分泌物培养，有相当一部分其痰培养结果为"鲍曼不动杆菌"。南京专家施毅认为：鲍曼不动杆菌是医院内感染的重要病源菌，在医院环境中分布很广，且可长期存活，对危重患者威肋很大，因该菌的耐药性日益严重，呈现多重耐药甚至乏耐药趋势。给临床治疗带来难度。鲍曼不动杆菌感染后病死率高，危害十分严重。

鲍曼不动杆菌最常见的感染部位为肺部。居医院获得性肺炎（HAP）常见致病原的第5位。当从呼吸道分泌物中培养出鲍曼不动杆菌，首先应判断其是定植还是感染？如果仅有阳性培养结果，而无临床表现或影像学证据，可以暂时不予以抗感染治疗。

鲍曼不动杆菌致社区获得性肺炎（CAP）的临床特点：①病原菌通常在口咽部定植；②肺炎进展快、死亡率高；③与酗酒和肿瘤相关。鲍曼不动杆菌肺炎发生多在夏季，可能与高温和潮湿环境相关。预防措施：①避免不动杆菌污染湿化器、吸引器、血压仪袖带、家俱等医疗和生活用品；②注意医疗工作人员的手部清洁；③对易感者进行隔离消毒；④注意合理的抗生素管理；⑤进行医疗侵袭性操作时注意清洁、筛查、去除不动杆菌在患者中定植等。

鲍曼不动杆菌对大部分抗菌药物的耐药率达 50% 以上，应根据药敏结果选择敏感药物。经验用药，最常推荐的抗菌药为舒巴坦或含舒巴坦的复合制剂，如头孢哌酮舒巴坦 6~8 克/日，分 3~4 次给药（鉴于社区医院限制使用头孢哌酮舒巴坦，每次临时申请购药，从拿到培养结果到申请购药和药到医院存在时间差，就控制疾病而言存在潜在性隐患，因此，临床工作中碰到类似情况，一立即申请；二告知患者和家属社区医院用药之限制；三让家属立即到省级医院购药；四或转三级医院治疗）。亦可选用氨苄西林舒巴坦。

四十一、营养缺乏病

营养缺乏病是指蛋白质和（或）热量的供给不能满足机体维持正常生理功能的需要时而发生的病症。根据其营养不良的原因，临床上将其分为：

1. 原发性：多见于经济落后地区和国家，尤其是战争年代和灾荒年代，常存在食物不足，营养质量差，居住条件拥挤，不卫生，婴儿抚育不当，喂养缺乏指导，断乳后未能补充含足够能量和蛋白质的食物等问题，传染病流行或并发感染可加速或加重"蛋白质－能量营养不良症（PEM）"。

2. 继发性：系由各种慢性或亚急性疾病，造成营养物质损耗增加，能量和蛋白质摄入减少，或对营养物的需要量增加而引起。主要疾病有：

（1）消化吸收障碍，见于各种胃肠道疾患，如各种慢性腹泻、小肠吸收不良综合征、胃肠道手术后、慢性胰腺炎等。

（2）分解代谢加速，发热、感染、创伤、恶性肿瘤、白血病、艾滋病、重度甲状腺功能亢进、糖尿病等。

（3）蛋白质合成障碍，主要见于弥漫性肝病如肝硬化。

（4）蛋白质丢失过多，如肾病综合征、大面积烧伤、蛋白质损耗性胃肠病（包括黏膜肥厚性胃炎、特发性肠淋巴管炎扩张症）、大出血、长期血液或腹膜透析、胃肠道抽吸减压、多次大量抽腹水或胸水，均可丢失大量蛋白质。

（5）进食障碍或不足，口腔或食管疾病可引起进食、吞咽困难，神经性厌食或精神障碍可致进食不足。临证时将营养缺乏病分为：①蛋白质营养不良综合征-比较少见，主要发生于经济落后地区和国家的儿童，有蛋白质缺乏病史，或断奶后以木薯等食物为主，临床表现为淡漠、嗜睡、厌食、动作缓慢；面部、四肢、会阴皮肤干燥，伴色素沉着，角化过度，呈鱼鳞状；头发稀疏、干燥无光泽、质脆易折断；低体温、低血压、低体重、因为有全身水肿，有时体重可正常；心动过缓、肝肿大、可有胸、腹水；四肢消瘦、水肿、轻度贫血、可同时伴维生素缺乏表现。②消瘦症——特征性表现不多，患者淡漠、嗜睡、低体温、低血压、和缓脉的程度较蛋白质营养不良综合征为轻。胃纳差、低体重、显著的肌肉消耗、消瘦，但无浮肿。皮肤干燥，弹性差，无皮炎，毛发纤细、干燥、无光泽。腹壁薄，无肝肿大，可有轻度贫血。③继发性营养不良症——临床上较多见，很大程度上与原发病相关。轻者在儿童表现为生长发育障碍，成人体重减轻。较重者表现为面部和四肢皮下脂肪减少，骨骼肌显著消耗，皮肤干燥松弛，毛发纤细，易折。如血浆白蛋白严重低下或伴有明显水肿等。

四十二、卒中后患者营养管理策略

卒中的发生和转归是多因素的，卒中后脑损害的恢复是建立在人体内环境稳定的基础上，其中机体营养状态明显影响卒中的转归。卒中医疗的管理贯穿在卒中的急性发病到回归社会的整个过程中，卒中后的患者，尤其是社区医院、康复病房、养老院内以及在家庭中的卒中恢复期或后遗症患者，明显缺乏对营养的关注。低估营养在卒中患者医疗中的价值，将很大程度上影响卒中患者的最终全面结局和医疗费用的支出。

在临证中发现，部分卒中患者（尤其是老年人），卒中前已经存在营养不良，这些患者的营养状态由于疾病急性期分解代谢的增加，又缺乏适当的营养供应，吞咽障碍未获得恰当鼻饲管理等因素，营养状况进一步恶化，结果就会延长恢复期住院的时间。入院和出院时的营养不良发生率分别为16%和22%，住院时间超过3周的严重卒中患者有56.3%发生不同程度的营养不良。进食困难是导致卒中后患者营养不良的重要相关因素。其中80%存在进食困难，52.5%依赖他人进食；营养不良者中49%需要依赖他人进食，13%独立进食。到目前为止，还没有统一认可的判别营养不良的金标准。目前临床上的常用营养不良评判方法主要有直接人体测量参数、生化指标和主观全面评价法。生化指标：包括血浆蛋白测定、血脂水平及电解质浓度。兹简要分述如下：

（1）血清白蛋白（ALB）、前白蛋白（PA），血清白蛋白是目前常用的基本指标，但其半衰期长，约18~20天，所以不宜把其作为立即反映营养状况恶化或改善的指标；前白蛋白与白蛋白不同，它的半衰期短，仅1.9天，在反映患者蛋白质急性改变方面灵敏，故可作为营养评定的重要参数，需要注意的是卒中后可以应激性前白蛋白浓度的增高或降低，不适合作应激状态下营养评价的实验室指标。

（2）电解质：卒中患者可以伴有意识障碍、吞咽困难、及认知障碍等，可造成机体脱水、电解质紊乱、酸碱失衡等相关营养不良以至影响预后，故应该把电解质作为营养状况的检测指标。营养管理的策略是卒中后患者整个治疗过程中所需要面对的问题之一。营养不良与生存率下降及神经功能恶化相关，尽管这种相关性未必是直接的因果关系但有时却是十分严重的，所以，卒中后无论是急性期、恢复期或后遗症期都应注意保证病人的营养，实施必要的营养支持。营养管理的目的是及时发现营养不良风险、纠正可能已经存在的营养不良、防止蛋白质过度消耗，调整和改善患者的机体代谢状态，为卒中患者脑损害及神经功能的恢复提供基本保证。教育是十分重要的内容，临床医师没有很好的建立卒中与营养相关的观念，尤其社区医生，卒中患者本人和家属更缺乏营养支持的知识，也没有相关的实施条例。

由此可见，在我国临床卒中医疗与营养的工作，从宣传教育到具体的规范实施以及操作条例的制定还需要一定的时间，其中宣传教育是十分重要和先行的任务。营养不良也是营养患者预后的重要因素，是卒中后感染等并发症发生的重要基础，也是影响患者神经功能、生活能力恢复以及回归社会能力的一个原因。营养管理是卒中患者（急性期和康复阶段）全面管理的一部分，尤其是卒中后社区医院或在家庭中的患者。医院（卒中单元）对卒中制定的常规工作范围应该包括营养管理，并常规记录在患者的医疗文件上，出院时，应该为患者制定饮食计划，指导家庭护理员检测患者体重和饮食摄入，并列入随访观察指标。卒中患者应该给予能量和营养需求评估。吞咽障碍是卒中后发生营养不良的主要原因。建议在进食或饮水之前，都进行吞咽筛查，床旁饮水试验是有效的筛查方法。只要患者胃肠功能良好就应该提供肠内营养，首先施行鼻饲管喂养，可以在保留鼻饲管的同时开始锻炼患者的进食能力，当患者有正常的咽反射并可随意咳嗽时就可练习进食；如果患者需要长期（>4周）提供肠内营养而吞咽功能又未恢复则可考虑经皮内窥镜胃造瘘术。

四十三、老年人多器官功能衰竭
临床特点与病因

老年人多器官功能衰竭（MOFE）是指老年人（≥60岁）在器官老化和患有多种慢性疾病基础上，由某种诱因激发、在短时间内出现两个或两个以上器官序贯或同时发生衰竭。它是老年急救医学范畴中的新的临床综合征。据老年人多器官功能衰竭（MOFE）的流行病学调查结果显示，老年人多器官功能衰竭的患病率为7.78%，发病率为6.38%，病死率为62.12%。多年临证、查房中发现，老年人多器官功能衰竭具有以下临床特点：

（1）起病较隐袭，病程迁延漫长，可反复发作。

（2）衰竭器官多发顺序与所患基础疾病有明显关系，因而具有一定的预测性，一般多发顺序为心、肺、肾、脑。

（3）各种感染是引起老年人多器官功能衰竭的首要诱因（约占2/3），其次是各种慢性疾病急性发作。

（4）患者都有各种慢性疾病，有的达数种，以心、肺疾病最为常见。

（5）受损器官数目较多，随器官衰竭数目增加而病死率增高，出现肾功能衰竭者预后更差。

（6）由于基础疾病多而严重，以往用药多而复杂，故治疗中相互矛盾重重，因此，必须妥善解决这些矛盾，才能提高救治效果。

就临床所见，老年人多器官功能衰竭的诱因和病因大致包括：

（1）各种感染，尤其在慢性肺疾患的基础上合并肺部感染者，最易触发老年人多器官功能衰竭。

（2）各种休克：包括感染性、出血性、创伤性、心源性等。

（3）手术创伤：特别是高龄者接受较大手术，如恶性肿瘤根治术、急腹症术、较大的剖腹探查术、急症脑外科手术等。

（4）各种心脏病：其中以冠心病、肺心病、高血压性心脏病、扩张性心肌病、风湿性心脏病等引引发的严重心力衰竭而触发老年人多器官功能衰竭（MOFE）的多见。

（5）脑血管疾病直接或间接引起机体内环境紊乱，更易导致呼吸衰竭、心力衰竭、肾功能衰竭等，非常容易产生老年人多器官功能衰竭。

（6）医源性：包括大量快速补液、药物性肝肾损害、利尿剂或镇静剂使用不当。

（7）晚期肿瘤临终状态。

（8）超老年者（≥85岁）的临终状态者。

四十四、简述脑血管性痴呆

脑血管性痴呆（CD）在南京黄峻教授主编的《内科查房手册》中被命名为"老年痴呆综合征（曾称：帕金森氏综合征）"。脑血管性痴呆是由脑血管病变所致，包括多发性脑梗死性痴呆，我国老年期痴呆患病率为0.75%。临证中发现：脑血管性痴呆（CD）多于阿尔茨海默病（AD）。为鉴别诊断，兹将脑血管性痴呆（CD）、阿尔茨海默病（AD）和“震颤麻痹（帕金森病）三者临床特点简述如下：

1. 脑血管性痴呆（CD）起病较急，常有明显的引发脑动脉硬化的基础疾病，如高血压病、高脂血症、糖尿病等，以脑卒中（包括：多发性脑梗死形成脑干和基底节的腔隙梗死者）开始，在此阶段，患者常出现程度不等的意识障碍，随病程进展和脑卒中反复发作，痴呆症状日益明显。首先是记忆障碍，情感易激惹，定向力障碍，人格相对保持完整，直到晚期方有明显的人格变化。

2. 阿尔茨海默病（AD）是一种原发性退行性灰质脑病，起病潜隐，病情发展缓慢，无明确病期，病情进行性发展，主要表现为记忆障碍，皮质高级功能障碍，人格改变，敏感多疑等，晚期可出现下颌反射、强握反射、口面部不自主动作如吸吮、噘嘴等。

3. 震颤麻痹（帕金森病）好发生于中年以上（55 岁以上，男性多于女性）的中枢神经系统变性疾病，主要病变以黑质和纹状体，震颤（手指的节律性震颤形成所谓“搓丸样”动作，肌强直（椎体外系性肌张力增高称作“铅管样强直”）和运动减少（始动困难和动作缓慢、书写时字越写越小，亦称“小写症”、语声单调低沉、唾液和皮脂腺分泌增加、汗分泌增多或减少、大小便排泄困难、直立性低血压等）是本病的主要临床特征，起病慢，呈渐进性。

四十五、骨质疏松与补钙

随着我国人口的老龄化，骨质疏松症将成为影响健康的一个比较严重的问题，而妇女则首当其冲，老年妇女骨折风险比男性高两倍。

骨质疏松的发生是人体衰老的生理现象，与人体内分泌、营养及运动密切相关。正常人至 40 岁后开始骨质（骨骼中的无机盐，特别是钙的摄取和吸收随年龄增加而降低，故而骨质钙不断丢失，使骨重量减少，因此，就容易发生骨质疏松）减少，每年约以 0.3%～0.5% 的速度递减。而妇女绝经期后，由于雌激素的活性明显降低，骨质减少的速度则显示明显增加，因此，中老年妇女容易患骨折与其内分泌中雌激素有直接相关。

有报道指出：缺钙是造成骨质疏松症的一个重要原因，人体吸收的钙来自食物，而食物成分的不合理，钙摄入不足，使许多人长期缺钙，以致造成骨质疏松，此外还与：过早绝经、日光照射不足、缺少锻炼、减胖体重下降、吸烟、过度饮酒、体型纤细、肝病（正常维生素 D 要由阳光紫外线照射后经过肝微粒体转化为有活性的维生素 D）。钙和磷的乘积正常值 ≤55，当 ≥55 时，增加心血管病死率，并易发生"烂腿"等难治性褥疮等；据报道：到 2020 年我国老年人口达 2.48 亿，占总人口的 17.17%；大于 70 岁以上老人心血管病发病率明显下降；但骨质疏松发生率和因骨质疏松而发生骨折者比例上升；骨强度 = 骨质量 + 骨密度；骨质疏松者无骨痛者占42%，有骨痛者占58%。

骨质疏松症的病变特点是骨的皮质变薄，孔隙增多，骨质变得很脆，很容易发生骨折，甚至打喷嚏、起立、轻轻一滑均可造成胸椎、腰椎、股骨、髋骨、前臂下端骨折，患者平时常有腰背酸痛，因此，常给患者带来莫大的痛苦。

中医认为：无论小儿佝偻病还是中老年比较多的骨质疏松症，其病因为"脾肾两虚"。"脾为后天之本"，脾气主要功能是运化水谷精微，帮助消化吸收。脾的功能健全，消化吸收就强，成为生化气血之源。"肾为先天之本"，其主要功能是主骨、藏精、生髓，人的生长发育与生殖主要依赖于肾的功能健全。脾肾之间的关系，主要表现在先天与后天相互促进、相互滋生上，即先天的肾滋养后天的脾，而后天的脾反过来又促进先天的肾。这就形成一个周而复始的良性循环。也就是说，脾的消化功能正常必须依赖肾功能以及肾阳的温煦，肾精的充盛以必须得到脾运化的水谷精微之气的滋养。如果肾功能虚弱，不能滋养脾的正常运化，就会导致脾的运化功能的失调而出现消化不良。若脾病日久，运化失职，饮食得不到消化吸收，无力滋养先天，则肾髓势必虚衰，最终致脾肾两亏。一旦脾肾两虚，小儿可表现为发育不良，形成佝偻病；中老年人可出现腰膝无力、早衰、阳痿不育、经少不孕以及骨质疏松症。

骨质疏松的治疗，中医主张采用脾肾双补、益气养阴，以强化脾肾二经，达到相互滋生、相互调节的目的，以期增强脾肾功能。西药则予补充阿法骨化醇软胶囊（法能）或钙剂等。补钙应长期，约1~1.5年。

大医精诚 万世师表

四十六、亚急性联合变性

亚急性联合变性也称脊髓亚急性联合变性（SCD），临床并非罕见，值得注意。它是由于多种原因造成的维生素 B_{12} 缺乏而引起的神经系统变性疾病。病变主要累及脊髓后索、侧索和周围神经，严重时大脑白质及视神经也可受累。临床表现为双下肢感觉缺失，感觉性共济失调，痉挛性瘫痪和周围神经病变等。维生素 B_{12} 参与神经组织的代谢，维生素 B_{12} 缺乏可影响神经系统很多甲基化反应，这些甲基转移化反应对于核糖核酸合成和鞘磷脂碱性蛋白合成髓鞘是必需的，故可导致髓鞘合成障碍，引起脊髓后索与侧索髓鞘脱失，轴索变性。维生素 B_{12} 是造血系统的重要辅酶，维生素 B_{12} 缺乏可引起营养性巨幼细胞性贫血。但 SCD 不一定伴有贫血，其神经障碍与贫血都是维生素 B_{12} 缺乏所引起的，但神经症状与贫血之间无依赖关系。

维生素 B_{12} 存在于动物蛋白（如肝、肉等）中，进入胃后与胃黏膜壁细胞分泌的内因子结合成内因子——维生素 B_{12} 复合物，后者在回肠末端被吸收入血，并和血液中转运钴胺蛋白结合转运到组织中被利用。正常人维生素 B_{12} 储存（主要储存于肝脏）量很大，约 $3000 \sim 5000\mu g$，每日消耗量仅为 $2\mu g$，所以，维生素 B_{12} 缺之很少见。维生素 B_{12} 缺乏的主要原因有：

1. 维生素 B_{12} 摄取不足：长期严格素食使血液中维生素 B_{12} 含量减少而致病。

2. 维生素 B_{12} 吸收不良：慢性萎缩性胃炎、胃大部切除术等可引起内因子分泌不足；小肠吸收不良、回肠切除、克罗恩病及某些药物如依地酸钙、新霉素等可影响维生素 B_{12} 在小肠的吸收。

3. 血液中运钴胺蛋白缺乏或异常：钴胺素（维生素 B_{12}）被吸收入血后，由血浆结合蛋白转运到细胞内，参与髓鞘和 DNA 形成。当血液中运钴胺蛋白缺乏或异常时，细胞不能充分的利用钴胺素，使维生素 B_{12} 的转化利用受限，造成维生素 B_{12} 相对缺乏，也会导致 SCD，这时血清维生素 B_{12} 检测可正常。

4. 免疫因素：抗内因子抗体及抗壁细胞抗体及氧化亚氮等因素也可导致内因子缺乏或异常，导致维生素 B_{12} 缺乏。

血清维生素 B_{12} 水平对 SCD 诊断有不同的意义：

1. 血清维生素 B_{12} 浓度低于正常为诊断 SCD 直接诊断依据的有力证据。

2. 血清维生素 B_{12} 浓度高于正常需除外入院前不规范使用维生素 B_{12} 治疗等干扰检测结果的不利因素。

3. 血清维生素 B_{12} 水平正常也不能完全排除 SCD。血清维生素 B_{12} 水平正常时，结合病史特点及其他辅助检查也可诊断 SCD；可行维生素 B_{12} 诊断性治疗，如果治疗有效可以间接证实患者细胞内钴胺素不足，维生素 B_{12} 的相对缺乏，是支持 SCD 诊断的强有力证据；有条件者可进一步进行维生素 B_{12} 吸收实验、红细胞中维生素 B_{12} 浓度、血清同型半胱氨酸测定等进一步证实有无维生素 B_{12} 缺乏。

【病案举例】

赵某，女，65岁，退休教师。

因四肢末端麻木伴双下肢乏力半年就诊。患者近半年来，四肢末端呈袜套样麻木感，以肘、膝关节以下为主，并伴双下肢渐进性软弱乏力，呈间歇性跛行，行走半小时以上即需要休息，且呈进行性加重。有时头晕、头昏，病程中无双眼睑下垂，无吞咽困难和饮水呛咳等现象。既往有反复口腔溃疡病史。无烟酒等不良嗜好。经江苏省人民医院神经内科专家会诊诊断为"脊髓亚急性联合变性"。

体格检查：心肺听诊无异常；肝脾胁下未及，双上肢肌力、肌张力正常；双下肢肌力3+，肌张力稍高；双上肢腱反射正常，双下肢腱反射亢进，肌阵挛（＋），踝阵挛（＋），巴彬斯基征（－）。双下肢痛觉过敏，脑膜刺激征（－）。舌淡暗，苔薄白，脉滑。血肝功能、血脂、肾功能、尿常规、自免六项、风湿四项、血管炎三项等均正常；头颅、颈椎、腰椎MR也未见异常。

综上分析，中医辨证当属：痿证。脾胃为后天生化之源，脾主四肢肌肉，脾胃亏虚，气血生化之源匮乏，血虚肢体筋脉失于濡养所致。故治疗当宗"治痿独取阳明"之明训。益气健脾，活血通络。补中益气汤合独活寄生汤复方加减。

炒党参15克	炙黄芪12克	炒白术20克	云茯苓12克
西当归12克	大熟地15克	怀牛膝12克	香独活9克
补骨脂15克	鸡血藤12克	桑寄生12克	清升麻9克
仙灵脾15克	陈橘皮9克		

另：①配合针灸"治痿独取阳明"，选用多气多血之手

足阳明经穴位；②每天补充足够量的 B 族维生素对症治疗，以帮助周围神经功能恢复。

注：经半月治疗，患者临床症状显著改善，将原方配 20 剂，研末水泛为丸，每次 9 克，每天 3 次。继续针灸配合治疗，3 月后，一切正常，继续原制成丸药坚持巩固治疗。

诊疗体会：SCD 是一种可治性神经系统变性疾病，如在发病后 3 个月内积极治疗可望完全恢复，但临床上早期缺乏特异性，容易误诊周围神经病、颈椎病、腰椎间盘突出症、脊髓脱髓鞘病等，因延误治疗而引起永久性神经系统损害而致残。若患病后不作治疗，神经病变会持续进展，病后 2~3 年可导致死亡，故临床医生当引起重视。

《三因极一病证方论·五痿叙论》明确指出：人身五体内属五脏，若"随情妄用，喜怒不节，劳佚兼并，致内脏精血虚耗，荣卫失度……使皮毛、筋骨、肌肉痿弱无力以运动，故致痿躄"。痿躄，"痿"是指肢体痿弱不用，"躄"是指下肢软弱无力，不能步履之意。明确点明："痿躄证属内脏气血不足之所为也"之病机。治疗宗"治痿独取阳明"之训。中药益气健脾，和血通络为主，并配合针灸以帮助神经功能恢复。同时补充维生素 B_{12} 等。维生素 B_{12} 参与神经组织的代谢，维生素 B_{12} 缺乏可影响神经系统很多甲基化反应，这些甲基转移化反应对于核糖核酸合成和鞘磷脂碱性蛋白合成髓鞘是必需的，故可导致髓鞘合成障碍，引起脊髓后索与侧索髓鞘脱失，轴索变性。维生素 B_{12} 又是造血系统的重要辅酶，当维生素 B_{12} 缺乏时，还可引起营养性巨幼细胞性贫血。但脊髓亚急性联合变性时不一定贫血。

脊髓亚急性联合变性（SCD）主要由维生素 B_{12} 缺乏引

起。但维生素 B_{12} 水平降低并非诊断或排除诊断的唯一标准，亦有许多血清维生素 B_{12} 水平正常的病例。所以早期诊断和及早规范应用大剂量维生素 B_{12} 是治疗的关键，配合维生素 B_{12} 治疗效果更好，同时应治疗各种维生素 B_{12} 缺乏的原发病。若能在 3 个月内明确诊断：早期治疗，症状可望完全恢复，较重者可遗留不同程度的神经功能损害。如治疗 6 ~ 12 个月后神经功能仍未恢复，进一步改善的可能性较小，但如不治疗，2 ~ 3 年后病变会逐渐加重，导致死亡。此外，治疗的关键是长期的坚持，否则就会前功尽弃，甚至死亡。

四十七、阿司匹林类药物与消化道损伤

（一）阿司匹林类药物引起消化道损伤的机理

大量循证医学证据显示了抗血小板治疗对血栓栓塞性疾病一级和二级预防的益处。目前小剂量阿司匹林（75 ~ 325 毫克）广泛用于冠心病、脑血管疾病和外周动脉疾病的治疗，尤其对急性冠脉综合征（ACS）和植入药物洗脱支架（DES）更加强调双重抗血小板治疗（阿司匹林 + 氯吡格雷）的重要性。但抗血小板药物是一柄"双刃剑"，阿司匹林通过抑制环氧化酶（COX），一方面抑制血小板活化和血栓形成，另一方面可损伤消化道黏膜，导致溃疡形成和出血，极严重时可致患者死亡。因此，临床医生必须掌握长期抗血小板治疗的获益和风险，阿司匹林类药物引起消化道损伤的机理：

1. 局部作用：阿司匹林对消化道黏膜有直接刺激作用，可直接作用于胃黏膜的磷脂层，破坏胃黏膜的疏水保护屏障，在胃内崩解使白三烯等细胞毒性物质释放增多，进而刺激并损伤胃黏膜，也可损伤肠黏膜屏障。

2. 全身作用：阿司匹林抑制环氧化酶（COX）导致前列腺素（PG）生成减少。阿司匹林可使 COX 活性中心的丝氨酸乙酰化，抑制胃黏膜的 COX-1 和 COX-2 活性。小剂量阿司匹林主要抑制 COX-1 进而使 PG 合成减少。PG 可以增加胃黏膜血流量，并刺激黏液和碳酸氢盐的合成及分泌，促进上皮细胞增生，从而对胃黏膜起保护作用。

（二）阿司匹林类药物引起消化道损伤的临床表现和特点

1. 常见症状：恶心、呕吐、上腹部不适或疼痛、腹泻、呕血、黑便等。

2. 常见病变：食管炎、消化道糜烂、溃疡（无痛性、多为女性）、危及生命的消化道出血和穿孔，以及较少见的肠膜样狭窄等。

3. 损伤特点：

（1）发生时间在服药后 12 个月内为消化道损伤的高发阶段，3 个月达高峰。

（2）与剂量关系，阿司匹林抗血栓作用并不随剂量增加而增加，但消化道损伤作用随剂量增加而明显增加，因此建议长期使用的最佳量为 75~100mg/日。

（3）与剂型关系，尽管肠溶片较非肠溶片对胃黏膜的直接损伤作用明显降低，但还没有临床证据表明应用泡腾片或肠溶片能明显降低阿司匹林消化道损伤的危险。

（4）与年龄的关系，老年患者是抗血小板药物消化道损伤的高危人群，年龄越高，危险越大，而抗血小板药物治疗又以老人年居多，且疗效肯定，因此使用时应权衡利弊。使用小剂量阿司匹林（75mg/日）的患者消化性溃疡穿孔的发生率，≤65岁者为1.1%；≥65岁者为10.7%。

（5）与幽门螺杆菌（Hp）的关系，Hp感染可加重阿司匹林的消化道损伤，发生十二指肠溃疡的危险增加，因此，准备长期应用阿司匹林前建议检测并根除Hp。具体预防措施如下：①对于有适应症的患者应长期抗血小板治疗，同时采取适当措施避免和减少消化道损伤的发生；即使小剂量阿司匹林也可导致消化道损伤，阿司匹林长期使用时的最佳剂量为75~100mg/日，不同剂型的阿司匹林发生消化性溃疡及消化道出血危险的差异无统计学意义；②高危人群：≥65岁、有消化道溃疡或出血病史、合并Hp感染、联合抗血小板治疗、或糖皮质激素类药物治疗；③对于长期服用抗血小板药物的高危人群应进行Hp筛查并根除，可联合应用质子泵抑制剂（PPI）、H2-受体拮抗剂（H2RA）或黏膜保护剂进行防治；④对发生消化道损伤后是否停用抗血小板需平衡患者的血栓和出血风险；⑤对于阿司匹林所致的溃疡、出血患者，不建议氯吡格雷替代阿司匹林治疗，建议给予阿司匹林联合质子泵抑制剂（PPI）治疗；专家认为：雷贝拉唑、泮托拉唑优于奥美拉唑；⑥用药期间定期检查大便隐血等，以早期发现因阿司匹林所引起的消化道损伤。

四十八、贫血性心脏病相关体征原因分析

贫血性心脏病最常见症状为心慌、气短、活动后心慌气短加重，严重者呼吸困难。经多年临证系统观察，贫血性心脏病的主要临床表现为：

1. 呼吸循环系统症状"心慌、气短、活动后心慌气短加重，严重者呼吸困难"均为贫血所致的临床症状，是由于血红蛋白减少，活动后组织得不到充分的氧供应，尤其是体力活动时加重，当贫血十分严重时，患者可发生呼吸困难。

2. 脉压差加大，是由于缺氧，心跳加快（代偿性），血容量代偿性增加，心脏总排血量增加，外周微血管代偿性扩张，阻力降低，形成了"高排低阻"现象，故出现"脉压加大"。

3. 由于血流速度加快，故在各瓣膜，尤其是二、三尖瓣听诊区可闻及吹风样 SM。

4. 血红蛋白小于 30g/L，持续 3 个月后即可发生贫血性心脏病。心脏扩大，二、三尖瓣环未随之扩大，可以形成相对性狭窄而出现隆隆样 DM，若二、三尖瓣扩大起心室扩大则可闻及粗糙的吹风样 SM。

5. 心电图示窦性心动过速，或心律不齐，S-T 段压低，T 波低平或倒置，左心室肥厚。

四十九、安定的降血压作用

1. 能通过脑干网状结构抑制脑电发放，减少神经冲动，使神经传递受抑制，缩血管反应减少。

2. 抑制中脑网状结构神经元电的发放，使神经突触反射受到抑制，起到松弛平滑肌的作用，从而达到血管收缩功能程度降低，解除小血管平滑肌痉挛，使血管扩张，血压下降，同时有镇静、抗焦虑、抗惊厥和中枢性肌肉松弛作用。（顽固性高血压者可配合使用）

五十、快速解读血常规报告

	红细胞体积 MCV	平均血红蛋白量 MCH	血红蛋白浓度 MCHC	备注
大细胞性贫血（巨幼细胞贫血）	≥100	≥32	32~35	叶酸 B_{12}↓
正细胞性贫血（再障、急性失血）	80~100	26~32	31~35	
小细胞性贫血（缺铁性贫血）	≤80	≤26	31~36	

巨幼细胞性贫血也称营养不良性巨幼细胞性贫血，是叶酸和维生素 B_{12} 缺乏引起的一种大细胞性贫血，叶酸、维生素 B_{12} 参与 DNA 合成，故本是一种全身性疾病，除贫血外，

粒细胞巨变且分节多，巨核细胞也常发生病变。全身各系统细胞，特别是增殖较快的细胞，如黏膜、皮肤细胞也发生病变。因此，认为巨幼细胞性贫血是全身病变的血液系表现，在巨幼细胞性贫血中，营养性巨幼细胞性贫血占90%，其中叶酸缺乏占90%。体内不能合成叶酸，叶酸只能从食物中补给，如绿色新鲜蔬菜、水果、酵母、动物肝肾等组织，成人叶酸贮存量约10~20毫克，肝占1/3。人体每天约需要叶酸50~100微克。维生素 B_{12} 虽然肠杆菌可以合成，但吸收甚少，故维生素 B_{12} 也要从食物中供给，如肝、肉类、蛋、奶、蔬菜等。巨幼细胞性贫血症状：头晕、乏困、无力、活动后心悸、气短；20%有白细胞和血小板减少；其中感染发生率14.2%~86.7%；而以泌尿系感染多见。病人以明显出血为主（尿中红细胞为主），腹痛、腹泻、便秘；36%发生口角炎、镜面舌、牛肉舌、或眼睑浮肿。

第四部分

张宗良先生《诊余集》精选

一、风　温

酒子芩为风温退热要药，如有发疹嫌疑则用牛蒡，连翘或加荆芥、蝉衣，总之，发疹银翘散不可少，若至化燥则脉必弦数，用药则石斛生地为君，再则麻黄石膏汤，牛黄清心丸。

程童，风温日久，烦扰舌白，贺师用石斛、芦根。因其诊断谓将化燥，不必舌黄即化燥矣，不意两日后痰鸣气涌，又呈危象，经服生姜汁两匙，而痰减气平，足见用药，温凉先后，次序丝毫不容紊乱也。

孙左，风温发热胁痛，咳嗽舌干将化燥状，用石斛豆豉不效，用麻黄，芦根一剂而汗畅热退。

张女，病初失表，进紫雪丹、羚羊、黄连、大黄，肺急气粗，声如拉锯，壮热无汗，用麻黄、石膏、豆豉、通草、酒芩、桔梗、薄荷、杏仁、滑石、芦根一剂，喘平热减，接用前胡，苏梗、马兜铃、杏仁而愈，按此症如再用麻黄有汗出不止之虑。

二、暑　温

暑必挟湿，用药必挟运气宣中，用川连必挟川朴，因口甜胸闷也。如有发痘疹嫌疑，可用牛蒡、蝉衣，否则半夏、神曲可用，若斑疹发后复下利烦扰，当用升麻。

张左，发热无汗不定，胸痞耳聋，先服豆豉、葛根二剂不退，后服柴胡8分、桂枝1钱半，一剂得汗而愈。

夏日有一种暑热，口糜，不宜投补，因于大势无碍，清热而糜自退。

朱君时邪一月，壮热口秽，面浮，投连翘，芦根一剂而退。

三、秋　燥

秋燥则清燥救肺汤为君，如桑叶、石膏、沙参、麦冬、脂麻、枇杷叶、甘草，此乃专治秋燥干咳以致肺痿者。

言左，温病化燥，四肢清冷，舌苔灰黑，牙关强紧，用至宝丹贰粒开水化服，渐有转机，后用鲜生地2两，生石膏1两5钱，鲜金汁3钱加味转危为安。

老妪，病经壹月，两旬不进饮食，有用表者，有用化者，用大黄、芒硝、众人伸舌，先服半剂未泻，继进全剂，竞得畅利而愈。

四、霍　乱

阴甚格阳，于热剂中加童便，寒药以为引，使得入阴以回阳也，葱白以通阳，姜附以散寒也。

娄左年近花甲，患霍乱，延至四肢清冷，牙关强紧，用熟附片、肉桂5钱、炮姜5钱、甘草5钱加味转危为安，后大渴引饮，用鲜莲子大量饮之而愈。

五、痢　疾

赤白痢，赤色多则属热，白色多则属寒。古人称痢谓滞，故无止法，此指初起言也。胃有病则现胸闷呕恶，如痢久则脉象忌滑大，因正气伤也，若赤色多或暑热重则宜银花，赤芍。

大凡初痢宜通，久痢宜涩，若休息痢过久则人参养荣汤，补中益气汤主之。若舌苔不厚，可用焦白术，另用鸦胆子去壳 49 粒用桂圆肉一个，每服 7 粒，饮食前服之。

木火冲胃则有呕恶，噤口痢呕恶难免，痢久则忌呕，因胃败也，先用东洋参土炒为君进之。疫痢小儿居多，五谷虫治伤食毒痢清热健胃，为小儿疳积要药。

六、水　泄

水泄与痢不同，当以利水为主，如泽泻，车前，口渴则加滑石，身热用藿梗，有葛根也可，舌红壮热可用西瓜翠衣为引，六一散，荠菜花水泄不可缺，因能通小便止泄利也。

七、白喉喉痧

白喉忌表，误汗则危，喉痧应表，有汗则生，白喉治法，滋阴退热为其法，此症不可忘阴虚二字，如微汗少用薄荷与石斛，总之生地、麦冬、元参、石斛为主药，如两脉洪大，舌苔红绛，气秽，大渴，满口白腐，犀角、银翘可用。如白喉挟有时邪，外感或寒或热亦当疏解，不得拘泥滋阴，昔贺师治一喉痧小儿延至正虚邪恋，用西沙参、豆豉一剂即神振热减，舌苔碎起纹裂，胸闷泛恶，则不可用犀角，先用玉枢丹代之为妥。

八、急慢惊风

急惊属实，慢惊属虚，如琥珀抱龙丸、玉枢丹、牛黄清心丸皆可随症施用，如此症遇无力脉可用羚羊、薄荷、桑叶、石决、生竹茹之类，若此症手足颤振，宜卧之地上，因土气能泻烦热，又能植木培水也，至于慢惊风则古方逐寒荡惊汤，加味理中地黄丸，有起死回生之效，即使气血大亏，形状狼狈，瘦弱至极皆可挽回。

九、咳 喘

王某肝气横逆，咳喘多痰用莱菔 3 钱、罂粟壳 3 钱煎汁一杯卧时服下即安，此方取其一开一合，神效非常。张伯卿用熟地 5 钱而平。

十、肺 炎

肺既发炎，即发热甚，肺主皮毛必有汗，若有汗则可用石膏，此症亦有用苏子，葶苈者，痰多可用射干。

十一、胃脘痛

脘痛原因有虚有实，实者宜用四磨，虚者宜用参芪，妇人用香附、乌药，如有挟痰，用佛手最妥。若脘痛涩脉非瘀即痰。痰者每用瓦楞子研末服效。孙君痰饮后转为脘痛，百药不效，唯用瓦楞子研末立止。葛君始而脘痛彻背，服苍术，川朴加用五积散猝然呕吐紫血甚多，转用归须、白芍、瓦楞、旋覆等而血方止，脘痛仍延绵年余方愈。可见脘痛之人，失血者多因其瘀积经络也。

十二、吐血、咯血

凡吐血者，脉必滑大，甚则鼓指，出现脉濡舌白即表示阳微也。有风燥身必热，金匮云：男子脉大为劳，脉虚亦为劳，又云脉大之劳则烦劳，脉虚之劳是情欲致烦。

某甲，吐血势甚危急，后用真京墨服之即止。嗣后血微，来时用白糖冲服亦可。

薛君，吐血三次，单方遍尝无效，经某医用小儿胎发搓团，炒炭，用陈酒过下立止。

魏君体质素弱，兼患吐血感染时邪，壮热烦扰，疹发不退，思维再三，用拾本治标法，豆豉3钱、葛根5钱为君，加臣佐诸味，明日得汗，诸恙若失。

姜某弱冠即患咳嗽咯血，时愈时发，花甲之年，忽患咳喘，请贺师诊治，用天麦冬、川贝、紫苏、冬花不效，且痰壅气促更甚，即改请诊治，切脉后告病家日素患咳吐血，虚体因也，刻下肺部痰浊甚重，转为实证矣，治病当因时制宜，滋阴润肺非所宜也，抑且不更助其困乎，无惑乎痰壅气促更甚也，值此时而处方非三子养亲汤无以奏效，方如苏子、莱菔子、白芥子、冬花、紫菀、杏仁、川贝、白前、枇杷叶、梨汁后咳喘大平。

十三、痰　饮

　　苓桂术甘汤为要药，蔻仁、砂仁、煨姜是要药。仲景将痰饮分二要，外饮治脾，内饮治肾，又云凡饮邪必以温药和之，吕某痰饮有年，后两手疲软不能握管，此脾胃阳大伤，气血不能贯通也，服苓桂术甘汤加丁香、白蔻、仍肿，复诊去甘草，可见甘草虽称国老，於吐剂中殊不相合也。

十四、头　痛

　　头痛有痰者，天麻白术汤或莱菔子、僵蚕，有肥体而肾水亏则宜滋水抑木。如痰体宜用竹沥半夏、进一步加天麻。外治法：生军末3钱、黄丹3钱用鸡子清调贴两太阳穴。又痰厥头风外治法，莱菔子1两、生明矾3两研末，用鸡子清调敷成饼，贴于两太阳穴。

　　姜左，体丰气虚，头痛多汗，外寒内热，用桑菊饮加味不效且头痛更剧，后用滋水抑木，如生地、牡蛎、阿胶、麦冬、龙齿、天麻、鸡子黄之类即止。

　　邱某头痛诸药不效，无意中咯出如豆腐渣一块腥臭异常，头痛遂止，可见头痛一症多由于痰浊为患也。

十五、痛　风

痛风如因风寒当用苍术、川草乌、如有寒热加大豆卷或柴胡，痛甚者用乳香没药。因风寒湿，脉必不弦，痛及则脉亦虚弦，夫弦脉乃肝旺见症，如痛且麻可加蚕沙，净橘络。

十六、肩　痛

贺师治一肩背痛者，百药不效，读内经至肝虚则肩背痛这一语，触动灵机，转用西洋参、紫菀、川贝、冬花、枇杷叶、天麦冬而愈。

十七、臂　痛

有左右臂酸痛日久，百药不效，后转念此症老年气虚血不养筋，用外治法，如当归、老生姜同杵糊泥以布袋盛贮来于痛处，未及一周其痛若失。

十八、足　痛

邹妇两足久痛，皮外无色，兼之脘腹撑痛，饮烧酒两杯而止。

李女，疟后，左足指火燎作痛，诸药不效，越若干日来复诊，辗转思维，断定疟邪未退，汗未至足，转用柴胡、当归而愈。

胡君跌扑伤足，闻微声则痛，能站立不能举步，此乃血瘀集于骨髓，脉血为之呆滞也。用松毛和童便杵糊为饼贴于伤处，其痛若失。

十九、中　风

中风症服凉药者多，温药少，手足紧握且有力此肝风也，可用柔降，甘菊为中风不可少之药，中风必用中风牛黄丸。

二十、癃　闭

董左咳喘定后，小水不通，服金匮肾气丸不效，贺师用西洋参，琥珀开上而下通。

二十一、淋　浊

淋浊虽云湿热为患，亦有与痰连，用半夏、陈皮者。如有赤者可用细生地、如便秘脉大则用青麟丸。

岐黄之术自有传承

二十二、溲　黑

吕君小溲出如墨汁，用六味地黄不效，用石膏、芦根而愈。

二十三、尿　血

怀牛膝炭为要药，如酒客生薏仁宜重用，刺痛则为血淋，当用上血珀研末过口为引，尿血便血女贞子，旱莲草为常用之品。周君患尿血服芦根不效，服生石膏1两而愈。

二十四、便　血

便血络伤，有湿热在内，初起者当用荆芥炭、地榆炭、侧柏炭、荷叶炭、若用炮姜炭宜加丹皮炭佐之，既凉又制燥。若胎产失调而便血，宜加红枣三个为引。如血分有湿热，则用侧柏叶、荆芥疏风理血，疏风药加入炙炭最妙。

二十五、消　渴

上消为口渴，中消为善饥，下消为饮一溲二，上消治肺，中消治胃，下消治肾。

二十六、不 寐

不寐原因甚多，因痰湿者，其脉必弦。

李君久患失眠，诸法不效，后用水火相济法，川连三分，肉桂五分获救，又某经用生脉散而安。

二十七、牙 痛

牙痛不外虚火、风火、蛀牙，虚则补之，实者泻之，虫蛀则去之，不二法门也，古方玉女煎（石膏、熟地、知母、麦冬、牛膝）治阴虚胃火齿痛最效，一人牙痛，选用玉女煎不效，贺师照原方加牛膝盐水炒进之而效，若因感风者，先用荆防加辛凉解表之品，肝阳化风则用石决、牡蛎、蒺藜、甚则羚羊进之。

二十八、脚 气

鸡鸣散为脚气要方，海南子为脚气要药。

二十九、疟 疾

小儿疟疾，壮热惊痫，用李树叶一斤煎汤神效。

东门程童，发热一月不退，诸药不效，服甘蔗汁而热退。

三十、黄 疸

阳黄疸口渴便秘，黄如橘子色，脉实。

阴黄疸色暗便溏，不渴，生用鲜谷苗有效。

三十一、肿 胀

肿胀化水，分阳水阴水，口渴面赤气粗便秘为阳，便利不渴肿胀为阴。水肿则五皮饮为君，或用开鬼门洁净府法亦可（即麻黄桂枝汤也）。

胡君面浮足肿腹胀，咳嗽气粗，右脉滑大，用麻黄葶苈开之，泻之而愈。

吴左臌胀甚危，诸药不效，服葵花根须煎汤浓饮之顿利，其病顿失。

三十二、痿　躄

此症阳虚湿甚者有之，大凡咳久则肺虚，所谓肺热叶焦则不宜燥药却阴，肺痿必音哑咽痛，若声哑足跗肿痛不能复地为痿躄必有现象。所谓肺热痿躄亦即上损及胃，有用石膏兼桂枝，有单用石膏者，可称独具慧眼，若此者脉当弦，口当渴，舌当红，若痰多用海蛤粉、橘络，发热加丹皮、地骨皮、肝旺加黑料豆、女贞子、梦遗加大龟板。

三十三、遗　精

有梦遗精为相火旺，宜治心降火，无梦遗精为肾水亏，宜补肾滋阴，胃呆则黄芪不可用，无梦遗精固精敛气法，如煅龙骨，五倍子共为末，用童女约10~12岁津液调成丸纳脐中，外以膏药贴之，五日一换，或本人津液亦可。

三十四、高年虚脱

虚脱不慎而跌扑，乃老年常见之症也，用附子必挟炙草，一可制刚烈，二可解毒性，用桂附亦必挟救阴之品方合病情。如嫌力轻，可用炙黄芪。昔老太师马培之年高得微疾，诸儿进疏解药越两日，自验舌苔，舌红泛紫，乃大呼速进六味地黄汤，迟则虚脱莫救，后果化险为夷。

三十五、血虚肝旺

夏右素质阴虚，甲申冬大雪纷飞，冒雪而行，始患鼻衄紫块磊磊，用薄荷炭、丹皮炭、藕节炭不效，吾师用大剂滋阴降火如生地、龟板、阿胶、蒲黄等而止。数月后头巅痛极恶风，头在被内若一露出则感寒风袭之，谓伊肝阳上升，服石决、牡蛎。桑叶、杭菊不效，改延周医断定风邪头痛，用炒荆防、细辛、天麻、川芎、白芷等两剂而头痛恶风即止，后近两颧骨处奇痒，用热毛巾摩擦稍愈，吾师谓前用表散，虽合病情，而目下痒却是血虚肝旺，外风引动内风，拟方用当归、黄芪、防风煎汁拌白芍、桂枝尖拌生地、白术、云苓、炙甘草、生牡蛎、白蒺藜、煨姜、大枣等。

三十六、狐 疝

疝名小肠气，立则下坠，卧则上收。无形为狐之出入无常也，乃厥阴寒邪，茱萸等温肝燥湿不可少，属寒者居多，橘核丸可用，如体虚则补中益气汤为君。

三十七、调 经

先期属热，愆期属寒，五灵脂为行血止痛要药，如呕恶可用炮姜或煨姜，经事延绵可用血余炭为引，如血热妄行则生地炭、丹皮炭、藕节炭为主，腹痛觉胀，断定当有瘀，炮姜挟炙草，分量宜少，怀孕腹痛亦属寒，若白带久可用黄芪、牡蛎，腰痛加牛膝，续断。

三十八、热入血室

怀牛膝炭为要药，如酒客生薏仁宜重用，刺痛则为血淋，当用上血珀研末过口为引，尿血便血女贞子，旱莲草为常用之品。周君患尿血服芦根不效，服生石膏1两而愈。

三十九、胎前咳嗽

胎前咳嗽，必用苏子或苏梗，因能利肺散风顺气安胎，如腹部气攻而痛，防其伤胎，可用白芍能止痛安胎也。

四十、小　产

　　将产时脉必弦大，腰部坠痛，无论大小产皆然。一味丹参散功同四物汤，故小产可用丹参。

　　一贯小产者之预防法，用黄牛鼻一只，以饭打糊为丸，每服七粒，开水送下，外加服养血归脾药相得益彰。

四十一、产　后

　　生化汤为产后去瘀生新之剂，发热亦必挟用甘草或川芎、桃仁、炮姜。产后百脉空虚，当调和气血为主，虽有血症亦然，即有拾本治标法，必产后阴虚而阳无所附者。壮热者忌用表寒药，可用炮姜，因能入肝，引众药生血，挟甘草同用则热自退，屡试屡效，若产后失寐殊灯芯、鲜藕嫌性太凉，不如用莲子为合，有痰可加半夏，脉弦是肝旺之症，脉细数为血虚，产后舌红多汗渐现虚象，则用银柴胡为君最妙。

　　因妇产后胸膺懊恼，志意不乐，白糖饮汤稍安。

　　眭妇产后神志不清，两手妄动，用鸡蛋置锅内烧汤加食盐少许，但饮其汤服后神志即清。

四十二、肺　痈

劳力者每有挟瘀，须用当归须、丹参、瓦楞、桃仁之类，无瘀则用陈芥菜露。

四十三、脑　疽

脑疽色红疼痛，银花不可少，外症茯苓不可缺，初起可用牛蒡子、连翘、薏仁、羌活之类。

四十四、搭　背

上搭背用温药，亦有用凉药者，须视颜色红白，痛之急缓，分阴阳而别，老年血气亏者患此，必用参芪外托不可。中医治外症，注重胃家，是其特长，益阳明多气多血之脏，阳明实是气血足，绝无正不胜任之虑，此种外症若是酒客，宜多用生薏仁，绿豆皮。

四十五、肠　痈

大黄丹皮汤主方，红藤、败酱草为主药，大凡外症酿痈时，必有寒热，寒热甚用柴胡，痛甚稍加木香，既化脓则脉象当滑数，或大或弦，不可不详察也。

大医精诚万世师表

跋

"不为良相，则为良医"。良相者，怀治国为民之心；良医者，抱济世救人之志。我不能与良相比，若能成良医，也是毕生之追求。我1976年随孟河医派第四代传人张宗良先生当学徒（后毕业于西医院校和南京中医药大学研究生班）。先生之学，博而精，广而深。对《内经》《伤寒》《金匮》《温病》等经典著作，大部分背诵如流；对各家医案，了然如胸。随先生学医五年，时时受师教诲及影响，刻苦地学习着、辛勤地工作着、无怨无悔地坚持着，努力夯实自己的医学基础。自学医始，从不敢抱自满之念。读书临证外，时常求教同道，以弥补己之不足，为自己的专业奠定基础。临证四十多年，身心投入，勤耕不辍，日积月累，稍有弋获。

中医之学，简言之，是一门以阴阳为总纲，五脏六腑为框架，经络为通道，天人合一的学科。医者，不仅要有坚实的医学理论基础，而且要通天文、晓地理、知人事、明精微、仁慈博爱，方可为良医、大医。中医学与西医学为两种不同的体系，其并存，既是人民健康之需要，也是时代发展之必然。虽清末明初时期，张锡纯就创"中西汇通"，但至今两种医学仍存而难融，需我辈及有识之士去继承和创新，寻找两种理论的融合点，以便更好地为人类健康服务。

光阴荏苒，我自迈入杏林，迄今已逾四十春秋。已由寻梦青年，悄然变成皓髯白发的老者。然而敬业之心，未减当年，我的圆梦意愿仍在时刻激励着我。伏枥之骥，终难驻蹄。我退休后，依然坚持中西医临证和查房带教工作。垂暮之年，仍能为患者减除痛苦，令我深深感受到工作带来的快乐和幸福。为响应《中医药创新发展规划纲要（2006—2020年）》指示精神："系统继承中医药的宝贵知识和经验，是中医药发展创新的源泉和基础"也了为了弘扬中医文化，为杏林宝库添砖加瓦，我作为中医后人，不愿留私，在同仁们协助下，将多年临证感悟，总结编辑成书，公之于众。

　　是书有临证医案、有医论精选和西医查房琐记，并特精选了先生"诊余医话"作为附篇。书中所载内容，力求理论联系实际，切合临床，力避空泛之议。本书问世，甚是欣慰，希望此书对同道有所裨益，不足之处敬请明达指正。

张三川
2020 年 03 月 10 日于南京建中中医院